陕西出版资金资助项目

健康中国，和谐医疗丛书

药患沟通

Pharmacist-Patient Communication

杨世民◎主　审

张抗怀◎主　编

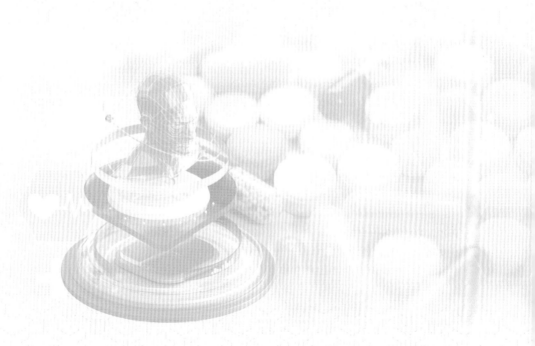

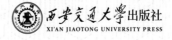

西安交通大学出版社
XI'AN JIAOTONG UNIVERSITY PRESS

图书在版编目(CIP)数据

药患沟通 / 张抗怀主编. -- 西安：西安交通大学
出版社，2024.11. --（健康中国，和谐医疗丛书）.
ISBN 978-7-5605-8591-8

Ⅰ. R197.323.4

中国国家版本馆 CIP 数据核字第 2025DD7526 号

书　　名	药患沟通
主　　编	张抗怀
责任编辑	李　晶
责任校对	郭泉泉
封面设计	任加盟

出版发行	西安交通大学出版社
	（西安市兴庆南路 1 号　邮政编码 710048）
网　　址	http://www.xjtupress.com
电　　话	(029)82668357　82667874(市场营销中心)
	(029)82668315(总编办)
传　　真	(029)82668280
印　　刷	陕西印科印务有限公司

开　　本	787mm×1092mm　1/16　印张　27.875　字数　439 千字
版次印次	2025 年 1 月第 1 版　2025 年 1 月第 1 次印刷
书　　号	ISBN 978-7-5605-8591-8
定　　价	168.00 元

如发现印装质量问题，请与本社市场营销中心联系。
订购热线：(029)82665248　(029)82667874
投稿热线：(029)82668226

编 委 会

主　　审　杨世民

主　　编　张抗怀

副 主 编　成　华　封卫毅　李友佳　刘　冬
　　　　　刘琳娜　彭莉蓉　杨志福　左　燕

编　　委　（按姓氏拼音排序）

蔡　艳　西安交通大学第二附属医院

陈　曦　空军军医大学第二附属医院

成　华　西安市儿童医院

封卫毅　西安交通大学第一附属医院

郭振军　陕西省人民医院

胡　静　上海市瑞金康复医院

李　蓉　西安交通大学第一附属医院

李　亚　西安交通大学第二附属医院

李　洋　西安市儿童医院

李　茁　陕西省人民医院

李友佳　西安交通大学第二附属医院

刘　冬　宝鸡市中心医院

刘琳娜　空军军医大学第二附属医院

1

刘婷婷　西安交通大学第一附属医院

吕　媛　西安交通大学第一附属医院

彭莉蓉　西安市中心医院

乔　逸　空军军医大学第一附属医院

沈　倩　西安交通大学第二附属医院

宋军妹　宝鸡市人民医院

王　磊　空军军医大学第一附属医院

王　娜　西安交通大学第二附属医院

王金萍　西安市中心医院

武冬梅　西安市儿童医院

熊凤梅　西安市儿童医院

薛小荣　西安市人民医院

闫抗抗　西安市第三医院

杨　璐　西安交通大学第一附属医院

杨　燕　空军军医大学第二附属医院

杨世民　西安交通大学医学部药学院

杨志福　空军军医大学第一附属医院

余静洁　西安交通大学第二附属医院

张　晋　宝鸡市中心医院

张　莉　西安交通大学第二附属医院

张婧一　西安市第三医院

张抗怀　西安交通大学第二附属医院

张晓霞　西安交通大学第一附属医院

左　燕　陕西省人民医院

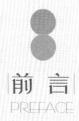

前言
PREFACE

随着药学服务理念在中国的扎根和践行，作为服务提供者的药师与患者之间的沟通日益频繁。药患之间的有效沟通对于确保药物治疗的适当、安全、有效和依从具有重要的意义。截至 2024 年 11 月，全国已有多个省份启动和试行药学服务收费项目，药学服务收费的实施是临床药学发展新阶段的重要标志，对药师的专业服务能力和沟通能力也提出了更高的要求。目前市面上不乏医护人员与患者沟通之类的书籍，而有关药师与患者沟通的书籍则相对较少。游一中先生主译的《药师的沟通技能》（第 3 版）以及段京莉教授主译的《药剂师与患者沟通指南》（第 2 版）等对于提高我国药师沟通能力具有重要的指导价值，但由国内参与一线临床实践的药师编写的相关书籍尚未见到。2017 年，西安交通大学出版社医学分社策划出版一套"和谐医疗丛书"，丛书包括三本，分别涉及医患沟通、护患沟通和药患沟通，以促进医务人员和患者的相互尊重、相互理解和相互包容，维护和谐医疗环境，从而实现健康中国梦。接到任务后，我们非常高兴有机会组织药学人编写属于自己的沟通指导类书籍，同时也期待弥补当前相关书籍不足的现状。为此，我们仔细遴选编者，邀请既有临床实践经验又有一定社会学知识背景的资深药师参加编写工作，确定章节架构，明确内容分工。其间经过多次讨论调整内容，历经 5 年终于完稿。

与同类书籍相比，本书主要有以下特点：在编者背景方面，本书参编人员均为临床药师或者医院药事管理工作者，对于药患沟通有着切身的体会和理解；在结构编排上，结合医院药学工作实际，按照不同沟通情境进行编写，突出不同情境下沟通的特点和差异；在编写内容上，充分借鉴医护人员和其他行业的研究理论和成果，同时顺应医疗环境的发展趋势，增加了慢病管理沟通、互联网沟通以及应急沟通等章节，体现了药患沟通的新形式和新方向。另外，每个章节都附有相关的参考文献，便于读者拓展学习和查阅。

笔者曾于2003年与杨世民教授联合撰写《浅论医院药师与患者的沟通》一文（发表于《中国药房杂志》），文章受到了较高关注，期待本书能够继续为药师开展药学服务提供有益的参考。由于编写经验不足，本书难免存在一些疏漏和个人之见，敬请广大药师朋友批评指正，以促进本书进一步完善。

2024 年 12 月

目 录
CONTENTS

第 1 章　药患关系概述 ·························· 1
第 1 节　药师职业的发展 ····················· 3
第 2 节　药师职业与药患关系 ··············· 12

第 2 章　药患沟通基础 ······················· 19
第 1 节　沟通理论 ··························· 21
第 2 节　药学职业道德与药患沟通 ··········· 30
第 3 节　医学心理学与药患沟通 ············· 41
第 4 节　医药法规与药患沟通 ··············· 51

第 3 章　药患沟通的过程 ····················· 63
第 1 节　药患沟通的一般过程 ··············· 65
第 2 节　药患沟通的内容 ··················· 76

第 4 章　药患沟通礼仪与技巧 ················· 83
第 1 节　药患沟通礼仪 ····················· 85
第 2 节　药患沟通技巧 ····················· 93

第 5 章　药患沟通现状与挑战 ················· 103
第 1 节　药患沟通的现状 ··················· 105

第 2 节　药患沟通的挑战 ……………………………… 116

第 6 章　药患沟通能力提升 ……………………………… 125
　　第 1 节　药患沟通的目标 ……………………………… 127
　　第 2 节　药患沟通理论与模型 ………………………… 136

第 7 章　医院门诊沟通 …………………………………… 155
　　第 1 节　门诊药房工作概述 …………………………… 157
　　第 2 节　门诊药患沟通环节及要点 …………………… 166

第 8 章　医院病区沟通 …………………………………… 177
　　第 1 节　病区工作概述 ………………………………… 179
　　第 2 节　病区沟通环节及要点 ………………………… 185

第 9 章　应急沟通 ………………………………………… 201
　　第 1 节　急诊药患沟通 ………………………………… 203
　　第 2 节　急救药患沟通 ………………………………… 210

第 10 章　用药咨询沟通 ………………………………… 217
　　第 1 节　门诊/窗口用药咨询沟通 …………………… 219
　　第 2 节　互联网用药咨询沟通 ………………………… 229

第 11 章　其他情境下的药患沟通 ……………………… 243
　　第 1 节　临床药学实验室沟通 ………………………… 245
　　第 2 节　药物临床研究沟通 …………………………… 262
　　第 3 节　社会药店沟通 ………………………………… 276

第 12 章　药师与特殊人群的沟通 ……………………… 291
　　第 1 节　药师与理解障碍患者的沟通 ………………… 293

第 2 节　药师与儿童患者的沟通 …………………… 310

第 3 节　药师与老年患者的沟通 …………………… 322

第 4 节　药师与重症患者的沟通 …………………… 334

第 5 节　药师与终末期患者的沟通 ………………… 339

第 6 节　药师与不同文化背景患者的沟通 ………… 349

第 7 节　药师与患者家属或监护人的沟通 ………… 356

第 13 章　慢病管理沟通 …………………………… 367

第 1 节　慢病管理概述 …………………………… 369

第 2 节　慢病管理中的药患沟通 …………………… 373

第 14 章　用药损害和药患纠纷沟通 ……………… 383

第 1 节　药品不良反应沟通 ……………………… 385

第 2 节　用药错误沟通 …………………………… 398

第 3 节　药品质量沟通 …………………………… 407

第 4 节　其他药患纠纷沟通 ……………………… 415

第 15 章　其他沟通 ………………………………… 421

第 1 节　药师与内部人员的沟通 …………………… 423

第 2 节　药师与外部人员的沟通 …………………… 429

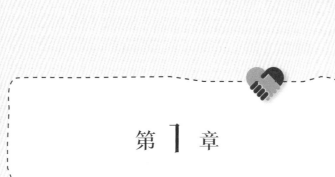

第 1 章

药患关系概述

第 1 节　药师职业的发展

一、医药分业与药师职业化

早期药与医不分,医师也是药师。随着社会发展和劳动分工的要求,药学职业逐渐从医学职业中分化出来,成为独立的职业,即医药分业。1821 年,美国建立了第一所药学院——费城药学院;1852 年,成立了美国药学会(APhA),以后又相继成立了全国零售药师协会(NARD,1883 年)、全国药房理事会协会(NABP,1904 年)、美国医院药师协会(ASHP,1942 年)等药学职业组织;1906 年,美国国会通过并颁布《食品药品法》,这是世界上第一部药品管理综合性法律。医药分业、独立的药学教育体系、职业相关团体,以及管理法规的建立等,共同推动了药师的职业化发展。

截至 2020 年,美国共有 31.43 万名注册药师。经济合作与发展组织(OECD)报告显示,2018 年日本约有 31 万名药师,药师相对数量在发达国家中最高,约每 10 万人对应 190 人。据《中国卫生年鉴》记载,1978 年,全国医疗机构有西药师 16749 人,中药人员 94854 人。截至 2020 年底,我国有执业(助理)医师 408.6 万人,注册护士 470.9 万人,药师 49.7 万人。至 2021 年底,医疗机构有药士以上专业职称人员 52.1 万人。据伤害和风险因素负担研究(GBD)2019 卫生人力资源联盟估计,按照满足全民健康覆盖(UIIC)有效覆盖指数为 80/100 这一目标所需的最低人力密度阈值计算,全世界还缺少 290 万名药师。

美国盖洛普调查结果显示,药师始终是美国最受信任的专业人士之一:从 1981 年药师参与评选到 2017 年的 36 年间,其在接受调查的 20 ~ 30 种职业中,认可度"高和非常高"中排前三位的概率达到 90%,在护士尚未纳入评选的 1988—1998 年的 10 年间,药师一直名列首位。法国益普索集团(IPSOS)调查比较了 2002—2011 年加拿大的职业信任度,评估结果显示,除了 2005 年和 2009 年两个年份外,其余年份药师的民众信任度都排前三名。

二、药师职业发展过程

在职业发展过程中,药师的工作重心不断转变,从全球的层面看,大都经历了药品供应保障、处方调配、制剂生产、临床药学、药学服务等阶段,药师工作的核心逐渐从"保障供应"向"专业服务"、从"以药物为中心"向"以患者为中心"转移,药师也逐渐从医疗辅助人员向医疗服务提供者转变。同时,药师的其他职能并没有消失,在药品生产、供应调配、信息服务等方面仍然发挥着重要作用。

药品保障供应阶段 在初期,由于药品社会化供应较为匮乏,药师的主要任务是根据医疗需要生产制剂和供应药物,同时做好药品保存、账目管理等工作。国内很多医院都建有制剂室,药师在简陋的条件下生产制剂,同时研发新制剂,并在药房调配这些制剂。药师的功能定位非常明确,并享有较高的社会地位。

临床药学阶段 20 世纪 80 年代以后,是以临床药学为主的阶段。随着科学技术的发展及制药工业的崛起,药品供不应求的现象得到极大改善,药品品种增加,用药相关的药害事件不断增多,合理用药成为主要问题。药师的主要任务不再是生产药品,转而将精力放到治疗药物监测、药品不良反应监测、药学信息服务等方面,以确保用药安全。

药学服务阶段 1990 年美国学者 Hepler 和 Strand 明确提出了药学服务(pharmaceutical care)的理念,即药师直接为公众提供负责任的药物治疗,以达到确定的治疗结果,从而提高患者的生命质量。这些结果包括治愈疾病、减轻症状、阻止或延缓疾病进程、预防疾病或症状发生等。20 世纪 90 年代中期药学服务传入我国,全程化药学服务的理念获得了普遍认同。药学服务要求以结果为导向,满足患者用药有关的需求;强调以患者为中心的跨学科协作,建立为患者服务的体系。药学服务丰富和拓宽了临床药学的理念和实践,是临床药学的扩展和延伸。

三、临床药学教育

英、美的临床药学教育　临床药学教育始于英、美等国。1957 年美国密西根大学药学院 Donald Francke 首先提出，药师需要实施 6 年制药学博士（doctor of pharmcy，Pharm. D）临床药学专业课程。1974 年美国药学教育委员会（ACPE）在其专业新标准中提出，Pharm. D 学位需完成 1500 学时的"临床实习生"训练。1979 年美国第一个临床药学院在 Kansas Missouri 大学创立。随着临床药学在美国的深入开展，临床药学教育得到广泛认可。美国的 Pharm. D 教育分为两种模式，即"2＋4"模式和"4＋2"模式。前者在美国任一高校接受 2 年综合基础教育，达到药学院校所要求的必修课程学分后，经考核进入药学院接受 4 年专业教育，包括 3 年药学和临床医学相关课程，1 年医疗机构的临床实践，最后经考核授予 Pharm. D 学位；后者通过 4 年药学本科教育获得药学学士学位后，再接受 2 年临床医学教育和临床实践。在英国，药学生在入学前已在中学的最后两年进行了专业分科学习，大学中没有专业基础学习阶段，直接进入专业学习阶段，专业实习穿插于专业课程学习中，类似于"三明治式"教学安排。国外临床药学专业课程设置有两个特点：一是临床课程尤其是药学交流及技能训练、药物信息与文献评估等占重要比例；二是临床实习时间长，Pharm. D 学位的专业实习时间约 1 年，与住院医师一样在科室轮转、进行临床查房、提供药物治疗建议或意见，通过系统训练使临床药学生掌握实践工作技能并与患者、医生、护士等人员沟通交流。

中国的临床药学教育　据统计，截至 2017 年底，我国设有药科类专业的普通本科院校 464 所。1989 年国家教育委员会批准原华西医科大学在国内率先试办临床药学本科专业，之后我国开设临床药学专业的高等院校逐年增多。2014 年开设临床药学专业的高等院校有 43 所，其中包括 11 所综合大学、14 所医科大学、2 所药科大学、13 所医药院校和 3 所理工类院校。专业设置包括临床药学、药学（临床药学方向）、医院药学、临床医学（药学方向）、临床医学（临床药学方向）、临床中药学、临床药理学等 7 种。课程大致包括 5 类：公共基础课、药学类课程、医学类课程、临床药学专业课程和临床实习。学制有 4 种，分别为四年制、五年制、六年制和七年制。颁发的学位也不同，分别为理学学士、医学学士、理学硕士和医学硕士。总体来说,我国临床药学专业设置缺乏统一规划,尚未形成系统的课程体系,有待于进一步改进和完善。

四、药师的职业资格准入

美、日、英的药师职业资格准入制度　美国、日本、英国都对药学技术人员实行资格准入管理,明确规定在相关岗位上执业的药师必须取得国家资格并注册。三个国家关于执业药师的准入条件有以下共同点:①必须身体健康并有良好的职业道德,没有不良行为和犯罪行为。②必须从药学院校毕业并获学士以上学位,具备一定的药学工作经验和工作资历。③必须参加国家统一组织的资格考试,成绩合格者方可向有关部门注册登记,取得执业证明。④必须参加继续教育,保持和提高业务能力,接受监督检查,同时服从执业药师的定时再注册规定。⑤必须遵照有关法规进行执业。美国现行的药师资格考试由北美药师注册考试(NAPLEX)和各州药房法考试(MPJE)构成,对于考试者的学位、药房实践时间和条件以及执照的更新均有明确的要求。

我国的执业药师考试制度　1994年我国开始推行执业药师资格制度。人事部与国家医药管理局印发了《执业药师资格制度暂行规定》及考试实施办法。按照规定,凡从事药品生产、经营活动的企事业单位,在其关键岗位必须配备具有执业药师资格的人员。1995年,人事部与国家中医药管理局印发了《执业中药师资格制度暂行规定》及考试实施办法,开始在中药生产和中药流通领域实施执业中药师资格制度。1995年10月举行了全国首次执业药师资格考试。1998年,执业药师和执业中药师的监督管理职能统一到当时的国家药品监督管理局,由人事部和国家药监局共同负责政策制定、组织协调、资格考试、注册登记和监督管理工作。1999年4月1日,人事部与国家药品监督管理局联合印发了《执业药师资格制度暂行规定》及其考试实施办法,将执业药师与执业中药师合并统称为执业药师,实施执业药师认定的范围由药品生产、经营领域扩大到药品生产、经营和使用领域;实行全国统一政策、统一大纲、统一考试、统一注册和统一管理。事实上,我国医疗机构不要求医院药师必须取得执业药师资格证书和注册,也没有统一的职业资格准入考试,仅以通过初级药学专业技术人员资格考试作为上岗条件,因此导致我国存在两种不统一的药师职业准入管理体系和模式,极大地影响了药师的职业化发展。2017 年,我国启动了《中华人民共和国药师法》的立法工作,医疗机构药师和药品零售企业药师实施统一资格准入考试有望成为现实。

五、药师的继续教育

美国的临床药师培训　美国临床药师的培训通常包括住院药师培训或科研训练,可以是 1～2 年或 2 年以上的毕业后教育、临床经历或科研工作。完成毕业后 1 年(PGY1)、毕业后 2 年(PGY2)培训或专科住院培训的临床药师数量一直在增加。每家机构 PGY1、PGY2 的项目程序及专业不尽相同。美国临床药学学会(ACCP)发布的《临床药师实践标准》是设计临床药师培养计划最好的参考依据。

美国的药学专业资格认证　美国的药学专科资格认证始于 1976 年,为了适应在医疗保健和药学职业领域发生的变化,美国药学会(APhA)于 1976 年组建了一个独立的药学专业委员会(BPS)来负责制订药学专科标准和资格考试。BPS 目前设立了多个药学专科及其认证考试,包括药物治疗学、门诊监护、重症监护、核药学、营养支持、肿瘤药学、儿科药学、治疗药物管理、精神病、心脏病和感染性疾病等,这些药学专科的数量还在不断增加。越来越多的药师意识到取得药学专科认证的重要性,参考人数逐年递增。取得初次专业认证的药剂师若干年后还要面临重新认证。不同的药学专科有自己独特的重新认证要求和方法。一般来说,重新认证可以通过重新参加考试或完成继续教育来获得。BPS 认证体现了社会对高水平药学服务的需求,以及药师不断进取、追求专业价值的职业理想。

我国的临床药师培训　为适应医疗机构开展临床药学工作、规范临床药学人才培养,2005 年 11 月,卫生部委托中国医院协会药事管理专业委员会开展临床药师培训试点工作,颁发了《关于开展临床药师培训试点工作的通知》与《临床药师培训试点工作方案》,公布了首批 19 家临床药师培训试点基地,之后培训基地不断增加,截至 2019 年底,共批准了 263 家培训基地。培训分为通科培训和专科培训。专科培训专业包括抗感染药物、心血管内科、呼吸内科、消化内科、抗肿瘤药物、免疫系统药物、肾内科、重症医学、内分泌、神经内科、肠外肠内营养、抗凝治疗、疼痛药物治疗、小儿用药、妇产科用药等 15 个专业。每个专业都规定了相应的轮转科室,要求学员培训所有轮转科室均应配备有专职临床药师,分别与所在科室一名具有中级以上专业技术职称的临床医师组成带教组,共同完成学员培训带教工作。截至 2018 年,共计培训毕业 11404 名临床药师。这一万余名药师是推动药师职能转变、开展以患者为中心的药学服务的先锋队和排头兵。

我国的住院药师规范化培训 1993 年,卫生部印发《关于实施临床住院医师规范化培训试行办法的通知》,2013 年,国家卫计委等 7 部门联合发文全面启动住院医师规范化培训制度建设。1999 年 11 月,卫生部科教司发布《医院药师规范化培训大纲(试行)》,启动了我国住院药师规范化培训工作。截至目前,我国的住院药师规范化培训仍处于探索阶段,全国范围内的住院药师规范化培训制度尚未建立,目前仅在北京等少数省、市进行规范化培训探索,各省、市之间的培训模式、培训方案、考核模式、年限等都各不相同。以北京为例,2001 年北京市卫生局出台了《北京市住院药师规范化培训细则》,2006 年认证了首批 14 家培训基地,2007 年第一批学员进入基地开始培训。培训包括两个阶段:第一阶段为通用技能培养,第二阶段为专科技能培养,第一阶段中的临床药学部分的培训内容、轮转科室与我国通科临床药师岗位培训较为相似,但不作为住院药师规范化培训的考核重点。总体来说,我国的住院药师规范化培训仍处于探索阶段,全国范围内的住院药师规范化培训制度尚未建立,仅在少数省市进行了探索,各省市之间的培训模式、培训方案、考核模式、年限等也各不相同。药师的规范化培训任重而道远。

六、药师的职责与权利

1982 年,我国卫生部在颁布的《全国医院工作条例和医院药剂工作条例》中列入了临床药学的内容。1985 年公布施行的《中华人民共和国药品管理法》是我国第一部全面综合性药品管理法规,其中明确规定了药师的任职要求和工作职责。2002 年,卫生部会同国家中医药管理局共同发布的《医疗机构药事管理暂行规定》要求,临床药学专业技术人员应参与临床药物治疗方案设计;对重点患者实施治疗药物监测,指导合理用药;收集药物安全性和疗效等信息,建立药学信息系统,提供用药咨询服务,并首次提出医疗机构要逐步建立临床药师制。2011 年,卫生部会同国家中医药管理局和总后勤部卫生部对《医疗机构药事管理暂行规定》进行了修订,制定了《医疗机构药事管理规定》,全面系统阐述了医疗机构药师的工作职责,明确规定医院药事管理的核心是以患者为中心,以临床药学为基础,对临床用药全过程进行管理。2019年8月26日,第十三届全国人民代表大会常委会修订了《中华人民共和国药品管理法》,明确规定医疗机构应当配备依法经过资格认定的药师或其他药学技术人员,其职责是负责本单位的药品管理、处方审核和调配、合理用药指导等工作。

七、药师职业未来发展趋势

国际药学联合会(FIP)和世界卫生组织(WHO)于2009年发表的联合声明指出,药师的职责是健康服务提供者、决策者、沟通者、管理者、引导者、教育者、研究者和终身学习者,简称"八星药师",为药师的未来发展提出了一个明确的目标和远景。

健康服务提供者(a care-giver)　药师必须为患者提供最高质量的药学服务,还要对患者提供与药物治疗和药物使用有关的教育、信息和建议,并且与其他健康服务提供者和睦相处。

决策者(a decision maker)　药师必须具有评价、分析的能力,能够对使用资源的最优方法作出决策。

沟通者(a communicator)　药师必须知识渊博,当与健康专家和公众交流时要足够自信。

管理者(a manager)　药师必须有效地管理资源和信息,确保药品和医疗服务的可获得性和有效性,并且能够服从他人的管理。

引导者(a leader)　药师在公共福利机构中应当具有一定的领导地位,并在其引导工作中要显示出一定的同情心。

教育者(a teacher)　每个药师都必须参与到培养和教育未来执业药师的工作当中,指导药学实习生进行药学实践活动。

研究者(a researcher)　每一位药师必须是研究者,在自己的岗位上发现问题、解决问题,形成研究课题。

终身学习者(a life-long learner)　每一位药师必须知道如何学习,从在校学习开始,持续的学习应当贯穿整个药师生涯。

❯ 要点小结

◆ 医药分业、独立的教育体系、职业相关团体的建立以及管理法规的完善等共同推动了药师的职业化发展。

◆ 药师的职业发展经历了三个阶段,即药品保障供应阶段、临床药学阶段和药学服务阶段。

◆ 临床药学教育对于推动药师的职业化具有重要意义,中国与英、美国家的临床药学教育存在较大的差异。

◆ 统一的职业资格准入考试是药师职业化的重要标志。在中国,医院药师与社会药店药师实行统一的资格准入考试制度是大势所趋。

◆ 临床药师培训是提高药师药学服务能力和岗位胜任力的必由之路。药学专业认证反映了社会对高水平药学服务的需求及药师不断进取和自我发展的需求。

◆ "八星药师"为药师职业的未来发展提出了一个明确的目标和远景。

参考文献

[1]吴蓬,张志坚.医药分业历史发展的探讨[J].华西药学杂志,1999,14(3):213-215.

[2]BOB Z. A brief history of pharmacy:humanity's search for wellness[M]. New York:Routledge,2016.

[3]GBD 2019 Human Resources for Health Collaborators. Measuring the availability of human resources for health and its relationship to universal health coverage for 204 countries and territories from 1990 to 2019:a systematic analysis for the Global Burden of Disease Study 2019[J]. Lancet,2022;published online May 23. https://doi.org/10.1016/S0140-6736(22)00532-3.

[4]王琳玉,梁宁生.美国、加拿大药师的社会信任度、收入情况介绍及其对我国药学发展的启示[J].中国药房,2018,29(23):3174-3177.

[5]张淑芳.世界主要国家和地区药师队伍现状及对我国的启示[J].中国执业药

师,2012,9(5):3 - 7.

[6]屈建,刘高峰,朱珠.新中国 70 年医院药学的发展历程与趋势[J],中国医院药学杂志,2019,39(24):2455 - 2467.

[7]杨世民.矢志不渝 守护健康——改革开放以来药师队伍发展回顾[N].中国医药报,2019 - 01 - 10.

[8]陈旭,周乃彤,胡明.我国临床药学本科教育现状及对其教育体系改革的建议[J].中国药房,2015,26(6):858 - 860.

[9]HEPLER C, STRAND L. Opportunities and responsibilities in pharmaceutical care[J]. J Hosp Pharm, 1990, 47(3): 533 - 543.

[10]任爽,卞婧,武丹威,等. 北京市住院药师规范化培训模式的优化探讨[J]. 中国药房, 2020, 31(6): 755 - 758.

[11]余自成,朱珠. 美国 ACCP 临床药师实践标准[J]. 中国临床药学杂志, 2014, 23(5): 316 - 318.

[12]胡燕, 贾红英. 日本、美国和英国执业药师制度对我国的启示[J]. 医学与社会,24(10): 75 - 77.

[13]孙树森,郜恒,马翔,等. 美国药学专科资格认证及对中国的启迪[J]. 药品评价, 2014, 11(20): 8 - 12.

[14]甄健存,吴永佩,颜青,等. 加强医院药学人才建设,建设适应医改需求的临床药师培训体系[J]. 中国医院, 2020, 24(5): 65 - 67.

（张抗怀）

第 2 节 药师职业与药患关系

药师是一个职业名称,是指经过系统学习药学科学的基础和专业理论知识,掌握药学技术,具有药学工作能力,并经国家考试合格的人员运用所掌握的药学理论知识、技术和能力,遵循药学伦理原则,从事药品调剂、制备、检定和生产等工作,为人类健康事业服务。从事这种工作性质的群体构成的一种社会体系,统称为药师职业。

一、药师的定义和类型

(一)药师的定义

《辞海》对药师的定义是:受过高等药学专业教育,在医疗预防机构、药事机构和制药企业中,从事药品调剂、制备、检定和生产等工作并经卫生部门审查合格的卫生技术人员。

《中华医学百科全书·药事管理学卷》对药师的定义是:药师是指受过药学专业教育,依法通过有关部门的考核并取得资格,遵循药事法规和职业道德规范,在药学领域从事药品的生产、经营、使用、科研、检验和管理等有关工作的人员。《执业药师职业资格制度规定》对执业药师的界定是:指经全国统一考试合格,取得执业药师职业资格证书并经注册,在药品生产、经营、使用和其他需要提供药学服务的单位中执业的药学技术人员。

2011 年发布的《医疗机构药事管理规定》明确:医疗机构应当根据本机构功能、任务、规模设置相应的药学部门,配备和提供与药学部门工作任务相适应的专业技术人员、设备和设施。这里的专业技术人员指的就是药师。

（二）我国药师的类型

（1）根据从事的专业可分为：西药师、中药师。

（2）根据专业技术职称可分为：药士、药师、主管药师、副主任药师、主任药师。

（3）根据工作单位可分为：科研部门药师、生产机构药师、流通领域药师、药房药师（包括社会药房和医疗机构药房）、药品技术监督管理部门药师。

（4）根据是否依法注册可分为：执业药师、药师。

截至2021年底，我国医疗卫生机构取得药学专业技术职称、具有药士以上专业技术人员共有52.1万人；全国通过执业药师资格考试的总人数累计达到137万人。截至2022年12月底，全国执业药师注册人数为709548人。每万人口执业药师人数为5人。注册于药品零售企业的执业药师为645021人，占注册总数的90.2%；注册于药品批发企业、药品生产企业、医疗机构和其他领域的执业药师分别为40399人、4883人、19110人和135人。

二、药师的职责

药师的基本职责是保证所提供的药品和药学服务的质量。不同领域和岗位的药师，其资格要求不同，承担的功能也不同。

（一）医疗机构药师的职责

医疗机构药师是联系患者、医师和药品的桥梁和纽带，是确保通过合理用药达到最佳患者救治效果的关键因素。《医疗机构药事管理规定》对药师的工作职责做了明确规定：①负责药品采购供应、处方或者用药医嘱审核、药品调剂、静脉用药集中调配和医院制剂配制，指导病房（区）护士请领、使用与管理药品。②参与临床药物治疗，进行个体化药物治疗方案的设计与实施，开展药学查房，为患者提供药学专业技术服务。③参加查房、会诊、病例讨论和疑难或危重患者的医疗救治，协同医师做好药物使用遴选，对临床药物治疗提出意见或调整建议，与医师共同对药物治疗负责。④开展抗菌药物临床应用监测，实施处方点评与超常预警，促进药物合理使用。⑤开展药品质量监测，药品严重不良反应和药品损害的收集、整理、报告等工作。⑥掌握与临床用药相关的药物信息,提供用药信息与药学咨询服务,向公众宣传合理用药知识。⑦结合临床药物治疗实践,进行药学临床应用研究;开展药物利用评价和药物临床应用研究;参与新药临床试验和新药上市后安全性与有效性监测。⑧其他与医院药学相关的专业技术工作。

2018 年 11 月,国家卫健委、国家中管局发布的《关于加快药学服务高质量发展的意见》指出,药学服务是医疗机构诊疗活动的重要内容,是促进合理用药、提高医疗质量、保证患者用药安全的重要环节。药师是提供药学服务的重要医务人员,是参与临床药物治疗、实现安全有效经济用药目标不可替代的专业队伍。药师为人民群众提供高质量的药学服务,是卫生健康系统提供全方位、全周期健康服务的组成部分,也是全面建立优质高效医疗卫生服务体系的必然要求。

《中华人民共和国药品管理法》(以下简称《药品管理法》)规定,医疗机构应当配备依法经过资格认定的药师或其他药学技术人员,负责本单位的药品管理、处方审核和调配、合理用药指导等工作。

医疗机构药师的基本职责可概括为四个方面。

1. 处方审核与调配

药师是处方审核的第一责任人。按照处方管理相关规定,药师收到处方后,应当认真逐项检查处方前记、正文和后记书写的清晰、完整性,并确认处方的合法性。处方审查合格后应及时调配。

2. 提供药物信息

药师应向临床医护人员提供药学专业知识和技术方面的信息,向患者提供合理用药咨询服务。

3. 科学管理药品

药师为医疗机构采购合适的药品,科学地贮存和保管药品,检验与控制药品的质量,监管特殊药品,对药品进行使用统计和经济评价等。

4. 提供临床药学服务

药师提供药学保健和慢病管理,开展药物治疗监测以及药物的评价,进行药品不良反应监测等临床药学服务工作,指导患者合理用药。

（二）药品零售企业药师的职责

药品零售企业是消费者购药的主要场所之一，具有直接面向社区和消费者、分布广泛、经营范围多样、经营品种有限、经营具有商业性等特点。按照《药品经营质量管理规范》等法规的规定，药品零售企业应当配备执业药师。2019年3月，国家药品监管局、人力资源和社会保障部联合印发的《执业药师职业资格制度规定》中，对执业药师的职责规定为：①执业药师应当遵守执业标准和业务规范，以保障和促进公众用药安全有效为基本准则。②执业药师必须严格遵守《药品管理法》及国家有关药品研制、生产、经营、使用的各项法规及政策，对违反《药品管理法》及有关法规、规章的行为或决定，有责任提出劝告、制止、拒绝执行，并向当地负责药品监督管理的部门报告。③执业药师在执业范围内负责对药品质量的监督和管理，参与制订和实施药品全面质量管理制度，参与单位对内部违反规定行为的处理工作。④执业药师负责处方的审核及调配，提供用药咨询与信息，指导合理用药，开展治疗药物监测及药品疗效评价等临床药学工作。《药品管理法》规定，从事药品管理活动，应当配备有依法经过资格认定的药师或者其他药学技术人员负责本企业的药品管理、处方审核和调配、合理用药指导等工作。药品零售企业应当在醒目位置公示执业药师注册证，并对在岗执业的执业药师挂牌明示；执业药师不在岗时，应当以醒目的方式公示，并停止销售处方药和甲类非处方药；执业药师执业时，应当按照有关规定佩戴工作牌。执业药师应当按照国家专业技术人员继续教育的有关规定接受继续教育，更新专业知识，提高业务水平；国家鼓励执业药师参加实训培养。

1. 分类销售、调配药品

根据有关法规以及消费者的意愿销售非处方药，根据医师处方调配处方药。

2. 进行用药指导

向消费者提供用药方面的信息和指导，保证其合理使用药品。

3. 管理药品

按照有关法律法规的规定购进、保管、销售合格药品，制订和执行相应制度，并做好相关记录等。

4. 提供临床药学服务及相关卫生保健服务

这类服务如测量血压、血糖,进行健康宣传等。

三、药患关系

1. 药患关系的概念

药患关系是指在特定条件下,通过发(取)药、药学咨询、用药指导等活动,由药师与患者建立起来的一种特殊的人际关系。药患关系隶属于医患关系,是医患关系的一种,有狭义和广义之分。狭义的药患关系仅指药师和患者之间的关系。广义的药患关系是指药师与患者及其家属、监护人之间的关系。药患关系的实质是药师运用自己掌握的专业知识和技能来帮助患者摆脱病痛、预防疾病、保持健康的过程。

2. 药患关系的特征

(1)药患关系是一种帮助性的人际关系,药师作为帮助者有责任以自己的专业知识和技能来帮助患者摆脱或减轻病痛的折磨。药师是服务的提供者。

(2)药患关系是以患者为中心的人际关系,一切药疗过程、用药咨询、药学服务的过程都要作用于患者并以解决患者健康问题为目的。

3. 药患关系的内容

药患关系是在药疗活动中药师与患者之间的一种工作关系、信任关系,是药师职业工作中最常见的人际关系,其内容可以归纳为技术关系和非技术关系两个方面。

(1)技术关系:指药师在发药、解答患者用药问题、指导合理用药等药疗技术过程中与患者交往的关系。药师处于主体地位,在此过程中不能粗枝大叶、草率从事,要防止粗暴的作风,应耐心细致地给患者解释,交代药品的用法、用量、注意事项,避免药患矛盾和药疗事故。

(2)非技术关系:指在药疗过程中药患双方在心理、社会、伦理方面的关系。对大多数患者来说,对药师的工作是否满意,主要是从非技术方面,即从药师的服务态度、工作作风等方面进行评价的。此时,最重要的是建立一种相互尊重、诚信可靠、平等的人际关系。

药患关系是一种双向关系,需要药患双方共同努力,才能建立和谐的药患关系。药师是药患关系的主导者,应为建立和善友好的关系承担重要的责任,发挥重要作用。从药患关系的内容来看,技术方面以药师为主导,非技术方面双方是平等的地位。

4.药患关系的模式

1976年,美国学者薛斯和荷伦德根据医生和患者的地位、主动性大小,将医患关系划分为三类,即主动－被动型、指导－合作型、共同参与型。此医患关系模式已被医学界广泛接受,此模式也适合药患关系。

(1)主动－被动型:此药患关系模式的特点是在调配发药的过程中,药师处于主动地位,患者处于被动地位。如处方药的调配和销售,药师在调剂窗口发药时就药物的用法用量、注意事项等对患者进行指导,患者被动地听和记。

(2)指导－合作型:在这种模式中,患者有一定的主动性,即患者在门诊取药窗口或咨询台向药师主动询问有关用药的问题,药师根据患者的疑问进行解答,指导患者合理用药。这种药患关系有利于提高治疗效果,避免用药过程中某些差错事故的发生,对于加强药患沟通、维持药患关系有积极作用。

(3)共同参与型:药师和患者共同参与与用药有关的活动,双方以平等的地位进行双向的信息交流和沟通。在这种模式下,药师本着为患者服务的思想,不仅关心患者的生理状况,也关注其心理和精神状况,患者把药师视为可信赖的朋友,愿意向其倾诉自己的感受和与用药有关的问题;药师根据患者提供的信息,结合自己的专业知识经验,为患者推荐药品并介绍药品的优缺点、正确的使用剂量、方法、注意事项等。此种模式主要适用于社会药房的服务,适合一些慢性病患者的用药(主要是OTC药物),要求患者有较高的文化水平,并具有一定的医药知识。

> **要点小结**

◆ 药师作为一种职业,是指经过系统学习药学科学的基础和专业理论知识,掌握药学技术,具有药学工作能力,并经国家考试合格的人员运用所掌握的药学理论知识、技术和能力,遵循药学伦理原则,从事药品调剂、制备、检定和生产等工作,为人类健康事业服务。

　　◆《药品管理法》规定,医疗机构和药品经营企业应当配备有依法经过资格认定的药师或者其他药学技术人员,负责本单位的药品管理、处方审核和调配、合理用药指导等工作。

　　◆ 药师的基本职责是保证所提供药品和药学服务的质量。不同领域和岗位药师的资格要求不同,其承担的功能也不同。

　　◆ 药患关系是指在特定条件下,通过发(取)药、药学咨询、用药指导等活动,由药师与患者建立起来的一种特殊的人际关系。

　　◆ 药患关系的实质是药师运用自己掌握的专业知识和技能来帮助患者摆脱病痛、预防疾病、保持健康的过程。

参考文献

[1]杨世民.药事管理学[M].6版.北京:人民卫生出版社,2016.

[2]卫生部,国家中医药管理局,总后勤部卫生部.医疗机构药事管理规定[S].卫医政发[2011]11号.

[3]国家药监局,人力资源社会保障部.执业药师职业资格规定[S].国药监人[2019]12号.

[4]边振甲.中华医学百科全书:药事管理学[M].北京:中国协和医科大学出版社,2017.

（杨世民　李友佳）

第 2 章

药 患 沟 通 基 础

第 1 节　沟通理论

一、人际沟通要素

人际沟通（interpersonal communication）是指发生在人际之间的信息交流和传递，旨在传达思想、交换意见、表达感情和需要等。从过程看，沟通由信息发出者、编码、信道、信息接收者、译码、反馈、系统噪声等七个要素组成。

（一）信息发出者

信息发出者也称信息来源。在药师与患者的沟通中，药师是信息发出者。一般来说，由于掌握专业的药学信息，药师在药患交流中起着主导和指导作用。因此，良好的人际沟通能力是药师应当具备的基本技能。

（二）编码

编码是指沟通者作为信息发出者将信息译成可以传递的符号形式的过程。药师与患者进行沟通时，需要根据患者的情况考虑提供什么类型的信息才能实现沟通的目的，怎样才能使专业的药学知识更有利于患者理解，以及怎样组织和表达信息才更具有说服力等。因此，药师的语言表达能力和知识背景对编码的精确程度有着重要影响。

（三）信道

信道是指信息发出者传递信息的工具或手段，也称媒介或传播途径。信道包括语言和非语言两种形式，其中语言是药患沟通的主要表达形式，但过于专业的表达形式常导致药师和患者在沟通上产生困难，因此药师在进行用药交代、解答患者用药问题时,应该使用患者容易理解的语言来表述。非语言(如副语言、视觉符号)也是药患沟通的重要载体。副语言是指音量高低、音调大小、速度快慢、是否停顿等非声音语言;视觉符号包括人际距离、面部表情、身体运动和姿势、目光接触、衣着和身体接触等。非语言可以更加真实地反映内心情感,处于敏感、焦虑状态的患者往往更关注非语言表达,因此面对这类患者,药师要特别注意情绪和态度,以免引发药患矛盾。

（四）信息接收者

接收信息的一方称信息接收者。在药患沟通中,患者为信息接收者。从心理方面,患者由于自身疾病和对预后的担忧,多处于忧虑、敏感甚至焦虑状态,这要求药师具有"同理心",设身处地去体会患者的心理,以期更好地减轻患者的痛苦;从认知方面,药师需提高自身专业素养,以增强患者对药师的信任。

（五）译码

译码是患者根据接收到的语言和非语言行为来理解药师意思的过程。患者的知识结构、教育水平和既往经验等因素影响对信息理解的精确程度。

（六）反馈

反馈是指患者做出的反应。信息接收者接到信息后所做出的某种反应变化,包括生理的、心理的、思想的或行为的改变等,不管这种反应多么微小,都是客观存在的。药师需要通过反馈判断信息传递是否有效。

（七）系统噪声

系统噪声是指在沟通过程的各个环节可能造成信息失真的干扰因素。主要噪声来源有沟通双方的情绪性格、认知水平、思维方式、风俗习惯和环境情境等。系统噪声可存在于药患沟通的任何环节,特别是在患者理解能力受限、缺乏相互信任、周围环境嘈杂或者彼此语言不通等情况下。

二、人际沟通过程

沟通过程是指信息发出者将一定的信息沿着一定渠道传递给信息接收者,信息接收者按照自己的理解做出一定反应的过程。参考申农-韦弗模式(图2-1),药师首先将要发送的信息编译成一系列符号,然后经信道传递给患者,患者接收到符号后,按照自己的理解将接收到的符号翻译成具有特定含义的信息,药师通过反馈来了解其传递的信息是否被患者准确接收。

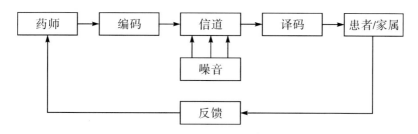

图2-1 药师与患者沟通过程（参考申农-韦弗模式）

三、人际沟通模式

（一）主要医患沟通模式

医患沟通模式是沟通全过程的概括性、总体性描述，是指导医患沟通实践、教学以及研究的纲领。目前主要的医患沟通模式有三功能模式、4-E模式、卡尔加里-剑桥观察指南、SEGUE框架、Macy模式和C-I-CARE模式等。这些模式的提出年份、沟通步骤和特点见表2-1。

表2-1 主要医患沟通模式比较

沟通模式	提出时间	提出者/单位	沟通步骤	特点
三功能模式	1990年	Bird等/埃默里大学	①收集信息；②回应患者情绪；③教育和影响行为	①将情感交流提升到与信息收集同等重要的水平；②明确沟通目标
4-E模式	1992年	Keller/迈尔斯健康传播研究所	①患者参与；②同情患者；③教育患者；④建立沟通长效机制	①通过开放式问题全面了解患者情况；②强调营造舒适环境的重要性；③沟通时需表达对患者观点的支持和认可；④重视随访

续表 2 - 1

沟通模式	提出时间	提出者/单位	沟通步骤	特点
卡尔加里 - 剑桥观察指南	1996 年	Kurtz 等/ 卡尔加里大学和剑桥大学	①沟通开始; ②收集信息; ③建立关系; ④移情与支持; ⑤沟通结束	①建立医患沟通框架; ②细化沟通环节; ③量化沟通效果; ④注重对患者的倾听
SEGUE 框架	2001 年	Gregory/ 美国西北大学	①建立沟通; ②引导信息收集; ③提供信息; ④了解患者期望; ⑤沟通结束	①保护患者的隐私; ②表达关切; ③患者共鸣
Macy 模式	2004 年	Adina 等/ 纽约大学、凯斯西储大学和马萨诸塞大学	①沟通准备; ②开始沟通; ③收集信息; ④了解患者期望; ⑤和患者交流; ⑥患者教育; ⑦协商并达成共识; ⑧沟通结束	①鼓励患者表达; ②使用非语言方式表达同情; ③使用非判断性的方式沟通; ④注意语言的组织和逻辑性; ⑤有效管理沟通时间
C-I-CARE 模式	2006 年	Timothy 等/ 加州大学洛杉矶分校	①接触患者; ②自我介绍; ③沟通期望; ④询问需求; ⑤直接回答问题; ⑥礼貌离开	注重流程的程序化和标准化

（二）分阶段的药患沟通模式

除借鉴上述医患沟通模式外,有学者提出,不同阶段的药患沟通可采用不同沟通模式。

1.用药教育阶段——"询问—提供信息—询问"模式

"询问—提供信息—询问"模式首先通过"这种药物是做什么用的?""处方上的用法、用量是什么?""服药后的疗效和可能的不良反应是什么?"三个问题展开,以了解患者掌握的用药知识并发现盲点,然后通过提供针对性信息填补患者的知识空白,最后通过鼓励式询问评价患者对信息的接受程度。

2.行为改变阶段——"跨理论"模式

"跨理论"模式由前意向、意向、准备、行动和保持5个行为变化阶段组成。在前意向阶段,可以通过科普、义诊等方式主动提供药学信息,吸引并鼓励患者主动和药师进行交流;在意向阶段,患者自主产生提高用药依从性需求,药师协助患者找到影响用药依从性的因素;在准备阶段,药师提供药学专业支持,并协助患者制订计划;在行动阶段,药师通过鼓励等方式强化患者正确的用药行为,对患者表示理解支持,并协助患者克服障碍;在保持阶段,药师需认识到提高用药依从性是动态、反复的过程,因此需考虑到患者生活中的变化,协助患者长期保持良好的用药依从性。

3.决策阶段——"共享决策"模式

"共享决策"模式提倡药师和患者之间构建合作关系,根据患者分享的信息,药师提供可用方案,并与患者共同选择最适宜的方案。在这一模式下,患者全程参与决策,由于方案符合患者自身情况,因此对提高长期用药的依从性大有帮助。

四、沟通的类型

通常说来,沟通可按层次、渠道和风格等进行分类。按层次分类,人际沟通有一般性交谈、陈述事实、交换看法、交流感情和沟通高峰五个层次;按沟通渠道分类,人际沟通可以分为链型、轮型、环型、全通道型和"Y"型等;按风格分类,人际沟通可以分为分析型、表现型、实践型和理想型。就药患沟通而言,Shah提出可按沟通形式分为语言沟通和非语言沟通两种类型。

（一）语言沟通

1. 主动倾听并反馈

典型的被动倾听及反馈包括"嗯""很好"等,这些词语可能会鼓励患者继续交谈,但并不会促进患者提供有意义的信息。主动倾听并反馈是指倾听和试图理解患者,然后复述患者的陈述,以体现药师的理解和关注,并通过接受患者观点的态度,使患者受到鼓励后进一步详细阐述和澄清自身情况。

2. 提问

提问可以分为两类:开放式和封闭式。开放式提问鼓励患者思考和参与对话,有助于了解患者缺少用药依从性的原因;封闭式提问通常用"是"或"否"回答,是收集患者准确信息的理想选择。因此,推荐药师采取开放式和封闭式提问组合的沟通方式,比如一个开放式问题,然后几个具体的封闭式问题,以此引导患者有效提供信息。此外,药师在提问时,要避免直接使用"为什么",因为这会使患者误认为药师在评判其用药行为,继而产生防御心理;相反,询问患者具体的、反思性的问题,如"请详细说明你的理由……",以降低患者的不安。

3. 专业术语

和患者交谈时,药师应该使用简单直接的词语,而不是专业的医学术语,以确保患者理解对话。

4. 幽默

幽默有助于改善患者的情绪状态,并创造友好的谈话氛围,以获得更多患者信息。但也需注意,在探讨严重病情等情况下,幽默是不合时宜的。

5. 闲聊

尽管闲聊有助于创造一个舒适的交流环境,但患者更希望进行医疗相关的互动,因此,不建议药师为了拉近距离而刻意和患者闲聊。

（二）非语言沟通

非语言沟通包括眼神交流、微笑、距离、位置和穿着等,非语言沟通在药患互动中起着至关重要的作用。当非语言传递的信息与语言传递的信息不匹配时,会给患者一种不真诚的感觉。通常,非语言沟通是潜意识的,药师在问好和再见时,对患者微笑和眼神交流,与患者保持舒适的社交距离,尽量坐在患者的侧边,着装专业得体等,这些非语言沟通均有利于促进药患沟通。

⊙ 案例分析

案例背景　患者,女,54 岁。一周前因糖尿病开始服用二甲双胍片,服药后出现腹痛,来药师门诊咨询。开放式和封闭式提问组合案例如下。

患者:药师您好,我吃了二甲双胍后感到不舒服,还有其他降糖药可以使用吗?

药师:您好。您能具体阐述一下不想继续服用二甲双胍的原因吗?（开放性提问）

患者:我一周前开始服用二甲双胍片,早、晚各一次,一次吃一片,服药后出现腹痛,所以不想吃了。

药师:请问您之前有腹痛吗?（封闭式提问）

患者:没有。

药师:除了二甲双胍,您还服用其他药物吗?（封闭式提问）

患者:没有。

药师:您能具体描述一下腹痛的发生时间、程度和缓解因素等情况吗?（开放性提问）

患者:服用二甲双胍第三天开始,我每次吃过药后胃就开始痛,痛得并不厉害,而且在吃过饭以后就缓解了。

药师:您每次服药是在饭前还是饭后?（封闭式提问）

患者:饭前。

药师:除了胃痛,有恶心、呕吐、腹泻、大便颜色变化等情况吗?（封闭式提问）

患者:没有。

药师:您服用二甲双胍后血糖控制得是否平稳?（封闭式提问）

患者:血糖控制情况较好。

药师：由于二甲双胍是治疗2型糖尿病的一线治疗药物，因此如果降糖效果较好，且不良反应较为轻微，建议您暂时不要换药。胃痛是二甲双胍常见的不良反应，一般说来，您可以通过吃饭时服药的方式减少二甲双胍对胃部刺激产生的疼痛。当然，如果胃痛持续不缓解，欢迎您再咨询。

要点小结

◆ 沟通过程是指信息发出者将一定的信息沿着一定渠道传递给信息接收者，信息接收者按照自己的理解做出一定反应的过程。

◆ 从沟通过程看，沟通由信息发出者、编码、信道、信息接收者、译码、反馈、系统噪声等七个要素组成。

◆ 目前对药患沟通模式的研究较少，但可以借鉴医患沟通模式，也可在不同的沟通阶段采取适宜的沟通模式。

◆ 按沟通形式分类，药患沟通可分为语言沟通和非语言沟通，药师需掌握相应的沟通技巧，实现有效的药患交流。

参考文献

[1] 修燕，张拓红. 从沟通过程模型谈医患沟通障碍[J]. 中国医院管理，2012，32(2)：74-75.

[2] BIRD J, COHEN-COLE S A. The three-function model of the medical interview: an educational device[J]. Advances in Psychosomatic Medicine, 1990, 20(20): 65.

[3] KELLER V F, GREGORY C J. A new model for physician-patient communication[J]. Patient Education and Counseling, 1994, 23(2): 131-140.

[4] KURTZ S M, SILVERVMAN J D. The calgary-cambridge referenced observation guides: an aid to defining the curriculum and organizing the teaching in communication training programmes[J]. Medical Education, 1996, 30(2): 83-89.

[5] MAKOUL G. The SEGUE framework for teaching and assessing communication skills[J]. Patient Education and Counseling, 2001, 45(1): 23-34.

［6］KALET A, PUGNAIRE M P, COLE-KELLY K, et al. Teaching communication in clinical clerkships：models from the macy initiative in health communications ［J］. Acad Med, 2004, 79(6)：511 – 520.

［7］WEN T, HUANG B, MOSLEY V, et al. Promoting patient-centred care through trainee feedback：assessing residents' C-I-CARE（ARC）program［J］. BMJ Quality & Safety, 2012, 21(3)：225 – 233.

［8］侯胜田, 张永康. 主要医患沟通模式及 6S 延伸模式探讨［J］. 医学与哲学, 2014, 35(1)：54 – 57.

［9］SHAH K. Pharmacist-patient communication techniques［EB/OL］.（2018 – 05）［2022 – 10 – 27］. https：//www. digitalcommons. uri. edu/srhonorsprog/637.

（闫抗抗　张婧一）

第 2 节　药学职业道德与药患沟通

一、职业道德和药学职业道德

1. 职业道德的含义

职业道德是人们在职业活动、履行其职责和处理各种职业关系过程中所应遵循的特定职业行为规范和基本道德,是一般社会道德在职业活动中的具体体现。职业道德既是本行业人员在职业活动中的行为要求,同时又是本行业对社会所承担的道德责任和义务。

2. 药学职业道德的含义

药学职业道德是一般社会道德在医药领域的特殊体现,是从事药品研制、生产、经营、使用、检验、监督管理等医药工作者的职业道德。

药学工作直接关系着人民的健康和患者的安危,药学工作人员的服务质量与患者的健康和生命息息相关。药学职业道德作为一种特殊的职业道德,除了具有一般职业道德的特点之外,还具有自身的特点。药学职业道德要求药学工作人员具有扎实的药学知识与技能,在工作中容不得半点马虎,否则就会出现差错,轻则增加患者的痛苦,重则危及患者的生命。同时,药学工作人员还应当具有对社会、对公众、对患者健康高度的责任感和奉献精神:关心患者,热忱服务;一视同仁,平等对待;语言亲切,态度和蔼;尊重人格,保护隐私。

3. 药学职业道德的原则

药学职业道德原则可以概括为保证药品质量,保障人体用药安全,维护公众用药的合法权益,实行社会主义人道主义,全心全意为人民身心健康服务。

药学职业道德的具体原则表现为以下 4 点。

(1)质量第一的原则:药品质量的真伪优劣,直接关系到人们的身心健康和生命,关系到人类的生存、繁衍,关系到社会安定和进步。为此,药学人员在执业过程中,必须处理好质量和数量、质量和经济利益、质量和品种、质量和速度等关系,保证生产、经营、使用的药品符合国家药品质量标准,坚决不生产、经营、使用伪劣药。

(2)不伤害原则:药物治疗中伤害带有一定的必然性,因为药物的毒副作用问题具有普遍性。不伤害原则在于建立药师对患者高度负责和保护患者健康和生命的理念。在实践中,药师应与医师、护师及患者密切配合,合理用药,保障人体用药安全,尽量避免不必要的药疗伤害。

(3)公正原则:应体现在人际交往公正和资源分配公正。坚持公正的原则主要落实在合理协调日益复杂的医患及药患关系,合理解决日趋尖锐的健康权益分配的基本矛盾。

(4)尊重原则:药患双方交往时应真诚尊重对方的人格。根据我国现行法律法规和价值观念,每一公民都享有人格权利,包括人的生命权、健康权、身体权、姓名权、肖像权、名誉权、荣誉权、隐私权,以及具有人格象征意义的特定纪念物品的财产权等。在实践中须强调药师尊重患者及其家属平等的人格权与尊严,强调对患者一视同仁、平等相待,维护患者用药的合法权益。

二、药学职业道德规范

(一)药学职业道德规范的含义

药学职业道德规范是指药学技术人员在药学工作中应遵守的道德规则和道德标准,是社会对药学工作人员行为基本要求的概括。它是药学职业道德基本原则的具体表现、展开和补充,用以指导人们的言行,协调药学领域中医药人员与患者及家属的关系、与同事之间的关系、与社会的关系的行为准则。

药学职业道德规范表述为哪些应该做、哪些不该做,一般以药学人员的义务为主要内容,采用简明扼要、易于记忆和理解的词语表达,如"誓言""誓词""宣言""准则""守则"等多种形式。制定和发布药学职业道德规范的机构有药学会、药学行业协会、药品管理部门等。

（二）药学职业道德规范的基本内容

药学职业道德规范主要由药学人员对服务对象的职业道德规范、药学同仁间的职业道德规范和药学人员对社会的职业道德规范构成。

1. 药学人员对服务对象的职业道德规范

（1）药学人员必须把维护患者和公众的生命安全和健康利益放在首位,应当以救死扶伤、实行人道主义为己任,时刻为患者着想,科学指导用药,提供最佳的药品和药学服务质量,保证公众用药安全、有效、经济,竭尽全力为患者解除病痛。

（2）药学人员应当维护用药者的合法权益,尊重、关怀患者,公平公正对待所有患者,不得有任何歧视性或其他不道德的行为,对知晓的患者隐私不得无故泄漏,保持用药者的信任。

（3）药学人员应当满足患者的用药咨询需求,提供专业、真实、准确、全面的药学信息,对患者的利益负责。不得在药学专业服务的项目、内容、费用等方面欺骗患者,鼓励并尊重患者参与决定所用药品的权利,确保患者享有接受安全、有效药物治疗的权利。

（4）药学人员应当努力完善自己的专业知识和技能,了解药品的性质、功能、主治、适应证、作用机制、不良反应、禁忌、药物相互作用、储藏条件及注意事项,确保所提供的药学服务达到最佳水平。

2. 药学同仁间的职业道德规范

（1）药学人员应当尊重同行,同业互助,公平竞争,共同提高职业水平,不应诋毁、损害其他药学人员的威信和声誉。

（2）药学人员应当加强与医护人员之间的联系,保持良好的沟通、交流与合作,积极参与用药方案的制订、修订过程,提供专业、负责的药学支持。

（3）药学人员应当与医护人员相互理解,以诚相待,密切配合,建立和谐的工作关系。发生责任事故时应分清自己的责任,不得相互推诿。

3.药学人员对社会的职业道德规范

(1)药学人员应当维护其职业的高尚荣誉:贯彻执行药品管理法律法规,遵守职业道德规范。积极参加药学技术人员自律组织举办的有益于职业发展的活动,珍视和维护职业声誉,模范遵守社会公德,提高职业道德水准。

(2)药学人员应当积极主动接受继续教育,不断完善和扩充专业知识,关注与执业活动相关的法律法规的变化,以不断提高执业水平。

(3)药学人员应当积极参加社会公益活动,深入社区和乡村为城乡居民提供广泛的药品和药学服务,大力宣传和普及安全用药知识和保健知识。

(4)药学人员应当遵守行业竞争规范,公平竞争,自觉维护执业秩序,维护药学职业的荣誉和社会形象。

(5)药学人员应当对涉及药学领域内不道德或不诚实的行为,以及败坏职业荣誉的行为进行揭露和抵制。

三、药患沟通

沟通的目的是为了相互了解,达成共识。未来医院药学工作的重点是以患者为中心,为患者提供优质的药学服务。为了适应形势的需要,加强药师与患者的联系,促进双方信息的沟通显得尤为重要。

(一)药师与患者沟通的意义

1.药师与患者沟通是指导患者合理用药的需要

随着药品种类的日益增多,药品不良反应也有增多的趋势,如何安全、有效、经济地应用药品已受到人们的极大关注。医师不可能掌握有关药物的所有信息,也无暇为患者详加说明,作为药学专家,药师在这方面具有优势。比如,药师可以向患者说明药品正确的用法、用量;可以详细了解患者的用药史,以防过敏反应的发生和药物的相互作用;可以向患者告知药品可能的不良反应;还可以根据患者的经济情况,运用药物经济学知识向患者推荐疗效好、费用低的药品。

2.有利于提高患者的用药依从性

依从性如何在很大程度上取决于患者对药物和治疗的了解程度。药师与患者的交流可以增加患者的药物知识并提高其依从性。以结核病为例,该病的治疗用药时间长,且多为联合用药,药物的毒副作用大,患者容易产生不依从。对此,药师应向患者说明按时、足量、按疗程用药对治愈疾病的重要性,解释用药中可能出现的不良反应,以此增强患者战胜疾病的信心和用药的依从性。

3.药师获得第一手资料的重要途径

药师通过与患者的交流可以积累、丰富用药实践经验,监测和发现药物新的不良反应。同时,药师作为药学专业人士,可以把人们有关药品的建议和意见反映到药品生产企业和药品管理部门,从而起到信息桥梁的作用。

(二)药师与患者沟通的特点

1.专业性

从内容来看,药师与患者交流的信息主要与疾病和药物治疗有关,围绕患者合理用药而展开。因此,这种沟通具有医学和药学的专业性质。

2.服务性

从目的来看,药师通过与患者沟通,提供药品信息,指导其合理用药,实质上是药师向患者提供服务,即为患者的健康保健服务。

3.社会性

人际沟通是复杂的社会活动,会受到各种社会因素的影响,药患沟通也不例外。

(三)药师与患者沟通的模式

在以患者为中心的工作模式下,药师与患者沟通的模式主要有以下3种。

1.用药指导模式

用药指导模式即药师在调剂窗口发药时就药物的用法用量、注意事项等对患者进行指导,亦即用药交代。该模式的特点是药师相对主动,患者被动接受指导。沟通的内容仅涉及处方中的药物,患者的用药依从性较差。

2.用药咨询模式

用药咨询模式即患者在门诊咨询窗口或咨询室向药师咨询与用药有关的一些问题。该模式的特点是患者相对主动,药师根据患者的疑问进行解答。优点是针对性比较强,沟通围绕患者的提问进行。

3. 互动沟通模式

互动沟通模式即药师和患者在特定的场合下,以平等的地位进行的双向的信息交流和沟通。在这种模式下,药师本着为患者服务的思想,不仅关心患者的生理状况,同时关注其心理和精神状况;患者把药师视为可信赖的朋友,愿意向其倾诉自己的感受和与药有关的问题。沟通的内容不仅涉及药物的用法用量、不良反应、禁忌、药物相互作用,患者的用药史、过敏史、疾病史、生理状况等药学内容,还可能涉及患者的家庭、隐私、心理状况、经济情况等社会内容。该模式是药患沟通的理想模式。良好的互动沟通可提高患者的用药依从性,促进患者合理用药,从而改善患者的生活质量。

(四)我国医院药师与患者沟通的现状及阻碍因素

《中华人民共和国药品管理法》的实施和临床药学工作的深入开展,促进了我国医院药师与患者的交流。许多医院开设了药物咨询窗口,二级以上医院的药师进入临床、参与查房,加强了药师与患者的沟通。总的来看,我国医院药师与患者的沟通仍以用药指导和用药咨询模式为主,互动沟通模式很少,药师的专业知识未得到充分发挥。分析阻碍药患沟通的因素主要有以下这些方面。

1. 药师配备不足、精力有限

我国医院药房的药师配备严重不足,且没有进行专业细分,大多忙于取药、发药、领药等日常事务性工作,没有足够的时间和精力与患者进行沟通,同时也缺乏适宜的场所进行沟通。

2. 服务意识不强

受传统药学工作模式的影响,许多药师缺乏为患者服务的意识,对患者态度冷淡、爱理不理,打击了患者主动交流的愿望。

3. 药师能力有限

由于我国药学教育体制的原因,某些药师缺乏医学和药物治疗学知识,面对患者时信心不足,从而影响了与患者沟通的主动性。

4. 药师沟通的积极性不高

在目前的医疗体制下,药师对药品的治疗结果仅负有很有限的责任,其主要任务是提供质量合格的药品。许多药师认为,药物治疗效果如何是医师的事,与自己关系不大,因而缺乏与患者沟通的动力。

5. 患者对药师的专业地位认识不足

医师在患者心目中具有较高的威信,而患者对药师的认识仍停留在发药的层面上,认为与药师没有交流的必要,这也是许多医院药物咨询窗口冷冷清清的主要原因。

（五）改善和加强药患沟通的策略

1. 转变服务观念,由原来的"以药为本"转变为"以人为本"

药剂科应把事务性工作和专业技术性工作区分开,按学历和职称对药学人员的岗位和职责进行细分,使药师有时间和精力与患者交流。药品零售药店应当按规定配备执业药师,负责处方审核、提供药学咨询服务,保证其全身心投入到药患沟通工作中去。

2. 提供适宜的沟通场所

设立用药咨询室是一种可行的途径。用药咨询室的位置应靠近药房,便于患者询问。在咨询室内,外界干扰比较小,药师可与患者进行面对面的交谈,沟通的内容可以更广、更深。此外,门诊药房可采用柜台式调剂模式,这样可以拉近药师与患者的距离,促进相互信任,增进交流。药品零售药店也应当设立专门的咨询服务区(室),安排执业药师和患者(消费者)进行沟通交流。

3. 药师进入临床,开展药学查房

药师在住院病房用药现场与患者随时联系和沟通,对指导患者合理用药具有重要意义。但在实际工作中,我国药师下临床开展工作还有一定的阻力,可以采取以点带面、逐步推广的方法,先确定一两个重点科室,药学部可选派两名药师(其中一名为有经验的资深药师,另一名为高学历的年轻药师,以求传、帮、带)每天早上去科室查房,具体时间与医师查房时间错开,主要目的是加强与患者的交流,收集和分析患者药物治疗中的信息,积累实践经验。药师的意见供医师参考。

4. 提高药师的积极性

(1)确定药师在药物治疗中的责任:建议从立法的高度,如制定《药师法》,

确立药师的地位和职责,使药师对药物治疗结果负有一定的不可推卸的责任,责任感可促进药师主动与患者沟通。

(2)建立激励制度,进行量化考核:由医院或药学部门组织评选每月或每季度的服务模范,在年度考核成绩中加分;对患者态度冷淡、与患者发生争执、受到患者投诉以及发生用药事故者,要按事件严重程度在考核成绩中扣分。

5.制订药师与患者沟通的基本用语

基本用语如"您好""请稍等""还有不清楚的地方吗""有疑问时请随时与我们联系""祝您早日康复"等。

6.规范药师的工作仪表,加强药师的道德修养

药师应着装整洁,佩戴胸卡(胸卡的内容应清晰可见),言语、举止文明礼貌、热心、耐心、平等地对待患者,不得有任何歧视性或其他不道德的行为。

7.药师应掌握一定的沟通技巧

沟通作为一种社会活动,仅有专业知识远不能满足实际工作的需要,因此,药师还应掌握一定的社会学、心理学、伦理学、交流学等知识。

(1)相互尊重,平等交流:地位平等、相互尊重是良好沟通的基础。药师不能因为患者患病而歧视患者,也不能将患者的隐私随便告诉其他不相关的人,应为患者保密。

(2)掌握聆听的艺术:由于药师和患者的信息不对称,因而患者需要药师的帮助。在沟通中,如果药师能用复述问题或点头等表示自己在认真听取,使患者感到自己受重视,可以激发患者进一步沟通的意愿;相反,如果药师在交谈中心不在焉或不耐烦,只会使谈话草草结束。

(3)使用通俗易懂的语言:药师在交谈中应尽量使用大众化的语言,少用专业性术语,否则患者不知所云,沟通效果必然大打折扣。尤其对文化水平较低者、农村患者、老年人和残疾人更要关怀备至、百问不厌,对用法、用量、注意事项要交代清楚,以免发生服用差错。对首次使用该药品、用药依从性差及使用治疗指数低的药品的患者,应当提供书面的指导资料。

(4)善于利用语言的心理治疗作用:药师在交流中所表现的自信可以增强患者对药物治疗的信心。药师要尽量使用确定性的语言,少用不确定性的语言。

如果药师吞吞吐吐或频繁使用诸如"可能""大概""也许""应该有效"等不确定的言词,会使患者对药师的权威和药物的治疗效果产生疑虑,其用药依从性就会大大降低。

8. 充分利用各种途径加强与患者的交流

药师有责任和义务对公众宣传疾病预防和药品使用的知识,积极倡导健康生活方式,促进合理用药。如针对患者定期开展药物知识讲座;设立用药咨询电话;在社区和公共场所,为特定人群提供用药相关教育;建立宣传栏,提供新药介绍、用药常识、药品价格等信息;对特殊疾病分发患者用药指导手册;对出院患者进行用药跟踪指导等。规范"互联网+药学服务",建立网站提供在线药学咨询、指导患者合理用药、用药知识宣教等。医院和零售药店的药师还可以通过开设微信公众号、患者客户端,方便患者查询处方信息、药品用法及用量、注意事项等。

对购买非处方药的患者或消费者,药品零售药店的执业药师有责任和义务提供专业指导,主动询问近期疾病和用药情况;询问患者是否有药物禁忌证、过敏史等;执业药师对患者非处方药的选用应当给予建议与指导。

9. 建立评价沟通质量的指标

(1)患者满意度调查:满意度的测量方法主要有两种,一种是单一总体评估法;另一种是多要素总和评估法。单一总体评估法可以通过直接询问患者对沟通过程总的感受进行评估,分为非常不满意、不满意、一般、满意或非常满意5种情况。后者强调对沟通的多种要素的满意程度的综合评估,包括药师的服务态度、药师的专业能力、药师的素质、患者受到重视的程度、患者疑问的解决程度等。多要素总和评估法可以发现某方面存在的不足,从而采取针对性的措施加以改善,一般通过问卷调查来实施。

(2)患者依从性调查:患者依从表现为按医嘱、按时、按用法及用量、按疗程用药,不依从表现为自主停药、超过或低于正常剂量用药等。影响患者依从性的因素有很多,应结合各种因素综合评价。

(3)患者药物知识调查:通过现场询问或问卷方式,调查患者对相关药品的用法、用量、不良反应等的知晓程度,考察沟通的效果。

（4）投诉调查：患者投诉的原因可能有药师的服务态度、工作效率、等候时间等。

（5）用药事故调查：如对青霉素过敏性休克等严重不良反应，分析其是否是由于缺乏有效的信息沟通而导致。

加强药师与患者的交流，既是药学工作发展的需要，更是药师提升自身形象、赢得尊重的需要。药师应充分发挥主动性，在沟通中学习和总结，不断提高自身素质和能力，同时努力争取临床科室的支持和配合，为参与药物治疗创造便利条件，真正担负起药学服务的历史使命。

> **要点小结**

◆ 药学职业道德原则可以概括为：保证药品质量，保障人体用药安全，维护公众用药的合法权益，实行社会主义人道主义，全心全意为人民身心健康服务。

◆ 药学职业道德规范是指药学技术人员在药学工作中应遵守的道德规则和道德标准，是社会对药学工作人员行为基本要求的概括。

◆ 药师与患者沟通的意义是指导患者合理用药的需要，有利于提高患者的用药依从性，也是药师获得第一手资料的重要途径。

◆ 药师与患者沟通的特点包括：专业性、服务性和社会性。

◆ 药师与患者沟通的模式主要有：用药指导模式、用药咨询模式、互动沟通模式。

◆ 我国医院药师与患者沟通的现状及阻碍因素主要包括：药师配备不足、精力有限，服务意识不强，药师能力有限，药师沟通的积极性不高，患者对药师的专业地位认识不足等。

◆ 改善和加强药患沟通的策略主要包括：转变服务观念，由原来的"以药为本"转变为"以人为本"；提供适宜的沟通场所；药师进入临床，开展药学查房；提高药师的积极性；制订药师与患者沟通的基本用语；规范药师的工作仪表，加强药师的道德修养；药师应掌握一定的沟通技巧；充分利用各种途径加强与患者的交流；建立评价沟通质量的指标等。

参考文献

[1]杨世民. 药事管理学[M]. 6 版. 北京:中国医药科技出版社,2019.

[2]杨世民. 药事管理与法规[M]. 北京:中国医药科技出版社,2012.

[3]杨益峰，魏胜华. 加强药患沟通提高药学服务水平[J]. 医药导报,2009,28 (5):2.

[4]黄其春,潘文,李艳,等. 加强医院药师药患沟通能力培养的思考[J]. 中国药 业,2015,24(10):3.

（杨世民　张抗怀　李友佳）

第3节 医学心理学与药患沟通

一、医学心理学和患者心理概述

（一）医学心理学

医学心理学是心理学和医学发展到一定阶段而结合起来的新兴交叉学科，是医学有关的各种心理行为科学知识、理论和技术的重新组合。广义的医学心理学研究心理行为变量与健康或疾病变量之间的关系，研究解决医学领域中的有关健康和疾病的心理行为问题。它强调生物、心理和社会诸因素在医学中的整体意义，是一门兼顾生物、心理和社会，以及"宏观"和"微观"并重的新学科。

目前医学心理学的研究范围较广，大致有以下几个方面。

（1）研究心理行为的生物学和社会学基础及其在健康和疾病中的意义。

（2）研究心身相互作用机制及其在健康和疾病中的意义。

（3）研究心理行为因素在疾病过程中的作用规律及其解决方法。

（4）研究各种疾病过程中的心理行为变化规律及其解决方法。

（5）研究如何将心理行为知识和技术应用于人类的健康保持和疾病防治。

（二）患者心理特点

人的心理一般分为心理过程和个性特征。心理过程包括认知过程、情感过程、意志过程。人的心理和躯体活动是一个统一体，准确把握患者的心理，对于建立良好的医患关系、提高诊疗效益、全面帮助患病的个体都是不可或缺的。

患者（patient）一词，词源和语义来自"忍耐"（patience），是指一个患有病痛的人,即患有躯体疾病、心身疾病或各种心理障碍、神经精神性疾病的人。当一个人被宣布患病后,个体从正常的社会角色进入特殊的患者角色,他们对于患病这一事实以及进入诊疗过程的现状具有趋同的心理特点。药师掌握患者心理特点,可与患者交流更顺畅。患者的心理特点主要有以下几方面。

1.患者的认知、意识活动特征

在感知方面,患者可以表现出意识迟钝,也有过于敏感的情况。例如,有些患者品尝不出食物的味道,或对既往感兴趣的事物感受浅表而淡漠;另一些患者可能由于异常关注病情变化,注意力高度集中于自身,从而对某些刺激感受性增高,对身体的生理活动方面的变化极为敏感。

患者的记忆力常可受到疾病应激的影响,有些患者不能准确回忆病史,不能记住医嘱,甚至不能记住刚说过的话、刚放在身边的东西。疾病除了给患者带来躯体困扰,更多的是带来了心理改变,从而影响患者的正常交流与生活。

患者的思维,特别是逻辑思维能力也可能受到损害,患者对事物的分析判断力明显下降便是明证。一些患者在接受诊疗方案上表现出犹豫不决、不能正确判断并变得异常敏感,人们正常的说笑也会导致患者错误理解,引起患者厌烦、疑惑或愤怒等。

2.患者的情绪表现特征

(1)情绪活动的变化:情绪活动包括情绪的强度、稳定性、持续时间和主导心境。正常情况下,每个人面对疾病都会发生情绪的改变,对消极情绪的反应强度大于正常人。对患者情绪的变化,医师、药师和护师应引起足够的重视并谨慎对待。

(2)患者常见的情绪反应:包括焦虑、恐惧、抑郁、愤怒等。

焦虑是一种对自己疾病的预后和个人生命过度担心所产生的消极情绪反应,包括忧心、紧张、不安和焦躁等。引起患者焦虑的因素很多,例如,疾病初期对疾病的病因、转归、预后不明确;患者希望对疾病做深入检查,但又担心会出现可怕的结果,他们反复询问病情、多方就医,对诊断半信半疑,忧心忡忡;对机体有威胁性的特殊检查不理解或不接受,也有可能是因为不了解某项检查的必要性、可靠性和安全性而引起的焦虑;生病后感到事事不顺心而心烦意乱等。

恐惧是认为对自己有威胁或危险的刺激存在所引起的情绪。引起恐惧的原因主要有患病的事实、害怕疼痛以及对患病后的生活或工作能力的顾虑等。患者恐惧情绪与个体认知评价有关,对认为对自己伤害越大的因素越是恐惧。不同年龄、性别、经历的患者,对疾病及治疗方法的恐惧是不同的。儿童患者的恐惧多与和亲人分离、陌生环境、疼痛相关;成年患者的恐惧多与损伤性检查、手术疼痛、预后难料、将来的生活能力等相关。恐惧情绪可极大影响治疗进程与效果。

患病可使人产生"反应性抑郁",表现为闷闷不乐、忧愁、压抑、悲观、失望、自怜甚至是绝望。这类患者对周围事物反应迟钝、冷漠,失去生活的乐趣,严重者有轻生的念头或行为。患者产生抑郁情绪,除个性因素外,主要由缺乏治疗的信心、自己认为治疗不顺利、与期望不符所致。长期严重的抑郁会对患者造成严重的伤害。抑郁可增加医生为患者做出诊断的难度,也会降低患者的免疫功能,延缓痊愈,甚至可能引起并发症;还会阻碍患者获得社会的支持,妨碍患者同医务人员的合作。

患者的愤怒既是对患病本身的无奈,也是对治疗受挫或对医疗环境的不满,如受医疗条件限制而疗效不佳,医务人员服务态度差、技术水平低等。此外,患者的愤怒也可来自医院之外和医疗之外的事件。

（三）患者的行为反应

患者在患病时会受到医护人员和亲属的照料,成为人们关心、帮助的对象,这易使患者产生依赖行为。有些患者对自己日常行为和生活管理自信心不足、被动性增加,事事都要依赖别人。此外,患者的行为变得幼稚,不时发出呻吟、哭泣,只为唤起他人注意与关注。患者退化表现为与年龄、社会角色不相称,退回到婴幼儿时期的模式。自己能料理的日常生活也要依赖他人去做,希望得到家人、朋友、护理人员更多的关照。尽管依赖行为在病患初期是正常和必要的,但患者严重的依赖行为则对疾病恢复不利。姑息、迁就患者过度的依赖行为,难以培养患者与疾病做斗争的自信。

调查发现,大约有30%以上的患者在疾病治疗过程中不遵从医嘱(精神病患者的百分比更高)。究其原因有医源性因素、药物及医疗技术因素,及患者本身的个性因素。

（四）患者的个性改变

在患病情况下,部分患者出现个性的改变,表现为独立性降低,依赖性增强,及被动、顺从、缺乏自尊等,尤其是一些疾病导致的体像改变者(如截肢患者)可能会变得自卑、冷漠,慢性迁延性疾病(如脑卒中)患者可出现人格衰退,变得孤僻和退缩。

（五）患者心理需要

对于患者来说,有物质与医疗服务的需要,而满足心理需要同样重要。虽然患者的心理需要因人而异,但也有共性规律可循。

1. 安全感的需要

患病时日常生活秩序受到干扰,患者会丧失安全感,从而害怕独处,唯恐发生意外,从而体验到深深的孤独。

2. 生理需要

人们在身体健康时对饮食、呼吸、排泄、睡眠及躯体舒适等生存需要很容易满足,患病后对这些基本生存需要的满足可能受到阻碍(如术后禁食患者对食物需要的满足受到影响,呼吸困难患者对吸入氧气的需要受到影响),因此对情绪产生极大的影响。患者基本的生理需要还包括解除疾病痛苦和恢复身体健康。

3. 社会联系和交往的需要

患者住院后与亲友分离,接触新的检查和治疗,需要医护人员和亲人的关怀、理解;要适应医院陌生的环境,被新的群体接纳,需要与病友沟通,在感情上被接纳;此外,还要与家庭成员沟通,与同事、朋友保持联系和交往。

4. 尊重的需要

患者在患病后常感到成为别人的负担或累赘,自信心降低,因而对尊重的需要可能会强于健康人,包括需要得到人格的尊重,需要保密隐私。

5. 患病时自我成就的需要

患病时,最难以满足的就是自我成就的需要,表现在表达个性和发展个人的能力方面感到力不从心,成就感下降,特别是有些意外事故致残者,其自我成就需要受挫感更严重。

6.获取信息的需要

患者对信息的需要,更集中反映在他们对有关自身疾病信息的关注。特别是患者住入医院,完全改变了自己的生活规律和特定的习惯,急需了解新环境中的新信息。他们不仅需要知道医院的各项规章制度、治疗设备及医生水平情况,还急于知道疾病的诊断、治疗、预后、医疗费用支付问题等。

患者是千差万别的,患者的心理需要会以各种方式表现出来,若得不到满足便会产生一些抵触行为,如对医护人员表示不满、不遵从医嘱。若未从患者心理需要的角度考虑,医务人员很可能对他们产生反感,这种对抗情绪对患者的心身健康是大为不利的,所以认识和了解患者的心理需要,根据具体患者心身特点加以引导和解决,是十分必要的。

二、药师角色及行为

从医学心理学角度,我们探究了患者患病后的心理活动的变化,这对药学服务开展沟通具有现实指导意义。药师在开展药学服务时,不仅提供专业药学知识,指导合理用药,更需要给予患者精神慰藉。精湛的技术服务不能替代人文关怀,多一句耐心的解释会达到意想不到的效果。

（一）冲突管理

作为药师,药患冲突是职业生涯中需要面对的问题,进行冲突管理也是沟通中不可缺少的一部分。冲突管理的核心是构建一个药患双赢的模式。在进行冲突管理时应关注以下几点。

1.仔细倾听

药师在倾听患者倾诉时,应做到良好的目光接触、集中注意力、耐心、不打断、使用语言和非语言表达方式、问一些不具有威胁性的问题、复述和总结、给予建设性反馈、情感移入、表示出兴趣、表明关心的态度。

例如,给患者表述自己反应的机会,即使这意味着有些情感会显露出来;通过释义反应表达药师的理解并情感移入,合适的情况下承认对方的感受。

2. 聚焦解决问题方案

当双方都需要解决方案时,分析问题,找出原因。药师职责在于对患者如何服药以及健康相关的问题提出建议,围绕相关职责涉及的问题与患者交流,只就事论事沟通。"面对环境,抽离你的感情,并把它作为戏剧场景或书中情节来看待是很必要的",就是说,要客观对待。

3. 对解决问题方案进行评估

评估该方案是否达到了双赢?是否能够避免该冲突再次发生?

上述冲突管理的思路,在实施过程中,有些可以合并或省略。在处理冲突时,药师应具有过硬的药学知识和职业道德,同时换位思考,用宽容的心态对待患者的抱怨。药师也应认真履行告知义务,患者对病情及用药具有的知情同意权应得到药师的充分尊重。

(二)运用支持性沟通,给予患者信心

药师与患者交流时,常可从患者的语言和行为上感受到患者对自己疾病的焦虑和无奈,对于不同心理状态的患者,应采用不同的方法避免医患误解。支持性沟通是一种能够帮助药师准确真诚沟通,而不危害人际关系的人际沟通方式,它力图在解决现有问题、对他人不积极的回答或与他人在解决一个棘手难题的同时保持或加强交流者之间积极的人际关系。通过支持性沟通,让患者正视自己的情绪,正视现状,从而有目的沟通,或平复患者的情绪,或帮助患者找到解决问题的办法。

(1)面对愤怒:建立对患者情绪状态的意识以及一个支持性的环境和融洽氛围;确保采集正确、有效的信息,设身处地理解患者及家属的想法、担忧、希望;使患者、家属理解药学人员,增强药患间的信任,建立和维持一种长期、持续和建设性合作伙伴关系;确保解决措施的可行性并顺利完成,成功解决整个愤怒情景。

(2)面对悲伤:悲伤情绪的产生是由于存在一种失落感,如患者因为疾病的特殊性,放弃以往难以改变的个人习惯,如吸烟,高脂、高盐饮食等;以及一些不可逆转的伤害,如慢性疾病给人一种消极的暗示——我变老了,我可能活不了多久了等。面对此类患者,药师可采用支持性沟通,如正视患者因失落引起的悲伤,承认戒除相应的习惯是痛苦的,鼓励患者接受现实。

（3）面对焦虑：完全消除患者焦虑是很困难的，也是不必要的，关键是区分焦虑的程度。高度焦虑或持续性焦虑反应对患者病情不利。药师最好了解患者的疾病进展及治疗方案，对患者疾病现状进行客观分析，努力让患者正视自己的情绪，知晓治疗方案的有效性、科学性，减少对现状的不明确性，增强患者对现状的可控感，减少焦虑。

（三）给予适当回应

恰当使用同理心回应，表现出对患者目前感情状态的认可，使患者认识到自己被他人理解、关心和重视，从而使沟通更加流畅。同理心回应强调客观与中性，可以避免患者认为自己被敷衍或被忽视。尤其是当患者感到不安、不堪重负时，主动给予患者安慰，舒缓患者紧张恐惧的情绪，给予患者建设性建议，鼓励患者建立就医、遵医的信心。

总之，药师在与患者进行沟通时，要表现出自信，确信自己的思考、感受、处理能力，表现出自己在医疗卫生领域的专业性，同时用非命令的、不含贬低色彩的语言将这种自信传达给患者。

> **案例分析**

案例一

　　案例背景　医院门诊药房，一名患者气愤地来到窗口投诉，他于一周前来院就医，诊断为哮喘，医生为他开具了布地奈德福莫特罗吸入剂，他回家后严格遵医嘱使用，但药品吸入后总是没什么感觉。今天他看到药品计数窗数字显示为40，然而药品只使用了一周，所以怀疑药品装量不足，非常气愤。

药师：我非常理解您的心情，目前用药一周，病情控制得怎么样？

患者：（情绪激动）有好转。

药师：那就好。现在请您给我演示一下您在家是怎么使用布地奈德福莫特罗粉吸入剂的，这个装置使用还是比较特殊的。

（患者进行演示。）

药师：您的操作很规范。

患者：总感觉药没有吸进去，我就又吸了一次。

药师：第一次操作的时候药已经吸入体内，如果再操作一次，就吸了两次。

患者：可是没有感觉，说明药没有吸进去。

（药师找来一块黑布，按照布地奈德福莫特罗粉吸入剂的操作方法，将药品隔着黑布吸入，打开黑布明显看到药粉，证实药品已经吸出。）

药师：这个药粉是没有味道的，所以没感觉也正常，幸亏您反应及时，咱们一起再说说正确用法。

患者：（谦虚、信任、歉疚）好的，好的，我知道了。

药师评析　愤怒是个体在追求某一目标中遇到障碍、受到挫折时产生的一种紧张情绪。本案例患者是在治疗过程中对药品不了解从而对药品质疑而产生的愤怒情绪。首先，药师面对患者愤怒的情绪主动倾听，确保采集正确有效的信息。待患者倾诉后，询问患者病情是否得到控制，站在患者角度第一时间关心患者病情，使患者激动的情绪有所缓解。然后，药师询问患者具体问题，并让患者亲自示范操作，通过正确的演示让患者信服，从而建立良好沟通背景；同时关注患者的心理感受，肯定患者的认知，运用同理心回应患者的需求，让患者对药师充满信任，为接下来的药患沟通奠定基础。

案例二

案例背景　患儿被诊断为癫痫，患儿父亲带着孩子到医院血药浓度检测室监测丙戊酸钠口服液血药浓度。

药师：孩子血药浓度低于正常值范围。最近按时吃药了吗，还是有什么别的情况？

患儿家长：（难过）孩子中午在学校，有时候不能按时吃药。最近我觉得他症状控制得不好，想着赶紧测一下浓度。

（孩子躲到父亲身边，低着头，不说话。）

药师：为什么不按时吃药呢？

患儿家长：孩子得了这个病比较自卑，担心同学知道他得病看不起他。以前我们总是担心孩子得了这个病以后可怎么生活，现在我们接受了，可孩子却很在意。

药师：家人的情绪也会影响孩子，你们现在接受了，也要把积极的信息传递给孩子。按时服药病情是可以控制的，控制好就不影响生活、学习，放心吧。

患儿家长：(赶紧把孩子拉到跟前)你听阿姨说了吧，只要好好吃药就可以控制好，不影响生活、学习，以后咱就好好吃药。

药师：严格按医生的医嘱定期复查，毕竟孩子体重增加，药量也要不断调整，另外，建议和医生沟通一下，现在孩子大了，为方便在学校服药，可以把丙戊酸钠口服液换成丙戊酸钠片剂，装在药盒里也比较隐蔽，避免同学议论。

患儿家长：(对孩子说)快谢谢阿姨。

药师评析 患儿被诊断为癫痫，家长情绪焦虑是很常见的，这是一种内在的痛苦和不安，这种情绪会在不知不觉中感染孩子，因此当患儿生活受到影响时就会感到沮丧和自卑。药师就患儿血药浓度不达标的事情和家长进行沟通，看到家长焦虑、回避的态度，明白家长不愿意多表述患儿病情，因此及时给予鼓励、关心，让患儿及家长树立信心，正确面对疾病；同时，药师关注到患儿和家长最关心的是隐私问题，对患儿表达了充分理解和尊重，并结合实际情况从专业的角度给出专业意见，在确保治疗安全的同时极大保护了患儿隐私，更加坚定了其对治疗的信心，药患间形成良好的信任关系。

要点小结

◆ 人的心理和躯体活动是一个统一体，准确把握患者的心理，对于建立良好的医患关系、提高诊疗效益、全面帮助患病的个体都是不可或缺的。

◆ 对于患者来说，有物质与医疗服务的需要，而满足心理需要同样重要。

◆ 患者在患病情况下会出现个性的改变，表现为独立性降低而依赖性增强，及被动、顺从、缺乏自尊等。

◆ 患者在患病时易产生依赖行为,姑息、迁就患者过度的依赖行为难以培养患者与疾病做斗争的信心。

◆ 药师在开展药学服务时,不仅要提供专业药学知识,也要给予患者精神安慰,精湛的技术服务不能替代人文关怀。

参考文献

[1]苏元元,王丹,侯雪艳. 叙事医学视角下医学心理学教学路径研究[J]. 卫生职业教育,2021,39(19):73-74.

[2]林远泽. 姿态、符号与角色互动——论米德社会心理学的沟通行动理论重构[J]. 哲学分析,2017,8(1):61-97,197-198.

[3]VOGEL D, MEYER M, HARENDZA S. Verbal and non-verbal communication skills including empathy during history taking of undergraduate medical students [J]. BMC Med Educ, 2018, 18(1): 157.

[4]梁耀文,林小华,梁文生. 门诊药房窗口药患纠纷原因分析及预防处理研究[J]. 中国处方药,2019,17(4):41-42.

(成 华 熊凤梅)

第4节　医药法规与药患沟通

医患法律关系是指医疗机构与就诊人之间因疾病的诊疗、预防保健和服务而形成的法律关系。从法学角度来看，药患法律关系是医患法律关系的组成部分，受到法律约束，并确定药患双方在法律上的权利和义务。药患沟通对于协调这种法律关系具有重要的作用，是保障患者、药师权利和义务得以实现的重要途径。同样，了解相关的法律知识，明确患者和药师的责任、权利和利益，可以对药患沟通起到良好的促进作用。

一、医药法规概述

（一）医药法规与医疗行为

医疗行为是指医疗机构及其医务人员在医疗活动中所实施的行为，具有专业性、时效性、差异性和不确定性等特点。医疗行为的目的是诊治疾病，本质是具有民事法律行为一般特征的民事行为，即具有民事性质。医药法规的监管是确保医疗行为规范合法的保证，能起到保障患者权益、促进健康和积极医疗行为的作用。药师执业属于医疗行为范畴，同样要受到法律的约束与监管。

目前，我国医药法规涉及药事管理法律法规主要是针对"药品管理"立法，包括：①法律：《中华人民共和国药品管理法》《中华人民共和国疫苗管理法》《中华人民共和国中医药法》；②行政法规：《药品管理法实施条例》《中药品种保护条例》《戒毒条例》《易制毒化学品管理条例》《麻醉药品和精神药品管理条例》等条例;③地方性法规:如《吉林省药品监督管理条例》等;④部门规章:《药品注册管理办法》《药物非临床研究质量管理规范》等;⑤地方政府规章:如《浙江省医疗机构药品和医疗器械使用监督管理办法》;⑥中国政府承认或加入的相关国际条约:《1961 年麻醉品单一公约》《1971 年精神药物公约》等。

以 2019 年 8 月 26 日修订的《中华人民共和国药品管理法》为例,立法目的是为了加强药品管理,保证药品质量,保障公众用药安全和合法权益,保护和促进公众健康。新修订《药品管理法》中九次提到"药师",强调"人"在药品管理中的作用,从法规中体现出了"药师""药师执业"是医务人员及医务工作的重要组成部分。

(二)药师法立法进展与展望

英国于 1815 年颁布了《药师与药房技术员法》《药房法》等多部与药师和药房管理相关的法案;美国于 1869 年颁发了联邦制定标准州药房法,由各州制定具体的药房法或者药师法;日本最早的《药剂师法》于 1898 年颁布实施,其体系主要由《药剂师法》《药剂师法施行令》和《药剂师法施行规则》构成。

用药安全是全球面临的一个由来已久的重大问题。早在 1995 年就有研究表明,发展中国家的公立医疗机构中约 60%的药品、私立医疗机构中约 70%的药品存在不合理销售现象。据世界卫生组织(World Health Organization,WHO)估算,全球有一半以上的药品存在调配或销售的不当,有一半的患者未能正确使用药品,过度用药、用药不足和错误用药等问题正导致全球医疗卫生资源的浪费和民众健康品质的下降。

目前,我国医疗机构和社会零售药店的药品使用中,不合理用药问题普遍存在,涉及药品安全事件屡有发生,药师在用药安全方面的作用亟待发挥。根据2015 年及 2016 年国务院的立法计划,"药师法"均被列为第四类研究项目。我国药师立法进程回顾见图 2-2。

1994年	·颁布《执业药师资格制度暂行规定》
1995年	·颁布《执业中药师资格制度暂行规定》
1999年	·重新修订《执业药师资格制度暂行规定》
2000年	·国家食品药品监督管理局开始着手《执业药师法》有关工作
2001年	·11月，在执业药师的业务领域、行为规范、义务权利和法律责任等方面基本形成法律规范的框架
2003年	·2月，《执业药师法》列入国务院全国人大立法计划;10月,国家食品药品监督管理局上报执业药师法草案
2005年	·国务院责成国家食品药品监督管理局和卫生部共同起草执业药师法草案
2009年	·《中共中央国务院关于深化医药卫生体制改革的意见》（中发[2009]6号）中明确提出"完善执业药师制度"意见
2012年	·1月,《国家药品安全"十二五"规划》国发[2012]5号指出:加大执业药师配备使用力度相关建议
2013年	·《药品经营质量管理规范》（卫生部令第90号）明确药品经营企业的执业药师配置
2015年	·国务院立法计划，药师法被列为第四类研究项目
2016年	·国务院立法计划，药师法被列为第四类研究项目
2017年	·国家卫生计生委办公厅发布关于征求《中华人民共和国药师法（草案征求意见稿）》意见函

图2-2 我国药师立法进程回顾

目前,我国医生、护士的职业行为分别有《中华人民共和国执业医师法》和《护士条例》进行规范。在医疗行为中,医生、药师与护士应该是责任共同体,患者治疗的各个环节都离不开药师。药师岗位承担着关系人民群众用药安全的重要职责,是医药流通领域不可缺失的角色。加快药师的立法工作,明确药师与执业药师的法律地位,推动药师向药学服务的角色转型,已成为我国当前药学和法学领域亟需解决的重要问题。通过药师立法,提升药学服务的应有价值,真正体现药学专业技术人员的价值。

（三）药师角色演化与法律发展

国际上的药师职业自正式产生之后,角色演化历经以药品为中心的传统药学发展阶段、以安全用药为中心的临床药学发展阶段、以患者为中心的药学服务发展阶段。与国外相比,我国目前整体上仍处于传统药学向临床药学的过渡时期,迫切需要通过药师立法推动药师角色向药学服务转型。

国际上药师角色之所以得到认可,其根本在于法律制度的保障。目前国际上药师法律制度的模式可归纳为三类:第一类为药房法模式,以美国为代表,清晰界定了药师的执业领域以及药师的角色定位。第二类为药师法模式,以日本为代表,按照药师管理主体、资格考试、注册制度、药师职责、继续教育、法律责任的立法体例来设计法律条款。第三类为药师注册法模式,以英国、新加坡为代表,主要体现药师注册的内容,且将药师资格考试称为"注册评估考试"。

（四）药师执业与准入制度

药师执业是指药学专业技术人员严格按照《药品管理法》《医疗机构药事管理规定》《处方管理办法》等有关法律、法规、规章和技术操作规程的规定履行其药师职责的行为。

药师在执业过程中,可依据的有关医院药学专业技术服务的法律、法规和规章已有很多,但在某些方面尚不太完善,尤其是药患间的法律关系不明确,药师与患者之间的责、权、利难以界定,一旦出现药事纠纷,解决纠纷的法律依据不足。随着医院药学的发展,临床药学工作在医疗机构中广泛深入的开展,药师的工作是开展以患者为中心的药学服务,加上广大患者法律维权意识的日益增强,涉及药学服务的医疗纠纷将逐渐增多。因此,研究药学服务中药患间的法律问题,明确服务中药患双方在法律上的责、权、利,防止不必要的药事纠纷,为解决纠纷提供依据就显得极为重要。

我国药师队伍目前分为卫生健康行政部门主管的职称药师体系和药品监督管理部门主管的执业药师体系,分别推行职称考评制度与职业准入制度。药师属于专业技术资格,是从事药学工作的专业技术人员,在符合一定条件的基础上经过申报、通过考试或者评审获得,反映了个人所具备的药学专业能力水平;执业药师是职业资格,执业准入条件是药学人员从事药学职业及独立开业的必备和前提条件,需要通过全国统一考试获得。药学专业技术人员队伍中既有药师也有执业药师;有的药学专业技术人员既是药师,同时也是执业药师。

根据《医疗机构药事管理规定》《处方管理办法》,医院系统内只承认取得药学专业技术职务任职资格的药学专业技术人员,这也就意味着执业药师在医院系统中没有存在的空间,而医院系统的执业药师也很难流向社会药店。在国家职业资格目录中,执业药师已经明确归入准入类职业资格,医院药师则根据《预防医学、全科医学、药学、护理、其他卫生技术等专业技术资格考试暂行规定》归入了卫生技术人员水平评价类职业资格。2017 年初,中共中央办公厅、国务院办公厅印发了《关于深化职称制度改革的意见》,要求"促进职称制度与职业资格制度有效衔接""专业技术人才取得职业资格即可认定其具备相应系列和层级的职称,并可作为申报高一级职称的条件",因此,在当前情况下长期来看,将来需要通过《药师法》将两种准入类的执业药师与水平评价类的医院药师融合为一,建立我国统一的药师执业资格准入制度,促进药师队伍的良性发展。

二、药患法律关系

(一)法规中的药师职责

关于药师职责,各国及地区的规定不尽一致(表 2 – 2)。美国、英国和新加坡主要强调药师应在药房中提供药学服务,其中英国侧重于药师需要为医师和患者提供用药建议或相关药物信息;日本强调药师从事调剂、提供医药品以及其他医药卫生服务。

(二)药患法律关系

目前,关于医患关系的法律定位有几种学说。

(1)行政关系学说认为,大多数医疗机构是政府给予一定补贴,并严格限制服务价格的公立非营利性事业单位,不是一般意义上的经营者,医患关系由行政法予以调整。

(2)侵权行为学说认为,医疗事业属于社会福利事业,医疗单位与患者间并不存在平等的合同关系,医务人员过失造成患者身体上的损害构成侵权行为。

(3)医疗消费学说认为,患者到医院就诊是一种"接受服务"的行为,医院从事的是"提供服务"的营业活动,因此医患关系是一种"经营者"与"消费者"的关系。

表2-2　国际药师职责的比较

国家/地区	药师主要职责
美国	①解释和调配处方；②对处方所列药物进行用药前评估；③临时调配处方中所涉及的调配和计算能力；④与患者和其他医疗从业人员进行咨询与沟通；⑤药物治疗监测
英国	①药师主要职责在于向医师或者患者提供用药建议或相关药物信息；②药房技术员主要职责在于提供药品和医疗器械，或向患者提供适当用药建议或相关药物信息
日本	①社区药房药师主要负责处方调剂业务、一般用医药品的咨询答复、无菌制剂的调制、访问药剂管理局或居家疗养管理（指导业务）等；②医院药师为住院患者提供用药指导和医疗援助，保证住院患者的用药安全
新加坡	①对医师处方进行解释、评价和实施；②调剂、调配药品；③依照卫生委员会批准建立相关实践协议或经法律授权开药的人的许可，可以启动和修改药物治疗方案；④依据患者的评估和咨询来建议和调剂药品；⑤药物治疗管理；⑥药物使用评估等
中国	①负责药品采购供应、处方或者用药医嘱审核、药品调剂、静脉用药集中调配和医院制剂配制，指导病房（区）护士请领、使用与管理药品；②参与临床药物治疗，进行个体化药物治疗方案的设计与实施，开展药学查房，为患者提供药学专业技术服务；③参加查房、会诊、病例讨论和疑难危重患者的医疗救治，协同医师做好药物使用遴选，对临床药物治疗提出意见或调整建议，与医师共同对药物治疗负责；④开展抗菌药物临床应用监测，实施处方点评与超常预警，促进药物合理使用；⑤开展药品质量监测，药品严重不良反应和药品损害的收集、整理、报告等工作；⑥掌握与临床用药相关的药物信息，提供用药信息与药学咨询服务，向公众宣传合理用药知识；⑦结合临床药物治疗实践，进行药学临床应用研究；开展药物利用评价和药物临床应用研究；参与新药临床试验和新药上市后安全性与有效性监测；⑧其他与医院药学相关的专业技术工作

（4）医疗合同学说认为，患者到医院按规定支付医疗费用，医院予以接诊，表示同意为其提供医疗服务，就构成了医疗服务合同关系。

（5）目前比较公认的学说是医患关系是一种平等的民事法律关系，只是其具有一般平等民事法律关系所不具有的特殊性，包括患者行为能力的特殊性；药师执业制度的限制性，如药师具有审核处方合理性的权力，无开具处方权；对特殊患者接受治疗的规定，如对传染病患者的归口管理，对危重患者不得拒绝治疗；医师与药师之间具有潜在的协作关系，二者与患者之间很难存在法律地位的平等性；诊疗债务的抽象性；医师和药师的职业道德观；医患双方信息的不对等性和医师对患者自主决定权的尊重。

药患关系属于医患关系的一种，被认为是一种民事法律关系，药患双方都是具有权利能力和行为能力的公民（自然人）或者法人，民事主体双方地位平等。药师与患者法律关系中，可以明确的是，医疗机构药师是实施药学服务的主体。

（三）药学服务与药患法律关系

医院药学服务包括基础性药学服务和临床药学服务。

基础性药学服务的目的是保障药品及时、准确的供给，满足临床对药品的需求。因此，基础性药学服务是以药品为中心，对有关行为的调整，法律上更多的是强调药品质量合法性。

临床药学服务是通过药师参与治疗过程，提供直接或间接的、负责任的、与药物治疗有关的药学技术服务，以改变或提高患者的生存质量。在临床药学实践中，药师需要努力维护患者的生命权，尊重患者的知情权、选择权和隐私权，为患者免除痛苦并获得最大程度的康复。因此，临床药学服务是以药患关系为核心，相关法律强调的是对药师职业行为的规范、对药师职责标准的明确。

临床药学服务的职业特点决定了其职业风险主要为法律风险。由于在临床药学服务中，药师需要与患者进行全面、深入的接触，涉及患者的安全保障权、知情权、自主选择权、获得尊重权、依法求偿权和公平交易权等。临床药师直接面对患者，对患者不仅要负起相应的社会责任，还要承担与药物治疗结果有关的法律责任。

三、药患沟通的法规要求

（一）法规要求

1. 我国与药患沟通有关的相关法规和要求

我国现行法律法规、行政规章制度中，对药患沟通的内容有明确规定，要求药师在执业过程中对患者的用药交代及指导、为患者提供用药信息及药学咨询服务等。列举相关条文如下。

（1）2019 年 8 月 26 日，新修订的《药品管理法》第六十九条规定：医疗机构应当配备依法经过资格认定的药师或者其他药学技术人员，负责本单位的药品管理、处方审核和调配、合理用药指导等工作。非药学技术人员不得直接从事药剂技术工作。

（2）中华人民共和国卫生部令（第 53 号）《处方管理办法》第三十三条规定：药师应当按照操作规程调剂处方药品：认真审核处方，准确调配药品，正确书写药袋或粘贴标签，注明患者姓名和药品名称、用法、用量、包装；向患者交付药品时，按照药品说明书或者处方用法，进行用药交代与指导，包括每种药品的用法、用量、注意事项等。

（3）《医疗机构药事管理规定》（卫医政发〔2011〕11 号）第三十六条第（二）款和第（六）款中，要求药师为患者提供药学专业技术服务，提供用药信息与药学咨询服务，向公众宣传合理用药知识等。

（4）《执业药师职业资格制度规定》（国药监人〔2019〕12 号）第二十条规定：执业药师负责处方的审核及调配，提供用药咨询与信息，指导合理用药，开展治疗药物监测及药品疗效评价等临床药学工作。

（5）中国医院药事管理专业委员会发布的《卫生部临床药师专业培训指南》中指出，药师的培训目标之一为"具有与医师、护师交流沟通能力，能够为患者提供适宜的用药指导"。

（6）《医院管理评价指南（2008 版）》（卫医发〔2008〕27 号）"二、医疗质量管理与持续改进"中"10. 药事质量管理与持续改进"第（5）项明确规定：建立临床药师制，开展临床药学工作。健全临床用药的监督、指导、评价制度，开展药物安全性监测、药物不良反应与药害事件的监测和报告、抗菌药物临床应用监测,协助做好细菌耐药监测。提供合理用药咨询服务,积极推广个体化给药方案。

(7)《中医医院管理评价指南(2008 版)》(国中医药发〔2008〕16 号)"二、医疗质量管理与持续改进"中"(十一)药事质量管理与持续改进"中第 4 项明确规定:药学部门要建立"以患者为中心"的药学管理工作模式,开展以合理用药为核心的临床药学工作。建立临床药师制,临床药师数量合理,负责临床药物遴选、处方审核以及参与查房、会诊等。药学专业技术人员负责合理用药的监督、指导、评价,开展药物安全性监测,特别是对用药失误、滥用药物的监测,指导医师开展药物不良反应监测和报告,为患者提供合理用药的咨询服务。

(8)中国药学会医院药学专业委员会颁布的《优良药房工作规范》(2005 年版)对药患沟通的要求包括:公众及患者的教育;尽量做好门诊用药咨询工作;耐心解释患者有关用药的各种疑问;当患者或家属咨询时,药师有责任帮助患者正确合理地用药;通过直接与患者及其家属及公众交流,解答其用药疑问,介绍药物和疾病的知识,提供用药咨询服务等。

(9)2019 年,中国医院协会药事专业委员会发布了《医疗机构药学服务规范》,要求医疗机构应组织、支持出诊药师继续教育培训,培训内容包括药学专业知识、专业技能、沟通技巧、行业法规等。药师提供药学服务的对象包括门急诊患者、住院患者、医务人员及与医疗机构签约的居家患者。服务内容主要包括药学门诊、处方审核、药物重整、用药咨询、用药教育、药学查房、用药监护和居家药学服务等。以药学门诊为例,要求药学门诊出诊药师应注意沟通技巧,如开放式提问、主动倾听、同理心、动机性面谈等。

(10)2020 年 2 月 21 日,国家卫健委、教育部、财政部、人力资源社会保障部、国家医保局、国家药监局六部门联合发布《关于加强医疗机构药事管理促进合理用药的意见》。文件指出应拓展药学服务范围:①加强医疗机构药学服务,临床药师要积极参与临床治疗,为住院患者提供用药医嘱审核、参与治疗方案制订、用药监测与评估以及用药教育等服务。在疑难复杂疾病多学科诊疗过程中,必须要有临床药师参与,指导精准用药。探索实行临床药师院际会诊制度。鼓励医疗机构开设药学门诊,为患者提供用药咨询和指导。②发展居家社区药学服务。在家庭医生签约服务等基层医疗卫生服务中,积极开展用药咨询、药物治疗管理、重点人群用药监护、家庭药箱管理、合理用药科普等。③规范"互联网＋药学服务"。在开展互联网诊疗或远程医疗服务过程中,要以实体医疗机构内的药师为主体,积极提供在线药学咨询、指导患者合理用药、用药知识宣教等"互联网＋药学服务"。

(11)2021年10月13日,国家卫健委《关于印发医疗机构药学门诊服务规范等5项规范的通知》,内容包括医疗机构药学门诊服务规范、医疗机构药物重整服务规范、医疗机构用药教育服务规范、医疗机构药学监护服务规范、居家药学服务规范等。

2. 美国药师法律与药患沟通

美国《标准州药房法》规定"药师应从患者的最大利益出发,解释并评价医生开具的处方,参与药品的选择、药物治疗方案的评价及药品或与药品有关的研究,为患者提供咨询以及其他所需的药学服务等",并规定对违反《标准州药房法》或其他法律的药师予以处罚。美国《南科他州药师法》规定"药师应维护职业声誉,不得泄漏患者的隐私和有关信息"。1990年通过的美国《公共预算调节法》规定"药师要开展药物利用评价,提供咨询服务,并要承担起使患者获得最大安全和效益的药物治疗的有关责任"。

3. 英国药师法律与药患沟通

英国《药房法指南》规定:建立一个程序使药师承担个人责任,这对提供良好的药学服务十分必要;药师在给予医师、患者以及其他人建议时,应具有与治疗相关的药品知识和专业技术执业资格;药师必须警惕潜在的药品不良反应以及药物相互作用,并据此采取行动;药师应对他们在执业活动中获取的患者信息保密等。

(二)药师依法执业

在药患沟通中,对在药物治疗过程中所产生的不良后果或患者因不合理用药而产生医疗纠纷所应承担的法律责任的规定并不详尽明确,医师与药师之间、药师与患者之间的责任认定存在一定的困难。应该有一部关于药师职业的法律法规、执业药师法或是药师法,规定药师在药学实践活动中的责任、权利与义务;明确医药间、药患间的法律关系,明确彼此的责、权、利,使医师与药师间、药师与患者间纠纷的解决有法可依;制定药师药学服务工作规范、药学服务标准操作条例,使药师在标准化、规范化的药学实践中执业,依法保护药师的合法权益,惩治药师的违法行为。

药师应该认真学习相关的法律法规,正确理解法规政策,正确行使自己的权力,担负起自己的职责。同医师一起完成对患者的药物治疗是法律赋予每位药师的责任和义务,在药师和患者的法律关系中,每位药师都负有一般注意义务即安全保障义务和特殊注意义务即用药危险性的预见及避免义务。

在我国医药法律法规日益完善的情况下,药师必须担负起法律法规所赋予的责任,同时也必须承担执业中的法律风险。因此,药师在运用自身所掌握的专业知识为患者服务的同时,须不断提高法律意识,熟知自己所承担的法律责任,依法履行药师职责,既保障公众安全有效的用药,也要尽力避免法律风险,以保护自身的合法权益,这对于解决医患纠纷,特别是药事纠纷,具有积极意义。

⊙ 案例分析

案例背景 2017 年 3 月,由中国药师协会和中国健康促进基金会发起的项目——四集纪录片《药案寻踪》在央视新闻台陆续开播。其中,第二集讲述了一位 18 个月大的幼儿错服泡腾片致死的案例。

小牧浩因为感冒发烧到某医院就医,输完液后,牧浩妈妈没看说明书,从标明"口服"的泡腾片盒子里,拿出一粒直径约 6 毫米的药丸给牧浩服下。服药后 10 秒左右,牧浩的手脚突然抖动起来,紧接着开始剧烈地咳嗽,嘴唇也慢慢变成青色。经医生抢救,切开气管后取出已经化为一滩水的泡腾片残迹,但牧浩最终却因脑部缺氧时间过长,在重症监护室抢救 1 天后抢救无效死亡。

泡腾片是一种遇水产生气体,加速片剂溶解的剂型,如果直接口服,会在人体口腔和胃肠道迅速释放大量气体,刺激黏膜,甚至造成意外。

药师评析 这起事故涉及儿童用药风险、致死原因、责任认定、药师作用、药师立法等方面问题。家属在用药前,药师未与其充分沟通,缺乏对患者用药指导。药师职责缺位,是导致这场悲剧的原因之一。时任中国药师协会副会长颜晓文指出:"如果作为一个纠纷来审理的话,可能责任人,医生是一个! 家长也是一个! 孩子是无辜的,没有任何责任! 但这里头药师是缺位的。医师开出处方以后,药师发现药为泡腾剂型,他可以给医生提建议,也可以给患者提建议,或者是留下一些书面文字建议,可能这个悲剧就能够避免。"

药师是医疗团队中不可或缺的重要组成部分,必须以一种专业的服务存在,保障患者用药安全、有效、经济是药师的使命和责任! 药师立法,通过法律来保证药师必须审核处方,这对于医生和患者双方而言都是一件好事,医生多了一个自我保护的机制,患者也增强了一份生命健康的守护!

⊙ 要点小结

◆ 药患关系被认为是一种民事法律关系,药患双方都是具有权利能力和行为能力的公民(自然人)或者法人,民事主体双方地位平等。

◆ 药师与患者法律关系中,医疗机构药师是实施药学服务的主体。

◆ 我国现行法律法规、行政规章对药患沟通的内容有明确规定,要求药师在执业过程中对患者用药交代及指导、为患者提供用药信息及药学咨询服务等。

◆ 在我国医药法律法规日益完善的情况下,药师必须担负起法律法规所赋予的责任,同时也必须承担执业中的法律风险。

参考文献

[1]李功迎. 医患行为与医患沟通技巧[M]. 北京:人民卫生出版社,2012.

[2]张赞宁. 论医患关系的法律属性[J]. 医学与哲学,2001, 2001(4):3-7.

[3]喻小勇,康震,田侃,等. 药师的职业溯源与角色演化及对我国药师立法的启示[J]. 中国药房,2017, 28(35):4995-4998.

[4]喻小勇,田侃. 我国药师法立法之资格准入制度探讨[J]. 中国卫生事业管理,2017, 34(4):274-276.

[5]American Society for Pharmacy Law[EB/OL]. https://www.aspl.org/.

[6]石悦,阚凯. 临床药师职业风险防范的伦理观照与法律思考[J]. 中国医院管理,2014, 34(2):54-56.

(李友佳)

第 **3** 章

药 患 沟 通 的 过 程

第1节　药患沟通的一般过程

药师与患者沟通的一般过程包括沟通前药师与患者建立治疗关系,沟通过程中药师收集患者用药信息并评估、确认患者存在的用药问题并制订干预措施,最后对患者进行用药教育以及制订随访计划。良好且完整的药患沟通过程是保障患者获得高质量药学服务的基础。

一、建立治疗关系

随着药学服务的深入开展,药师的工作重心也发生了很大的改变,从纯粹的药品供给转变为提供负责任的药学服务。良好的药患沟通对提供高质量的药学服务及改善患者健康结局至关重要。国际药学联合会(International Pharmaceutical Federation,FIP)建议药学教育过程中应设置足够的沟通技巧相关课程,以提高药师这项重要的核心能力。传统的药患沟通模式主要以药师为中心,向患者输出用药相关知识。这种单向的沟通模式已经难以满足患者日益增加的药学服务需求,这就要求我们向以患者为中心的双向沟通模式进行转变。

双向沟通模式的建立可以理解为药师与患者间形成一个"治疗同盟",这是一种互敬、互爱、互信和互相承诺的合作状态。这个治疗同盟的组成部分主要有药师作为一个信息源的可靠性、患者对药师的信任,以及患者可以感知到药师在乎他们所关注的医疗问题。

与患者之间建立治疗关系(治疗同盟)需要有一定的沟通技巧,同时也要顾及沟通发生的地点及背景信息。技巧包括与患者建立和谐关系、显示对患者的移情、注意非语言的沟通、保持坚定、保护患者的隐私和机密,以及表达临床的客观性。药师必须在最初的沟通尤其是在首次接触时,逐步与患者建立一定程度的关系,这样才能确保后续沟通的顺利进行。表3-1列出了建立和谐关系的若干技巧。

表3-1 建立和谐关系的技巧

要素	技巧
问候	友好,从容不迫
对话	以简短的一般性对话开始
个人的关注	介绍自己并呼唤患者的名字
解释咨询的目的和问题	降低疑惑的心情
双向交流	请患者提问并解答问题
表现出真诚的关心	多花时间解释、倾听,表现移情和肢体语言
表现出可信赖性	资格证书、沟通技巧、沟通能力和药师的特质

二、收集患者用药信息并评估

每一位患者都是一个独立的个体,具有不同的疾病特点和个体特征。与患者建立起治疗关系后,首先应该收集患者的信息并进行评估。用药相关信息包括人口统计学和药物治疗有关信息:① 主观信息,包括患者的基本情况、当前症状和体征、既往病史、手术史、个人史、过敏史、既往用药史、相关检查、当前用药、为患者治疗的医生以及其他医疗专业人员。当患者的疾病、治疗、药物等出现问题时,药师可以有针对性地提出建议。药师在收集信息时,还需要询问患者在获取基本医疗时有什么困难(如病情发生变化无法及时就诊,无能力支付医疗费用,在家时无法获得医疗帮助等)。② 客观信息,针对性地询问患者关于药物治疗的相关信息,具体见表3-2。

表3-2 患者信息收集

问题类型	内容
药物信息	• 药品通用名、商品名 • 当患者无法提供药品名称时,应查看患者携带的药品或由患者描述药品的具体性状、颜色等 • 如果以上均无法提供,则应通过随后的电话沟通,确认患者的用药情况
处方医生	• 获取开具处方医生的相关信息能降低重复用药的可能性
药物的具体使用方法	• 患者用药的具体方案,如剂量、频次、疗程、服药时间、饮食状况 • 从以上信息中可判断患者的服药依从性,药师可通过计算药品数量来评估者是否遵照医嘱服药
使用时间	• 当患者第一次使用某种药物时,可能会忘记准确的用药时间 • 药师可以协助患者通过与某件事相联系的方式帮助患者记忆,如与患者生活或家庭中的某个事件或者与诊断的时间联系起来帮助患者记忆
药物治疗效果	• 询问患者本人认为药物是否有效、是否能减轻症状 • 如果患者认为药物无效,药师应询问患者为什么感觉无效,是否在某些时候或情况下药物会有效或更无效
坚持用药情况	• 如果关于药物的信息提示患者存在不坚持用药的问题,明确其原因是非常重要的 • 不坚持用药的原因可能各种各样,需要仔细而彻底地询问,从而有针对性地帮助患者提高用药依从性
副作用和不良反应	• 可以询问患者用药后的感受,先提一般性的问题,然后有针对性地询问具体的症状(如说明书中提到的常见不良反应、文献中提到过的不良反应等),在考察药品不良反应时,尤其要注意收集反应的严重程度、发生频率、持续时间、采取的措施以及其他相关因素等信息
用药相关检查结果	• 检查、检验结果可用来监测药物不良反应的发生,特别是易引起人体功能或结构损伤的严重药物不良反应的发生

对某种疾病的所有用药情况都了解清楚后,还要询问患者以前使用过什么药物来治疗这种疾病。如有可能,药师应确定药物的名称以及停用原因。患者可能记不清这些信息,药师可以从信息系统中查询患者既往就诊记录以获取上述信息。这些信息将有助于药师为医生提供备选治疗方案。

药师应对患者患有的所有疾病及使用药品按次序进行询问,最后再询问患者是否还在同时使用其他药物。这样可以检查在前面的谈话中是否有漏掉的信息,或者患者正在服用当前病情并不需要的药物(如维生素)。

当获取患者基本用药信息后,药师应该对患者的用药治疗方案进行评估,并发现其中存在的用药问题或潜在用药问题。药物使用评估(medication use evaluation,MUE)是对药物使用进行有计划且规范化的监测、评估和持续改进的过程,其根本目的是改善患者的用药效果。药师进行用药治疗方案评估是在收集用药相关信息的基础上,对患者当前药物治疗方案的适当性、有效性、安全性、依从性、用药相关检查以及生活方式进行评估,目的在于列出所有的药物治疗相关问题。患者用药治疗方案评估的具体内容见表3－3。

表3－3　用药治疗方案评估表

评估项目	用药相关问题
适应证	不必要的药物治疗 　　无用药指征 　　治疗无效 　　药品剂型不适宜 　　给药途径不适宜 　　提示可以非药物治疗
	需要增加的药物治疗 　　存在未治疗的病情或疾病 　　应给予预防性药物治疗 　　需要"联用"另一种药物来加强疗效

续表 3 - 3

评估项目	用药相关问题
有效性	需要选择不同药品 　　还有更加有效的药物 　　可选用单一成分药,不需要复方药
	单药剂量过低 　　给药剂量过小 　　给药频次过少 　　疗程不足 　　药物相互作用
	药物用法不合适 　　给药时间不适宜(如餐前、餐后等) 　　未掌握药物装置的正确用法 　　给药途径不合适
安全性	药物不良反应 　　正常剂量下产生不期望的药理作用 　　过敏反应 　　存在药物相互作用 　　药物对患者不安全(特殊人群或生理状态) 　　出现药物禁忌 　　重复用药 　　剂量调整速度过快 　　给药途径不当
	过量用药 　　给药剂量过大 　　未根据肝肾功能调整 　　给药频次过多 　　疗程过长 　　重复用药 　　药物相互作用

续表 3 – 3

评估项目	用药相关问题
依从性	服药依从性差 　药品太贵 　无法吞咽/服用药物 　药品短缺 　给药时间过于复杂 　患者忘记服药 　没有理解药品说明书 　患者服药观念不正确 　因病无法自行服药 　自行增减药物或药量
用药相关检查	与用药相关检查不足 　不知道要定期检查并记录检查结果 　没有购买相关器具(如血压计、血糖监测仪等) 　不会使用相关器具 　觉得检查频率过高 　怕痛,不愿意检查
生活方式	不健康的生活方式 　吸烟 　酗酒 　熬夜
	饮食不当 　高盐 　高脂 　高糖 　高嘌呤
	运动量不够 　没时间 　不想运动 　由于疾病等原因无法运动
其他	

三、确认实际存在或潜在的用药问题

当获得患者的基本信息和用药相关信息,在进行评估的过程中可以发现患者实际存在或潜在的用药问题。针对评估发现的所有问题,药师进一步分析问题存在的原因,并给出具体建议。具体可能存在的用药问题已在表 3 - 3 中列出,此处不再赘述。

四、制订干预措施并对患者进行宣教

根据药师填写的用药治疗方案评估表,针对发现的实际存在或潜在的用药问题,制订相应的干预措施。对患者的就医、饮食、运动等其他问题也要给予针对性的建议。对处方的干预措施包括处方精简、药物重整等。

处方精简(deprescribing)是指对可能导致患者损伤或患者不再获益的用药,减少该药剂量或停用该药的计划和管理过程,其目标是减少患者用药负担和损伤,同时维持或提高生活质量。主要的干预措施包括:① 重复用药,或存在药理作用相同的药物时,对处方进行精简;② 对剂量不适宜的药品进行剂量调整;③ 确认药品使用疗程;④ 停用无指征药品。

药物重整(medication reconciliation,MR)是比较患者目前正在应用的所有药物方案与药物医嘱是否一致的过程。目的是避免药疗偏差,如漏服药物、重复用药、剂量错误和药物相互作用。药物重整主要针对慢性病患者,主要包括出院带药与既往服药不同、前后接受不同医生开具的不同处方药、新发其他疾病或并发症有新增处方药、自行加用药品或保健品等。首次接诊患者时,药师首先要比对患者当前用药与处方/医嘱是否一致,其中无须调整、仅调整给药时间或顺序的,可为患者列出服药清单(包括药品名称及规格、用法用量、疗程、注意事项等),由患者按照清单继续服用;对患者需要调整处方或医嘱的用药,则给予加药、换药、停药、调整剂量和用法的建议。

除上述用药干预措施以外,药师还可根据患者的用药制订相关生化检查计划。评估过程中如发现患者依从性较差时,分析导致其依从性差的原因,并提供用药教育。

最后,药师应为患者提供正确的、负责任的、多种形式的合理用药宣教活动。按照患者的不同需求,选择个性化的科普宣教渠道,利用通俗易懂的语言将用药信息传播给患者,以指导患者用药安全、经济、有效、适宜。药师科普宣教的内容主要包括:① 药物渠道的正确获得;② 对宣传广告真伪和药物伪劣的辨别方法;③ 介绍药物适应证和作用机制;④ 对用法与用量的详细说明;⑤ 用药注意事项及对饮食、出行等特殊要求的说明;⑥ 对药物不良反应的说明;⑦ 对过量服用和忘记服药的说明;⑧ 对药物储存的说明。

五、随访

随访是药师通过观察、评估和记录药物治疗的实际检验结果和治疗结局来确认前期工作的重要步骤。

药师的随访评估内容除了药物治疗的实际检验结果和治疗结局外,还包括患者对药师服务满意评价和药师服务产生的经济效益估算。具体步骤如下:① 得到实际的临床指标和/或化验数值;② 了解患者对上次药师建议的实施情况和问题的改善情况;③ 收集不良反应/事件或中毒反应,以确定药物治疗的安全性;④ 再次评估患者当前用药治疗方案,评估后无须调整方案的患者只需定期随访即可,需要调整方案的患者则重新进入药物治疗管理的循环服务中;⑤ 制订下一次随访计划;⑥ 填写随访评估记录表,见表3-4。

表 3-4 随访评估记录表

患者基本信息								
姓名		年龄		性别		身份证号		随访日期	

随访记录						
项目	上次就诊		患者		药师	
	患者旧问题	药师建议	执行及改善情况	新问题	原因分析	用药建议
适应证						
有效性						
安全性						
依从性						
用药相关检查						
生活方式						
其他						
下一次随访评估计划	1.随访时间： 2.随访内容：					

经济效益估算						
精简类型	药品名称及规格	单价（元）	原用法用量（日剂量、疗程）	现用法用量（日剂量、疗程）	节约总量	节约金额（元）
节约总金额合计(元)						
评估药师签名：						

⊙ **要点小结**

◆ 与患者建立起信任的药患关系是药师为患者提供负责任的药学服务的前提。药师必须在最初的沟通中与患者逐步建立起和谐且信任的关系。

◆ 药学服务的第一步是收集患者的信息并进行评估。用药相关信息包括人口统计学和药物治疗有关信息。

◆ 药师与患者沟通过程中应尽可能发现患者实际存在或潜在的用药问题,分析问题存在的原因并给出具体建议。

◆ 药师对患者的处方进行干预,包括处方精简和药物重整。除此以外,针对患者的用药清单制订相关生化检查计划和用药教育。

◆ 药师的随访评估除了药物治疗的实际检验结果和治疗结局外,还包括患者对药师服务满意评价和药师服务产生的经济效益估算。

参考文献

[1]兰托斯,段京莉. 药剂师与患者沟通指南[M]. 北京:人民军医出版社,2012.

[2]吴晓玲,于国超. 家庭药师服务标准与路径专家共识[J]. 药品评价,2018,15(16):4-16.

[3]何荣连. 医院药师与患者沟通的方式、策略和技巧[J]. 中国医院药学杂志,2005,25(8):768-770.

[4]蔡艳,张抗怀,仵文英,等. 药学问诊在药物重整服务中的作用[J]. 中国药房,2014,25(38):3627-3629.

[5]徐姗姗,赵环宇,李荔,等. 临床药师开展药物重整服务在防范用药差错中的作用与实践[J]. 实用药物与临床,2015,18(6):709-711.

［6］RICKLES N M, YOUNG G J, HALL J A, et al. Medication adherence communi-cations in community pharmacies: a naturalistic investigation［J］. Patient Educa-tion & Counseling, 2016, 99(3): 386 – 392.

［7］KERR A, KELLEHER C, PAWLIKOWSKA T, et al. How can pharmacists de-velop patient-pharmacist communication skills? a realist synthesis［J］. Patient Education and Counseling, 2021, 104(10): 2467 – 2479.

（张　莉）

第2节　药患沟通的内容

　　药患沟通的内容应该是全方位的,涵盖与患者沟通过程中对其用药依从性的评估、帮助患者树立正确的服药信念、向患者解释用药目的、提供药物相关知识、说明药物具体用法与用量等。熟悉并掌握药患沟通的主要内容,有利于药学服务工作的开展,增进患者对药师的信任,满足患者对药学服务心理、生理、知识等多方面的需求。

一、增加相互了解，建立信任

　　信任是建立治疗关系的一个重要前提。2002 年进行的一项评估药师可信度的研究中,评估指标包括:证据(资格证书、白大衣、职业着装),沟通技巧(如给予关注、问候、一对一的谈话),能力(材料和提供信息、对病史的询问、对问题的回答、花费的时间),药房的外观(组织、清洁、参考资料库、充足的供应、现代科技的应用),药师的特质(专业、对患者友好、诚实、重视隐私、知识渊博)以及药房的特征。对患者的调查结果显示,他们更注重药师的沟通技巧和提供的信息,而不是用药房或药师的外在表现来评估他们的可信度。另一项药师－患者关系信任度量表研究表明,药师赢得患者的信任度体现在专业技术、执业道德、患者与药师沟通过程中获得的安心感以及个人特质四个维度。总而言之,在与患者的沟通过程中,药师应该是知识渊博的、诚实的和有爱心的,这样更易获得患者的信任。

二、了解患者对疾病及服用药物的信念

　　信念是情感、认知和意志的有机统一体,是人们在一定的认识基础上确立的

对某种思想或事物坚信不疑并身体力行的心理态度和精神状态。个人对疾病严重性的认识以及对该疾病的敏感性,也会影响其对疾病威胁的感受。例如,某人觉得高血压根本算不上严重的疾病,他也就不会觉得高血压可以是致命的,这种认识可能导致患者对治疗和服药的依从性较差。

服药信念是指患者对服用药物维持自身健康的必要性的认知及对药物潜在不良反应的担忧,可反映患者对药物治疗的利益分析。研究发现,患者的服药信念与服药依从性有关,且可以作为改善依从性的重要影响因素之一。因此,在沟通时,了解患者对疾病和服药的信念非常重要。

目前较为公认、应用最为普遍的服药信念测量工具是英国伦敦大学行为医学研究者 Horne 于 1999 年发表的服药信念量表(beliefs about medicine question-naire,BMQ)。此量表是 Horne 在对慢性病患者服药信念的质性访谈基础上发展而来。量表共包含两个子量表:患者关于处方药物的一般性信念(BMQ-General)和患者关于处方药物的特异性信念(BMQ-Specific),两个子量表可分开使用。前者包含两个维度:长期服药毒性和对医生不合理用药的担心;后者也包含两个维度:对服用某类别药物必要性的认知和顾虑,且有针对抗精神病类药物、哮喘药物等不同版本。表 3 - 5 为 Horne 服药信念量表。

表 3 - 5　Horne 服药信念量表

关于处方药物的信念(特异性)
我很难完全按照医生告诉我的方式服药
药物打乱了我的生活
不得不吃药令我很担忧
我有时担心会变得过于依赖药物
我的药物对我来说是个谜
我有时会担心药物的长期效果
我的药非常强效
我想改变目前的治疗方案
没有这些药,我的生活无法进行下去
我未来的健康取决于所服用的药物
我不吃药也能正常生活

续表 3 – 5

如果不吃药,我的病情会加重
我的服药依从性很好
药物使我的病情免于恶化
我的药很有效
我目前的健康全有赖于我的药物
关于处方药物的信念(一般性)
如果没有药物,医生救治患者的能力就会降低
新药比老药更有效
大多数药物都会上瘾
长期服用药物期间应该不时地停止治疗一段时间
药物只有按时服用才有效
服药弊大于利
药物是非自然疗法
所有的药物都是有毒的
最好不要吃药
自然疗法比药物更安全
药效强的药比药效弱的药更危险
必须接受药物的毒副作用
医生过于相信药物
如果医生有更多的时间和患者相处,他们就会开更少的药
药和药之间有很大的区别
你服用的药物比你看的医生更重要
医生开具的处方药太多
大多数药物都是安全的

三、说明用药目的

药品是指用于预防、治疗、诊断人的疾病,有目的地调节人的生理机能,并规定有适应证或者功能主治、用法用量的物质。从药品的定义来看,用药目的可以包括预防、治疗、诊断疾病三个方面。当药品用于不同目的,其用法用量、疗程和使用方法会有所不同。当医生为患者处方某种药物时,药师应告知患者服用该药物的目的,以确保患者正确地服用药物。

我国目前已经进入人口老龄化阶段,慢性疾病的预防对于促进全民健康、节约医疗资源非常重要。正确使用药物,可以有效预防疾病的发生。例如,临床应用已经超过百年的抗血小板药物——阿司匹林被广泛用于预防有心血管危险因素者心肌梗死的发作风险。当患者被处方阿司匹林用于心肌梗死的一级预防时,药师应充分告知患者用药目的、可能从中的获益和将要面临的风险,使患者充分了解到用药目的,可以减少擅自停药的可能。

大部分情况下,我们使用药物来治疗疾病。例如,对由细菌引起的下呼吸道感染,患者使用抗生素治疗感染、服用解热镇痛药来缓解发热症状。当发热症状得到有效缓解时即可停用解热镇痛药,而抗生素具有相对固定的疗程,不是症状消失时即可停药。当服用抗高血压、糖尿病、精神疾病等慢性病相关药物时,则需要长期、规律的服药。

患者不断地对是否服药以及以何种方式服用做出独立的决定。当患者从医疗专业人员那里得到越多越完善的信息和建议时,他们会参照自己以往的信息、经验和偏见,结合新的信息,对是否改变其健康行为做出决定。针对不同的药物,药师应告知其用药目的以确保患者正确地使用药物。

四、提供药物有关知识

当患者充分了解到用药目的后,药师应向患者提供尽可能详尽的药品相关知识。例如,对新处方提供疾病和药物的相关信息,包括如何正确地服用药物、药物的副作用、注意事项、禁忌证、药物相互作用、储存说明、制订相关生化检查方案、确保服药的依从性等。对于复诊的患者,如未发现不坚持用药和不良反应,只需要重申用药注意事项,鼓励患者继续用药,强调复诊和随访的必要性;对于出现不良反应的,仔细询问不良反应发生的具体表现、发生时间与持续时间、是否采取措施处理不良反应等。

五、说明用药方法

正确使用药物对确保药物发挥疗效非常重要,为患者提供用药服务时应告知患者正确的使用方法,例如,每日用药次数、药品剂量、服药时间、服药方法等。对于一些特殊剂型药物,如服用不当,不仅影响药效,起不了治疗作用,而且会产生不良反应,甚至危及生命。

六、用药监护

药师应对患者所服药物进行用药监护,主要包括三方面的内容:药物的有效性、安全性以及用药依从性。

药物是否能够有效控制或治愈疾病、减少并发症是治疗方案风险评估中重要的部分,药师可协助医师共同完成。药师作为治疗团队中的一员,应具备对药物疗效进行评估的能力,通过用药前后相关指标的监测来评价药物治疗是否有效。

安全性往往是患者最为关心的内容,也是药师对患者药物治疗方案监护的重点内容之一。药师应根据患者的药物治疗方案,随时调整药学监护的要点,对于潜在不良反应风险较大的药物应定期与患者沟通,密切监测不良反应。药师应熟悉药品常见的不良反应发生情况,分析患者的内在因素(年龄、性别、遗传、疾病、药物不良反应史等)对药动学及药效学的影响,预测治疗过程中可能出现的较严重的不良反应。某些患者同时有多种慢性病共存,药物与疾病间的相互作用影响也是复杂的。药师应根据患者初始治疗状况对病情及治疗过程有整体的了解,对治疗过程中可能出现的严重不良反应有一定的预判性,培养专业敏感性,有利于发现治疗方案中潜在的用药安全问题。

依从性的定义为“个体行为(如服药、调节饮食或改善生活方式)和医疗或健康指导一致的程度”。不坚持用药的定义为可危害患者用药结果的漏服药物或错误服药。在前一节收集患者用药信息并评估的过程中已经对患者的服药依从性进行评估,并发现可能导致患者依从性较差的原因。

七、说明药品储存方法

药品是预防、治疗疾病的重要手段,药品质量直接关系到患者的健康,甚至生命安全。药品的稳定性不仅与其自身的性质有关,在很大程度上还受到许多外界因素的干扰,如温度、湿度、光线、氧气、二氧化碳、微生物、储存时间和包装容器等,这些因素往往会使药品发生分解、挥发、沉淀、潮解、酸败、生霉等变化。为了保证药品的质量,药品的正确储存就显得格外重要。在药患沟通的过程中,也应该对保存有特殊要求的药物进行强调。

⊙ 要点小结

◆ 信任是建立治疗关系的一个重要前提。药师赢得患者的信任体现在专业技术、执业道德、患者在与药师沟通过程中获得的安心感以及个人特质四个维度。

◆ 服药信念是指患者对服用药物维持自身健康的必要性的认知及对药物潜在不良反应的担忧,可反映患者对药物治疗的利益分析。患者的服药信念与服药依从性有关,可以作为改善依从性的重要影响因素之一。

◆ 当药师与患者间建立起服务关系,药师应向患者提供尽可能详尽的药品相关知识,包括说明用药目的、如何正确使用和保存药品等。

◆ 药师应从药物的有效性、安全性和用药依从性三个方面对患者进行用药监护。

参考文献

[1]林俊杰,刘肖林,严彩英,等. 药患关系信任度量表的编制及信效度检验[J]. 中国医院药学杂志,2019,39(11):1203 – 1206.

[2]杨敏,饶友义,卢静,等. 日常饮食与临床用药的相互影响[J]. 中国药业,2013,22(19):71 – 73.

[3]王晓丽. 重视常用口服药物与食物间关系[J]. 中国医药指南,2013,11(4):688 – 689.

[4]HORNE R, WEINMAN J, HANKINS M. The beliefs about medicines questionnaire: The development and evaluation of a new mcthod for assessing the cognitive representation of medication[J]. Psychology & Health, 1999, 14(1): 1 – 24.

[5]VERHAGEN A P. Beliefs about medicine questionnaire[J]. Journal of PHYSIOTHERAPY, 2018, 64(1): 60.

［6］MODIG S, KRISTENSSON J, EKWALL A K, et al. Frail elderly patients in primary care – their medication knowledge and beliefs about prescribed medicines ［J］. European Journal of Clinical Pharmacology, 2009, 65(2): 151 – 155.

［7］SHAHIN W, KENNEDY G A, STUPANS I. The consequences of general medication beliefs measured by the beliefs about medicine questionnaire on medication adherence: A Systematic Review［J］. Pharmacy, 2020, 8(3): 147 – 152.

（张　莉）

第 4 章

药 患 沟 通 礼 仪 与 技 巧

第1节 药患沟通礼仪

一、礼仪的概念

礼仪是指人们在社会交往中形成的互相表达尊重、敬意和友善,并以建立和谐关系为目的的行为准则、程序方式和各种要求的总和。语言、仪容、仪表、仪态、风度是人际关系的润滑剂。仪容仪表从微观上讲,是指个人形象、人的外观外貌,是自尊自爱的表现;从宏观上讲是医院形象的标志,医院文明服务水平和管理水平的体现;客观上也反映新一代公民的精神面貌和服务修养。药师礼仪是一种建立在公共礼仪基础上的职业礼仪,反映了药师的职业形象。

二、礼仪在药患沟通中的重要性

《论语》中说:"不学礼,无以立",就是说学礼则品节详明,而德性坚定,故能立。礼教恭俭庄敬,此乃立身之本。有礼则安,无礼则危。不讲礼仪礼貌,就难以有立身之处,所以应将"礼"的学习视为做人的"需修课程"。随着我国市场经济快速发展,行业竞争也日趋激烈,患者对医药服务行业也提出了更高的要求。

礼仪可以约束和规范社会行为,塑造良好的个人形象,提高自身修养,建立信任和调节人际关系,促进社会和谐与发展等。礼仪的核心是尊重。在人际交往中,每个人都想获得别人的尊重和肯定。一个人只有懂得尊重他人,懂得自尊,才能在社会生活中给人留下良好的印象。在药学人员中开展礼仪服务,是宣传药学人员形象的重要手段。药学人员应在与患者沟通过程中塑造良好的组织形象,更加主动、自觉地提供优质高效的药学服务。

三、药患沟通礼仪原则

礼仪的原则是对礼仪实践的高度概括,熟悉和掌握礼仪的原则,可以规范个人的礼仪行为。礼仪的基本原则包括:宽容、尊敬、自律、守信、适度、真诚、从俗(交往各方都应尊重相互之间的风俗、习惯,了解并尊重各自的禁忌)、平等。这些礼仪的原则同样适用于药师工作中的沟通礼仪。

药师在工作中更应注重药师礼仪,提高自身素质,强化职业道德。药患沟通礼仪是药师在整个药学服务中,在尊重患者、尊重患者家属及其他工作人员的礼节和注重仪表、仪态、仪容等方面所应遵循的规范和程序。药患沟通中待患者如亲人,急患者之所急,这样的药师礼仪不仅满足了患者的心理需求,还可以协调药患关系,帮助患者达到最佳用药效果,从而也可以提高药师的自我形象和医院形象。

四、药师礼仪的基本内容

言谈礼仪是药患交往的桥梁,举止礼仪体现了对患者的尊重。药师在药患沟通过程中,应注重礼仪。通过和蔼可亲的言谈举止、端庄大方的仪表仪态、娴熟准确的操作技术,为患者的健康提供全方位的药学服务,有助于建立积极的心态,并受到他人的尊重和爱戴。

（一）仪表

1.通常着装应遵循 TPO 原则

TPO 是 time(时间、季节、时令、时代)、place(地点、场合、职位)、object(目的、对象)三个英文单词首字母的缩写。着装的 TPO 原则是世界通行的着装打扮的最基本的原则。它要求人们的服饰应力求和谐,以和谐为美。着装要与时间、季节相吻合,符合时令;要与所处场合环境以及不同国家、区域、民族的不同习俗相吻合;符合着装人的身份特征;要根据不同的交往目的、交往对象选择服饰,给人留下良好的印象。仪容仪表反映了一个人文化素质之高低、审美情趣之雅俗。具体来说,它既要自然得体,协调大方,又要遵守约定成俗的规范或原则。

2.药师着装原则

服装不仅能够修饰体型和容貌,向患者传递出卫生、友好等信息,还能体现出自身的文化素养和精神面貌,体现出药学人员对工作认真严谨的态度,使患者感受到友好和尊重。

药师着装的基本原则为干净平整、无皱无损、注重细节;不要佩戴过多的首饰;工作服第一粒纽扣应扣住,上衣口袋不要插太多笔,保持衣服干净整洁。

3. 仪表

发型从某种角度最能体现一个人的精神面貌,故应保持头发清洁卫生,发型精神大方,体现人文素养。

男士仪表要求:前发不遮眉,侧发不掩耳,后发不及领。剔须,面部保持清洁。

女士仪表要求:头发的长度宜前不遮眉,后不搭肩,侧不掩耳。不佩戴华丽的头饰。面部清新淡妆,不可浓妆艳抹,以修饰为主,不用气味浓烈的化妆品和香水。

（二）目光与表情

1. 目光

眼睛是人际交往中被他人注视最多的区域,也是人体信息传递最有效的器官,能表达出人们最细微、最精妙的内心思绪。在人际交往中,要与他人有视线的交流。一个良好的交际形象,目光是坦然、亲切、和蔼有神的。药师看患者的目光应当专注、尊重,认真聆听患者的表达,要有目光交流并做出适当的反馈。

正确的目光交流是自然地注视对方眉与鼻梁三角区,不能左顾右盼,也不能紧盯着对方;道别或握手时,则应该用目光注视着对方的眼睛。

注视的时间占据相处时间三分之一左右,可以传递友好。注视他人时不可一直直视,也不可上下反复打量。

2. 表情

表情反映人们的思想、情感及心理活动与变化。药师在工作中要面带微笑,表情放松、真诚。职业微笑是露出上排六颗牙齿,嘴角上翘。

微笑是令人感觉愉快的面部表情,也是药患交往中的催化剂,使药学工作人员自身工作状态从愉悦美好开始,充满自信心、责任心,减少差错的发生,保证药师服务质量。药师的工作从微笑开始用微笑结束,必然获得患者的满意。真诚的微笑可以展现出药师的职业自信和敬业精神,可以消除患者对陌生环境的焦虑感,拉近药患之间的距离,使患者感受到愉快和温暖。

（三）体态

体态,又称举止,是指人的行为、动作和表情,男士要求沉着稳健,女士要求大方优美。日常生活中的站、坐、走的姿态,举手投足,一颦一笑,都可以称为举止。举止的高雅、得体与否直接反映出人的内在修养,举止的规范到位与否直接影响他人对自己的印象和评价。

形体姿态是举止礼仪的重要内容。姿态举止往往胜于言语而真实地表现人的精神风貌。形体姿态主要包括站、坐、行几个方面。

（1）站姿:不同的工作岗位对站姿的规定不尽相同,但作为一种基本姿势应遵循的基本要求是一致的。端正良好的站姿能形成优雅挺拔、神采奕奕的体态。

（2）坐姿:"坐如钟",指人的坐姿,上体应像座钟般端直。优美的坐姿让人觉得安详、舒适、端正、舒展大方。着工作服入座时,应用手将工作服稍拢一下,不要坐下后再拉衣服。药师与患者对话时,应根据交谈者方位,将上体双膝侧转向交谈者,上身仍保持挺直。

（3）走姿:又称步态。走姿要求"行如风",是指人行走时,如风行水上,有一种轻快自然的美。走姿的基本要求应是从容、平稳的,行走时不可把手插进工作服口袋,尤其不可插在裤袋里。

（四）称谓与表达

与人交往,礼貌当先;与人交谈,称呼当先。使用称呼应当谨慎,恰当地使用称呼是社交活动中的一种基本礼仪,称呼他人时,应当表现尊重、亲切。正确地使用称谓,是人际交往中不可或缺的礼仪。

称谓礼仪是在对亲属、朋友、同志或其他有关人员称呼时所使用的一种规范性礼貌用语。准确的称谓能恰当地体现出当事人之间的隶属关系,在我们的日常工作中非常重要。

与人沟通时不能因为工作繁忙就疏忽礼貌用语的使用,对患者使用礼貌用语能体现出对他人的尊重,使患者感到亲切自然,从而拉近与患者之间的距离。

敬语的使用要有针对性,根据不同对象使用不同敬语。如想问一位长者的年龄就可以说:"您老高寿?""请问您多大年纪了?"对平辈或年龄不太大的人则不适合如此发问,而应说:"请问你多大年龄?"

在日常工作中,言谈要讲究礼貌,常用的礼貌用语有"您""贵""请""您好""谢谢""对不起""没关系""再见"等。对他人的称呼要遵守三大原则:礼貌原则、尊崇原则、恰当原则。

声音在语言表达中的地位相当重要。语言情感的表现主要集中在有声语言上。谈吐礼仪要求药师在讲话时应注意:讲普通话,做到言谈清晰文雅,礼貌用语,音量大小适中,语调柔和,讲话速度快慢适中,声音清亮圆润,段落分明等。

◎ 案例分析

案例一

案例背景　药师小王,周末休息时将头发染成了酒红色,周一早上画了个漂亮的妆,喷了香水,戴了一对闪闪亮的耳环,精神焕发地去上班。她到岗后,有同事开玩笑地说:"你可真是香气逼人啊!"有的同事开始不停地打喷嚏。

药师评析:药师在工作中应画淡妆,不可浓妆艳抹,不可使用气味浓烈的化妆品和香水,不要佩戴过多的首饰。

案例二

患者:请您帮我看下这张处方,我想治肩膀痛的。

药师小李:(面带微笑地微微俯身)大爷,您看,您开的药有止痛药和肌肉松弛药,这两种药都是每日三次,饭后服用,可能会有头晕和站立不稳的副作用,要注意,服药后不要开车。

患者:好的,我知道了。

药师小李:大爷,您还有别的问题吗?

患者:没有了。

药师小李:好,这是药物说明书,您收好。

　　药师评析　在沟通中药师可以复述问题,点头或使用"对""是的"
"好"等词语表示自己在认真听取,理解患者的感受,使患者感觉自己受到
重视,可以激发患者进一步沟通的意愿。在与患者对话交流时,应了解患
者对药品知识的理解水平,以便采用符合患者用语习惯的词语。对患者进
行服药方法说明时,避免使用专业术语,给予详细的说明。

附:

《优良药房工作规范》(2005 年版) 药患沟通部分要求摘录

药学工作人员服务礼仪

1. 工作人员须仪表端庄、整洁,符合职业要求。

2. 站姿、坐姿要符合工作场地和服务对象的要求。

3. 与患者或服务对象见面应问候。

4. 迅速、正确、礼貌地接、打电话。

5. 语言文明、态度和蔼、亲切自然地接待患者。不得以貌取人,不使用让人
感觉不尊重的语言。

6. 热情耐心地回答患者的问题,尽可能地为患者提供方便,帮助解决问题,
不推卸责任,不推诿患者。

面对患者

1. 药师应尊重患者,其一切行为和活动应将患者利益放在首位。

2. 药师应注重自我修养,树立为患者服务的意识,展现良好的医德、医风和
精益求精的职业风范。

3. 药师应自觉规范处方调配行为,认真地了解处方内容,按照调配原则及有
关规定从事有关技术操作,正确无误地配发质量合格的药物。

4. 药师接待患者,做到礼貌、热情、大方,说话和气文明,耐心解释患者的问
题,使患者清楚无误地了解药品用法和有关注意事项,为患者安全、有效、经济地
使用药品提供最佳服务。

5. 充分尊重患者的权利和用药习惯,不得向患者推销药品或提供不真实、不
公正的宣传。

6.药师不得谈论或冷落患者,应充分体现对患者的关爱,建立相互信任的医患关系。

7.保护患者隐私,对患者的一切资料和信息保密。

用药咨询

1.药房应设置专门的用药咨询台或咨询室,咨询环境有利于保护患者隐私。

2.由资深的临床药师为患者解答药物治疗的相关问题,帮助患者正确使用药品,提高用药依从性。

3.应启发前来咨询的患者提出有关安全、有效地使用药品的相关问题,帮助患者尽早发现或避免药品不良反应。

4.对不能肯定回答的问题,事后通过查找资料或咨询专家找到答案后,应及时通知患者,在帮助患者解答疑问的同时可获得患者的信赖和尊重。

5.定期总结咨询病例,向全体药师介绍经验。

> **要点小结**

◆ 仪表、语言和行为三个要素构成了药师的规范礼仪。

◆ 药师与患者沟通交流时必须遵守职业礼仪规范,创造融洽的交流环境,树立良好的职业形象。

◆ 药患沟通礼仪原则包括宽容、尊敬、自律、守信、适度、真诚、从俗(交往各方都应尊重相互之间的风俗、习惯,了解并尊重各自的禁忌)、平等。

◆ 药师礼仪的基本内容包括仪表、目光与表情、体态、称谓与表达等。

◆ 药师的仪表和行为举止,反映其对待工作的严谨态度和重视程度,药学人员的道德修养、思想品质直接影响和制约其语言沟通交流的能力和效果。礼仪规范是缔造和谐融洽的人际关系的有效手段,能提升个人文明修养,也能提高患者对治疗的依从性,增加患者对医院的信任,能减少和化解医疗纠纷,大大改善医患关系。

参考文献

[1]刘慧娟.药学服务中的人际沟通与形体礼仪[M].西安:第四军医大学出版社,2015.

[2]高燕.护理礼仪与人际沟通[M].北京:高等教育出版社,2014.

[3]孙宏玉.护理美学[M].北京:北京大学医学出版社,2010.

[4]李怡红,杨鑫,朱敬文,等.浅论护理礼仪在护患关系中的作用[J].大家健康(学术版),2015,9(13):1.

[5]李明,荆强.浅谈药学礼仪[J].中国当代医药,2014,21(22):153 - 155.

(封卫毅　吕　媛　李友佳)

第 2 节 药患沟通技巧

药学服务人员与患者之间的良好沟通是建立和保持药患关系、执行治疗方案、监测药物疗效以及开展患者健康教育的基础。药学服务人员通过专业的指导可使患者获得有关用药的知识,有利于疾病的治疗,提高用药依从性,增加治疗的有效性和安全性,减少药品不良反应。同时,药学服务人员也可从沟通中获得患者的用药感受、面临的问题及用药中需要得到的帮助等信息。

世界卫生组织(WHO)在题为"药剂师在医疗保健系统中的作用:为未来药剂师做准备"的报告中将药剂师确定为"沟通者",药剂师应当具备良好的沟通技巧,以适应各种各样的患者需求,实现以患者为中心的沟通。

一、语言沟通技巧

（一）倾听

倾听指用心去听、去理解、去感受对方,并做出积极反应。倾听是药师必须掌握的一门技巧。听与倾听存在重要区别。听到声音,如词语和人们说话的方式,但是倾听将对此做出更多反应。倾听是信息接收者集中注意力将信息发出者所传递的信息进行分类、整理、评价以及证实,使信息接收者能够较好地了解信息发出者所说话的真正含义。要想成为一个有效的倾听者,药师必须努力做好以下几个方面。

1. 专心、耐心地倾听

在建立医患关系和沟通的过程中,倾听患者是其中一个要素。倾听表达的不仅是尊重和礼节,同时也表示关注以及重视程度,体现了一名药师的素质。和患者沟通时,药师可站在或坐在患者身旁,保持适当距离,与患者交谈时适当地使用眼光接触。

2. 感受性地听,不批评、不判断

听者应当先去感受对方话语中表现出来的情绪情感,站在对方的立场上去体会、思考,与之进行情感交流,然后才能进行分析评判。很多时候,对方并不需要评判他所讲述的东西,而只需要有人倾听、有人表现出对他的感受的理解和体会就足够。

取药是门诊患者就医流程中的最后环节,有的患者因在先前诊疗环节中未能达到自己的心理预期而心生怨气,当患者带着不良情绪来到药房窗口时,药师首先要做到的就是让患者的情绪发泄得到满足,耐心地倾听,不要轻易地打断患者的讲述,不批评患者,鼓励患者把心中的不满或疑问说出来,待其情绪逐渐稳定下来,患者才会乐于接受解释和说明。

3. 表现应有的同理心

同理心即在没有与患者建立联系的情况下理解患者的个人经历,是卫生专业人员的一项重要的沟通技能,其中包括三个维度:情感、认知和行为。具有高同理心的卫生专业人员能理解患者的需求。患者在门诊就诊的过程中,会遇到各种各样的问题,患者的问题也许很简单也许出乎意料,但是患者既然提出了问题,这个问题必然对他来说非常的重要。药师要学会换位思考,主动地扮演患者的角色,从中体会患者的感受,为患者提供力所能及的帮助,帮助他们解决就诊中的实际问题。

4. 引导且不打断

与患者交流过程中不要轻易打断患者的谈话内容或强行改变话题,可适时回应,把话题引向预定方向,自然地转换发言者和倾听者的角色,以达到有效沟通的目的。

例如,现在的家庭模式中以孩子占据中心位置,一位患儿经常有若干家长陪同就诊,药师与其监护人进行沟通时,要选择与了解患儿日常用药情况的家长进行交流,在沟通过程中引导家长主要对用药过程中患儿的依从性、用药途径、剂

量、方法等需要用药教育和管理的方面进行交流,以便准确评估患儿使用药物的疗效。

5.积极反馈,适当提问

积极给予对方反馈,对于不明白的地方应该适时提出疑问,以利于有效沟通,帮助对方清楚表达自己的意思,传达准确的信息。但需要避免干涉性和盘问性提问,不要探问隐私。对于自己明白的地方也可以给出适当的反馈。

(二)介绍与称谓

1.自我介绍的艺术

自我介绍是交际中常用的一种口语表达方式。从某种意义上说,自我介绍是进行社会交往的一把钥匙。掌握自我介绍的艺术能够获得交际的成功。自我介绍时需要注意以下几点。

(1)克服羞怯:羞怯是自我介绍的一大障碍。生活经验证明,克服羞怯心理,增强自信意识,是做好自我介绍的首要保证。正确地认识自我介绍在交往沟通中所担负的使命,用理智代替情感,就可以有效地克服羞怯、增强自信心,从容不迫地做出得体的自我介绍。

(2)注意繁简:交际的目的不同,自我介绍的繁简程度亦应有所区别。

(3)药学工作者自我介绍的学问:由于许多患者对临床药师这一岗位非常陌生,当需要开展用药教育工作时,要向患者简洁明了地介绍自己的姓名及主要职责。一是要让患者了解药师的工作内容及重要性,二是要让患者明确咨询药物的使用可以采用便捷的途径——咨询药师。在自我介绍时,要落落大方,和蔼亲切。在老年患者面前,以小辈尊重长辈的态度关照患者,使患者有一种信任感。在年轻患者面前,要以朋友的身份面对,使患者有一种亲切感。在患儿面前,应耐心、细致地当好他们的长辈,使孩子有一种依赖感。

2.自我介绍的时机

在初次见面时,通过询问病史,让患者感到药师想了解他,患者自己也有了一种被重视、被尊重的感觉后,就会有一种想认识药师的愿望,此时向患者自我介绍会更合适。这样可以避免使患者产生紧张心理,很快进入患者角色,尤其是对文化水平低的人更是如此。因此,在工作中,要根据不同的社会地位、不同文化层次的患者,选择合适的时机进行自我介绍。

3. 称谓患者的艺术

称谓要根据患者身份、职业、年龄等具体情况因人而异,以尊称为上,避开直呼其名;与患者谈及家属时,也应用敬称,自然使用礼貌用语。

(三)交谈

药师面向患者提供药学服务,除了需要熟练掌握许多专业知识和技术外,还应学习掌握与患者的沟通交流技能。药患沟通的成效很大程度上取决于药师是否熟练掌握和善于运用交谈的技能。

1. 有效提问的技巧

与患者沟通中如何帮助患者,提出问题的方式很重要,方式不同效果不同。药师应提出准确精炼的问题,采用系统且高效的提问方式,迅速准确地了解患者的病情及药物治疗相关问题,避免无关问题或重复问题。

(1)互动式/开放式问题技巧:避免应用传统的药师"说"患者"听"的交流方式,适当运用开放式的问题,鼓励患者描述。用词如:怎样、何时、何地。患者对这样的提问方式无法简单地用"是"或"否"来模糊回答,而是需要用描述性的语言具体回答,便于药师发现问题。封闭式问题可以用于确定特殊问题的具体信息,可以使用的词汇如:是或不是。

(2)主要问题法:适用于药物咨询时。主要问题一般包括3个部分:"该药帮您解决了哪些问题?""您清楚具体的服药方法吗?""您使用药物后症状得到了哪些改善?"通过问答可以了解患者对药物作用、服药方法的知晓度,发现患者用药过程中存在的各种问题并采用相应的方法加以处理。

(3)主要症状问题法:适用于患者出现病情改变,药师探问是疾病本身的进展还是 ADR 或药物依从性差导致,可以借鉴以下具有针对性的开放式问题:(开始时间)症状是什么时候开始的?(持续时间)出现这个症状多久了?(背景)这个症状在什么情况下出现的?(性质)感觉如何?(频次)您注意到发作了有多少次?(治疗)怎样做会好一些?(相关症状)还有哪些症状?

2. 互动的技巧

(1)慢慢来:在病房对患者进行用药宣教时,临床药师总是急于将全面的用药信息"灌输"给患者,但往往适得其反,患者由于医疗知识欠缺等原因,真正记住的信息往往很少或只记住一些信息"碎片"而漏掉关键的信息,因而临床药师一定不要急于求成,而是要遵循学习规律,逐渐增加患者的信息量;采用互动式沟通技巧,及时了解患者对信息的掌握程度。

(2)掌握交流时间:与患者说话时间不能过长,提示讲解的信息也不要过多,否则不利于患者掌握,反而会成为沟通的阻碍。解决这一问题的最好的办法是自己先准备好一些宣传资料,咨询时发给患者,这样既可以节省谈话时间,也方便患者认真阅读、充分了解注意事项。

(3)避免过多使用专业性术语:药师应使用科学、通俗、易懂、方便患者理解的词语和字句,并根据患者的文化及教育背景做相应的调整,避免不适当地使用医学术语。交谈时不能语义不清、模棱两可,防止患者理解错误而导致不真实的回答。

(4)利用语言的心理治疗作用:药师在交流中所表现的自信可以增强患者对药物治疗的信心。药师要尽量使用确定性的语言,少用不确定的语言。如果药师频繁使用诸如"可能""大概""也许""应该有效"等不确定的词语,会使患者对药师的权威和药物的治疗效果产生疑虑,其用药依从性就会大大降低。

(5)正确引导交谈方向:交谈时要善于引导交谈方向,使交谈过程自然、流畅。应在倾听患者诉说的基础上不时提出问题,以进一步深入了解患者用药情况。如需另换话题时,可用一个开放性的问题询问,如果患者言语过多,讲述大量与病情、药物无关的情况,则应在适当空隙坚定而有礼貌地表述其他问题,用不断的提问来控制交谈的进程,但务必注意不要伤害患者的自尊心。

(6)力求信息准确:在交谈时要善于把握重点,深入探询。患者可能由于种种原因不能准确地描述所使用药品的信息,如药品包装的颜色、形状,这样可能造成与药师沟通时出现理解上的误差,因此药师最好要求其提供药品实物,以方便获取准确的药品信息。

3. 结束交谈

药师往往忽视交流过程的结束部分。作为有效沟通的一个环节,结束部分可以检查整个沟通交流工作的有效性,因而不容忽视,该环节重点在于引导患者再次回顾所有信息,以强化记忆,同时检查患者所掌握信息的完整性和准确性,及时对不完整信息进行补充,对错误信息进行矫正,检查患者是否真正能够按宣教内容实际操作。

二、非语言沟通技巧

非语言沟通是指伴随着沟通出现的除了使用词语之外的一种人类属性和行动,是不使用任何词语的信息沟通。它既包括说话者的行为(如发型、声音、服装、表情等),也包括听者的行为(如厌烦、焦急不安、快乐或者恐惧等),还包括说话者、听者和场景之间的相互作用(如环境、时间、距离等)。有研究发现,在沟通交流中,高达93%的沟通是非语言的,其中55%是通过面部表情、形体姿态和手势传递的,38%是通过音调传递的。药师在医院药学服务实践中运用适当的非语言沟通技巧,可以增加与服务对象之间的有效沟通,提高药学服务的水平。

(一)辅助语言

语言沟通是由用于沟通的词语组成的;非语言沟通中存在着辅助语言——说话的方式,包括说话的速率、音调、音量、音质、声音补白等,其存在于语言之外并与语言相互作用。辅助语言有助于表现一个人的情绪状态和态度。有效使用辅助语言的关键包括:音量既不要太大也不要太小;语速既不要太快也不要太慢;音调应该富有变化,让听者感兴趣并且避免单音词。

(二)形体动作

形体动作也是一种非语言沟通形式,它可以表达种种不同的信息和内心的情绪状态。比如微微欠身表示谦恭有礼,身体后仰表示若无其事,侧转身子表示厌恶回避,手足无措表示焦虑。如药师坐着核发药物时,要重视自己的坐姿;当患者交处方时,药师的身体应向前微倾,让患者有一种被主动接纳及被尊重的感觉。药师的手势对于患者的感觉也有非常大的影响,收处方时药师应主动伸出双手,让患者切实感受到服务的主动性和热情。

(三)面部表情和眼神信息

面部表情是一种最普通的非语言沟通形式,通过面部的表情肌表达快乐、惊讶、恐惧、厌恶、愤怒、蔑视等感受。面部表情是一种共同的语言,不同国家、不同文化的人面部表情所表达的感受和态度是相似的。面部表情是药患沟通中基础的表达方式,可以显露一个人的真正情绪,也可以掩饰实际情绪。面部表情的动作包括眉、眼、嘴及颜面肌肉的运动。如眼睛对表达忧伤最重要,口部表达快乐与厌恶最重要,前额能提供惊奇的信号,眼、嘴、前额对表达愤怒情绪都很重要。另外,微笑也是特别重要的面部表情。药师要意识到自己展示在患者面前的表情,尽可能地控制会给患者造成伤害的面部表情,如不喜欢、厌恶等,尤其要提倡微笑服务。药师还要善于观察服务对象的面部表情,鼓励对方用语言把内心的想法表达出来。

眼神的信息是指人们在交际中用眼睛神态的变化表达思想感情、传递信息的一种形式。沟通时,药师坐在沟通对象面前,保持眼睛和对方的眼睛在同一水平,最能体现出彼此平等的关系和对他人的尊重。此外,通过目光的接触,药师还可以密切观察对方的非语言表达,以便及时调整沟通方式。

（四）空间和距离

空间关系学指交流中个体的身体定位,不同的距离传达出不同的亲密程度。在北美,1.5 英尺(1 英尺 =0.3048 米)的距离被认为是亲密的关系;1.5～4 英尺是私人关系(和朋友或熟人的谈话);4～12 英尺是社交关系距离,用于更加正式和非个人的交际;而超过 12 英尺则是对公众的交流,如演讲。因此,药师在有效的患者咨询中应保持适宜的空间距离。

非语言沟通具有相当强的表现力和吸引力,可跨越语言不通的障碍,所以往往比语言信息更富有感染力。药师在医院药学服务实践中运用适当的非语言沟通技巧,可以增加与服务对象之间的有效沟通,提高药学服务的水平。

国外有研究建议,药师在一个有效的患者咨询中可选择使用合适的非语言沟通行为,如表 4－3 所示。但非语言沟通只有作为整体行为的一部分才能增加信任度,只有对患者真心实意的关心才会表现出一个有效的非语言信息。

表4-3　药师在有效的患者咨询中的非语言沟通行为

非语言沟通行为	说明
微笑和友好的面部表情	药师在面对患者前要先想一想高兴的事情,因为面部表情能透露出你的心情
各式各样的眼神交流	50%～75%的时间用来进行眼神交流,从而建立一种信任,但不要因为持续的对视令对方产生不适
开放和热情的肢体动作	直立的姿势会表现出傲慢和自我,向前倾斜则会表现出热情和信任,触碰一些合适的地方更会表达一种深深的情感
合适的距离	个人谈话应在1.5～4英尺,非个人交谈应在4～12英尺,避免侵入患者的个人区域
没有障碍物、同一水平位置	坐在或站在患者旁边时,注意和患者保持在同一水平上,避免中间有桌子、柜台等障碍物
谦虚和多样化的声音	说话的速度、声音的高低、在一些词语上采取合适的音量、多样化的语言来保持对患者的兴趣。在一段话结束后用高音、低音或者暂时的停止来向患者表示他可以插话进来
专业的外表	药师和药房要整洁有序,药房的布置要使得患者能容易地走向药师,同时注意保护隐私

⊙ 案例分析

案例一

　　案例背景　门诊药房主要负责患者用药的调配工作,然而实际上,在复杂的医疗环境下,门诊药房与患者之间产生最多的矛盾焦点是退药的问题。《医疗机构药事管理规定》中强调了除药品质量因素之外,药品一经发出,不退不换。有一位癫痫患儿的奶奶来药房取丙戊酸钠缓释片,但是恰巧药房的该批药为近效期药品,第二日患儿奶奶来院要求药房给予退药。药师与其沟通时,患儿奶奶情绪激动,痛哭流涕,表述了多年来为患儿治疗的心理压力,央求给其更换药品。

药师评析 对于此类案例,药师需要充分运用沟通技巧,首先应认真地倾听癫痫患儿家长对于患儿疾病的担忧及就医过程中体力、精神的双重压力,当家长情绪有所平复后站在患者的角度进行安抚,明确表示非常理解家长的心情,同时讲述门诊药房药品的退药规则,以及近效期药品在正确的贮存条件下,保质期内不会随着时间的延长而药效降低。经过耐心的交流,患儿奶奶情绪得以平静,并表示理解。

案例二

案例背景 患儿,3 岁,诊断为儿童哮喘,处方药物为西替利嗪滴剂。患儿家长在门诊用药咨询窗口询问开具的几种治疗哮喘药物的用药间隔时间时,谈到还有一种滴鼻剂,咨询该如何使用。药师核对处方,未发现有该制剂。

药师评析 对于此案例,药师考虑到家长可能认为西替利嗪滴剂为滴鼻的药物,但是西替利嗪滴剂为口服制剂。因此,药师在与患者沟通交流时,不应该随意打断对方的表述,以免打乱其完整的表达思路,遗漏重要的用药信息。同时,由于患者与药师专业的不对等,药师在沟通交流时也应注意适时进行引导,提取有用信息,避免过多使用专业术语,尤其对于存在特殊制剂和安全隐患的药品(如泡腾片、滴剂等),应了解患者的用药情况,杜绝不良事件的发生。

⊙ 要点小结

◆ 药师与患者的沟通技巧,包括语言沟通技巧,如倾听、介绍与称谓、交谈等要素;非语言沟通技巧,如辅助语言、形体动作、面部表情和眼神信息、空间和距离等要素。

◆ 在日常工作中加强药师与患者的沟通是指导患者合理用药的需要,是药师工作由间接服务于患者向直接服务于患者转变的必经之路。

◆ 药师应充分发挥主动性,在沟通中学习和总结,在沟通中不断提高自身素质和工作能力,为患者提高优质的药学服务。

参考文献

[1] KERR A, STRAWBRIDGE J, KELLEHER C, et al. How can pharmacists develop patient-pharmacist communication skills? A realist review protocol[J]. Syst Rev, 2017, 6(1): 1-7.

[2] MOUDATSOU M, STAVROPOULOU A, PHILALITHIS A, et al. The role of empathy in health and social care professionals[J]. Healthcare (Basel, Switzerland), 2020, 8(1): 26.

[3] 李功迎. 医患行为与医患沟通技巧[M]. 北京:人民卫生出版社,2012.

[4] 韩勇,伍三兰,马林. 临床药师与患者沟通交流的技能[J]. 医药导报,2012, 1(32): 103-105.

[5] 宋毅,陈津红. 药患沟通的技巧与实践[J]. 天津药学,2015, 27(2): 47-49.

[6] 孙刚. 非语言沟通技巧在医院药学服务中的运用[J]. 中国药事,2011, 25 (5): 513-514.

[7] RANTUCCI M J,段京莉. 药剂师与患者沟通指南[M]. 北京:人民军医出版社,2012.

（成 华 武冬梅）

第 5 章

药患沟通现状与挑战

第 1 节　药患沟通的现状

一、国内药患沟通现状

在我国,药学服务历经"以保障药品供应为中心""以药品为中心"和"以患者为中心"三个阶段,不同阶段的药患沟通有着不同特点。近年来,随着基因组学技术的普及和物联网技术的发展,药患沟通呈现新局面。

(一)"以保障药品供应为中心"阶段

1949 年至 20 世纪 70 年代末,由于当时的制药工业不发达,药品品种单一,我国饱受药品短缺的困扰。同时,因药学专业人员严重缺乏,药学服务模式以保障临床用药为中心,药师的基本职能为药品筹措、调剂、药物制剂以及控制药品质量。以保障药品供应为中心的药学服务模式在保证人民群众基本用药方面起到了积极作用,但这一时期药患沟通的严重缺乏也为用药安全带来了极大的隐患。不合理使用氨基糖苷类药物造成的听力障碍、不合理使用四环素造成的"四环素牙"等问题,都与药患沟通不充分存在一定的关系。

(二)"以药品为中心"阶段

20 世纪 80 年代起,随着经济的快速复苏和制药工业的迅猛发展,药品短缺情况得到改善,医院制剂的需求逐渐减少,药师的劳动力得到解放。在国外"药学保健"概念的启发下,国内一些大型医院开始探索药师的新职能。1987 年,国家卫生部批准了 12 家医院作为临床药学工作的试点单位;1991 年,卫生部在医院分级管理中首次规定三级医院必须开展临床药学工作,临床药师的出现揭开了药师与患者沟通的序幕。但在这一阶段,临床药师的工作以科研、血药浓度监测和药品不良反应监测为主,药患沟通的通道并未真正被打通。同时,民众、卫生行政部门以及医疗机构没有意识到药患沟通的必要性,许多民众甚至不知道药师这一职业,而部分管理者认为药师的工作就是"发药",药患沟通可有可无。再者,由于我国药学教育以药物为中心,国家无临床药师培养体制,大部分药师缺乏药患沟通的意识,也不具备主导药患沟通的胜任力。最重要的是,由于缺乏具体的纲领性文件,药师对如何开展药患沟通感到迷茫。在"以药品为中心"阶段,药患沟通的推进较为缓慢。

(三)"以患者为中心"阶段

2002 年 1 月 21 日,国家卫生部以卫医发〔2002〕24 号文的形式下发了《医疗机构药事管理暂行规定》(以下简称《暂行规定》),标志着"以患者为中心"的药学服务模式的确立,明确了医疗机构药师工作职责包括"参与临床药物治疗,进行个体化药物治疗方案的设计与实施,开展药学查房,为患者提供药学专业技术服务"和"掌握与临床用药相关的药物信息,提供用药信息与药学咨询服务,向公众宣传合理用药知识"。《暂行规定》发布的 6 年后,一项全国医疗机构药学服务调查表明,各级医院开始重视药学服务工作,临床药学工作在各级医院得到开展,73.9% 的医院设立了门诊用药咨询台(开放性窗口),为药患沟通提供了基本的硬件设备。调查也发现了一些不足:首先,不同级别、属性的医院临床药学开展状况差异较大,一方面,有 18.4% 的医院已经开始探索用药咨询门诊的开设,但另一方面,67.6% 的"二乙"医院尚没有临床药学部门或临床药学工作组。其次,药师查房和患者教育没有常规开展,大多数临床药学工作人员仍以日常调剂工作为主。临床药学人员总数仍然较少,学历结构上以药学类本科及大专为主,多数临床药学人员是近 3 年才开始涉足临床药学工作,在药患沟通中尚不能充分发挥作用。

在总结各地实施经验基础上,结合国家药物政策以及医疗机构药事管理工作的要求,2011 年,卫生部将《暂行规定》修订为《医疗机构药事管理规定》。该规定强调药师"与医师共同对药物治疗负责",要求药师对药品不良反应、药品损害事件"提供咨询与指导",明确提出了药师有宣传安全用药知识的职能,进一步明确了药师在药患沟通中的地位,为促进药患沟通起到积极的引导作用。一项基于全国 292 家三级医院的 6952 份问卷调研表明,临床药师的学历结构发生了变化,主要集中于本科和硕士,临床药师开始具备以患者为中心的药学服务意识,三级医院已经基本建立了药学查房、用药咨询、患者用药指导和药学监护等药患沟通模式。但是,临床药师工作重心相对集中于医嘱审核、制订治疗方案和药学查房,用药咨询和患者用药指导等沟通工作少,药师在药患沟通中的规范性有待提高。2016 年,另一项覆盖 31 个省级行政单位、137 个市(区)的调查研究发现,我国大部分基层医疗机构已经开始向患者提供各类药学服务,产生了一定的社会效益,但也存在进一步提高和改善的空间。基层医疗机构药师的工作主要集中于药品调剂和用药指导等基础药学服务上,较少主动开展药患沟通,工作模式尚未完全从"以药品为中心"转变为"以患者为中心",患者对药师和药学服务的信任和支持度有待提升,药师未能充分发挥药患沟通中的专业优势,药师在药患沟通中的主动性仍需提高。

为提高药师服务的规范性,营造主动服务患者氛围,国家卫健委于 2021 年 10 月下发医疗机构药学门诊、药物重整、用药教育、药学监护和居家药学 5 项药学服务规范。其中,药学门诊服务是指医疗机构药师在门诊为患者提供的用药评估、用药咨询、用药教育、用药方案调整建议等一系列专业化药学服务。药物重整是指药师在住院患者入院、转科或出院等重要环节,通过与患者沟通、查看相关资料等方式,了解患者用药情况,比较目前正在使用的所有药物与用药医嘱是否合理一致,给出用药方案调整建议,并与医疗团队共同对不适宜用药进行调整的过程。用药教育是指药师对患者提供合理用药指导、普及合理用药知识等药学服务的过程,以提高患者用药知识水平,提高用药依从性,降低用药错误发生率,保障医疗质量和医疗安全。药学监护是指药师应用药学专业知识为住院患者提供直接的、与药物使用相关的药学服务,以提高药物治疗的安全性、有效性与经济性。居家药学服务是指药师为居家药物治疗患者上门提供普及健康知识,开展用药评估和用药教育,指导贮存和使用药品,进行家庭药箱管理,提高患者用药依从性等个体化、全程、连续的药学服务。从卫健委对 5 项药学服务的定义可知,药患沟通是药师提供药学服务的重要组成,该规范的出台提示药师的作用正在逐渐被认可和重视,相信在政策的大力支持和推动下,药患沟通将得到快速和规范的发展。

（四）基于个体化医疗、互联网和物联网的药患沟通

在传统药患沟通的服务内容逐渐规范、服务范围更加拓展的同时,科技的飞速发展已悄然开启药患沟通的新局面。

1. 基于个体化医疗的药患沟通

个体化用药并不是新概念,早在20世纪60年代,血药浓度监测就揭开了个体化用药的序幕。随着基因组学的发展和检测成本的下降,医学分子检测技术得到普及。《伏立康唑个体化用药指南》《免疫检查点抑制剂全程化药学服务指引》等个体化用药指南的发布,更为药师解读基因检测报告和参与制订个体化治疗方案铺平道路。可以预见到,药师将以系统的药学知识为基础,借助基因检测和治疗药物监测等手段,通过提供个体化药学服务,进一步扩大药患沟通的内涵。

2. 基于物联网的药患沟通

物联网是通过射频识别装置（RFID）等信息传感设备,按约定的协议,把实体物质与互联网相连接,以实现智能化识别、定位、跟踪、监控和管理的信息技术。2018年发布的《全国医院信息化建设标准与规范》对物联网在药事管理方面的应用提供了标准。在这一框架下,医院药学的服务范围开始向院外延伸,基于物联网技术的用药提醒、药量管理和疗效记录等功能,药师可以及时获知患者用药依从性和治疗效果,并通过实时的药患沟通高效提高患者用药依从性,及时发现用药错误,保障用药安全。

3. 基于互联网的药患沟通

基于互联网的药患沟通模式在新冠肺炎疫情爆发期间对提高患者用药安全起到了非常积极的作用。疫情防控期间,药患沟通从线下转移到线上,药师利用公众号、短视频、集成类的医疗App等平台主动进行科普宣传,内容包括药物治疗最新进展、特殊人群药物指导和慢病用药管理等,这些紧跟热点又结合实际的用药科普有效地破除了谣言,减少了药品恐慌性抢购,提高了患者用药常识。基于互联网的远程药学服务突破了时间和空间上的限制,大大提高了药师的可及性,架起了药患沟通的"高速公路"。

二、国外药患沟通现状

（一）美国

美国的药患沟通已形成较为成熟的模式，药患沟通满意度排名持续领先。以药物治疗管理服务（medication therapy management services，MTMS）为例，美国国会以法案的形式规定药师需对患者实行 MTMS。不同于处方调配、药品分发等传统药学服务，MTMS 要求药师对患者提供用药教育、咨询指导等一系列专业化沟通交流服务，以协助患者正确认识药物治疗，提高用药依从性，预防药物不良事件和降低用药错误。MTMS 的沟通场所涵盖社区药房、日间诊所和医院等，药师可以面对面地与患者进行沟通，也可以通过电话、电子邮件等方式对患者提供远程服务。

美国药患沟通满意度高主要有以下原因。

1. 药师的易及性

对于多数美国人而言，在需要医疗服务时，药师可能是最容易接触到的医疗专业人员。在美国，几乎每个家庭大约 8 千米范围内都会有社区药店，公众在不需预约的情况下可以获得 24 小时的便捷服务。调查表明，在美国，患者预约医师看病的平均等待时间为 24～32 天，且逐年增长。漫长的预约时间使得患轻微疾病的患者更愿意求助于药师。

2. 药师的专业性

美国药师根据工作地点的不同可分为社区药师和医院药师。无论哪一类药师，都需要经过全面的专业培训和严格的执业准入考核，以确保药师具备扎实的专业知识和实践技能。

3. 药师的沟通能力

美国的医学院校重视药患沟通能力培养，沟通能力是美国医学院校医学生教育课程重点加强的九项内容之一。在课程设置上，涵盖建立良好医患关系、有效的沟通策略、评估医患关系以及医患法律相关事宜等内容。在培训形式上，采取传统教学、专题讲座、讨论、角色模拟和临床实践相结合的方法。在这种培养模式下，药师在沟通技巧、服务态度和沟通方式等方面得到了规范培训，能把对患者的人文关怀体现于药患沟通全过程。

（二）英国

英国药师作为医疗保健系统中重要的组成部分,药患沟通和药患关系的水平也居于世界前列。

1. 医院药师

在医疗服务中,药师应承担患者用药咨询、用药教育、药物综合管理、抗凝服务、个体化用药服务和门诊临床药学服务等工作。英国医院药师架构是由总药师领导下的准药师和6、7、8级药师构成(其结构见图5-1)。

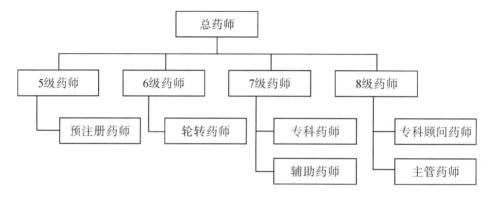

图5-1 英国医院药师组织结构图

5级药师为参加预注册培训的药学本科毕业生,6级药师为申请药学研究生文凭的轮转药师,7级药师为辅助药师或专科药师,8级药师为专科顾问药师或主管药师,7级和8级药师具有辅助或独立的处方权。在明晰的职责划分下,不同级别的药师承担了不同类型的药患沟通任务(详见表5-1)。

2. 社区药师

英国政府支持将慢病管理从普通医师转移到药房,并称之为"社区药房慢病管理方案",这一举措拓宽了社区药师和患者的沟通渠道。社区药师的职责包括公众健康宣传、转诊指导、自我保健和临床管理等。患者出院后,其就诊信息就近传真到社区药房,由社区药师到患者家中进行用药指导,并协助医师制订患者的治疗随访计划。此外,英国国家卫生服务部于2005年发布了药物使用审查及处方药干预服务,该项目旨在促进社区药师与患者面对面的沟通,以加强患者对药物使用的理解,发现药物不良反应与药物相互作用,从而提高患者用药安全。

表 5－1　不同级别药师的沟通职责

药师级别	药患沟通职责
6 级药师	患者药物咨询及用药教育
7 级药师	评估患者用药方案
8 级药师	专科顾问药师： ①具有一定的独立处方权； ②制订患者用药监护计划。 主管药师： ①作为学科的带头人，领导团队提供高质量的药学服务； ②监督所在医院药学服务的实施情况； ③组织制订药学服务持续发展的政策、标准及发展计划

（三）德国

在德国，大量药师集中于社区药房，药患沟通渠道和形式更为多样。社区药房的药患沟通内容包括安全用药指导、健康教育、针对不同疾病类型的患者建立药历、健康教育资料的发放等。此外，社区药房采取了很多便民措施，如测量血压、测量血糖、出租婴儿车、出租吸奶器等服务。

（四）新加坡

新加坡曾提出"八星药师"的理念，即健康服务提供者、沟通者、决策者、引导者、终身学习者、管理者、教育者及研究者。在医院药学服务中，管理部门提出"尽量让药师去有患者的地方，而不是去有药品的地方"，鼓励药师将自己的工作拓展到健康预防和健康教育等更有前瞻性的工作中。医院药师对出院带药非常重视，会主动下科室，向患者及家属详细解释出院所带药物的名称、用法、注意事项等，强调坚持按医嘱服药的重要性，确保患者及家属全面理解才放心离开。在社区药学服务中，社区药房提供便捷的网络交流工具和视频，如果某一药店药师不在岗，可以通过网络视频由附近药店的药师提供用药指导，但是必须在视频中扫描和记录销售药品的相关信息。

三、相关研究现状

（一）国内药患沟通研究现状

国内早期有关药患沟通的文章多为现状的描述性研究,如《浅论医院药师与患者的沟通》一文较为全面地讨论了医院药师与患者沟通的意义、特点和模式,分析了我国药患沟通的现状和阻碍因素,提出了转变服务观念、提供适宜的沟通场所、规范沟通过程、提高沟通技巧、增加沟通渠道、建立沟通质量评价指标等策略。近年来,研究内容开始细化到沟通场所、过程、技巧和渠道等领域。

1. 关于沟通场所的研究

江丽等研究表明,相对独立的药学门诊可以减少药源性疾病,也可以减少医疗纠纷的发生。但由于存在药师综合素质有待提高、药学门诊宣传力度不足、患者认同度低等问题,药师门诊的药患沟通有待完善和发展。该研究表明,相对独立的沟通场所不是决定药患沟通效果的最主要因素,提高药师的专业水平和沟通技巧才能实现更有效的药患沟通。

2. 关于规范沟通过程的研究

王东晓通过制订药学问诊标准操作流程,明确了注重仪表、系统提问、聆听与回应、避免使用医学术语、尊重患者隐私、规避医患矛盾、认真记录等沟通细节,规范了药学问诊时的沟通流程,使药学问诊得以条理化、专业化、程序化,将规范化的药学问诊渗透于整个诊疗过程中,有利于保障患者的用药安全。

3. 关于沟通技巧的研究

高杰等通过对沟通技巧进行研究后发现,药师需具备聆听、换位思考、非语言的运用、及时反馈意见、选择患者能接受的方式等技能,有助于保证与患者进行有效的沟通。

4. 关于沟通渠道的研究

得益于互联网和移动医疗的快速发展,微信公共平台开始成为药患沟通的又一主要途径。李丽莉等研究表明,用药咨询微信服务平台的开通,使患者可以随时获得药学服务,具有及时性、开放性、共享性、广泛性、全员性等特点,是药患交流的有益补充。

（二）国外药患沟通研究现状

1. 沟通途径优化

一项调查表明，无论是通过视频电话交流还是面对面咨询，两种途径均能开展以患者为中心的药学沟通，患者对药师的能力及沟通技能感到满意。另一项研究表明，尽管提倡以患者为中心的沟通模式，但仍有很大一部分患者更青睐传统的、以疾病为中心的沟通模式，提示药师需根据患者的实际需求灵活选择适宜的沟通途径。

2. 培训模式探索

研究表明，使用了标准化后，医学生表现出更好的沟通能力，在考试中取得更高的分数，提示相对于传统的理论学习，情景模拟对提高药患沟通能力有更为积极的意义。一项 meta 分析表明，总体沟通技能培训（CST）是一项包括独立课程、授课、录像、反馈、两个以上学期的实习（每周≥5h）和外部评估的教育方式，通过使用医学教育研究性学习质量量表（MERSQI）后发现，CST 用于药学教育可以有效提高学生沟通能力。

3. 患者获益分析

（1）提高患者依从性：药师每月一次的电话随访提高了心衰患者的用药依从性，降低再入院率。药患沟通也提高了器官移植患者的药品知识掌握程度，降低了用药错误率，提高了患者用药依从性和满意度。

（2）提高患者临床获益：一项药师主导的疼痛管理研究显示，药师干预组的患者对疼痛控制更为稳定，不良反应发生率更低。出院带药时，由药师提供的用药教育显著减少了用药错误，增加了药物的有效性和安全性。澳大利亚药师通过提供便捷的沟通渠道、专业的用药方案、高质量的用药建议以及采用患者易于理解的沟通方式，确保服用华法林患者使用非甾体抗炎药的安全性。

4. 药患沟通障碍及建议研究

由于在健康知识、受教育程度、对疾病认知和重视程度等方面存在较大差异，患者对用药方法的掌握程度不一。部分存在沟通障碍的患者由于不能正确掌握用药信息，用药依从性弱，导致用药错误风险提高、医疗费用增加和治疗效果欠佳等不良后果。因此，药师需要主动识别存在沟通障碍的患者，使用语言、文字、图像等多种形式结合的方式,提高患者对用药信息的理解。同时,药师所在的医疗机构也需要提供时间和资源等方面的支持,使得药师可以和更多患者沟通,并通过用药随访等方式,持续提高患者用药依从性。随着患者用药依从性的提高,用药错误风险得以降低,医疗费用得以节约,患者预后得以改善,患者、医生和第三方支付机构等都会看到药患沟通的价值,药师的认同度得到进一步提升,药师的价值得以进一步彰显。

⊙ 要点小结

◆ "以患者为中心"的药患沟通工作已逐步开展,科技进步进一步拓展了药患沟通范围,丰富了服务内涵。

◆ 结合我国国情,并借鉴他国经验,可以通过拓宽沟通渠道、提高药师素质、增加沟通技巧和转变社会认知等方法促进药患沟通。

◆ 国内外研究均肯定药患沟通能提高患者受益,但仍需加强对药患沟通的模式、理论、方法和效果等领域的研究。

参考文献

[1] 王琳玉,梁宁生. 美国、加拿大药师的社会信任度、收入情况介绍及其对我国药学发展的启示[J]. 中国药房,2018,29(23):3174-3178.

[2] 陈云,邹宜諠,邵蓉,等. 美国、英国、澳大利亚社区药师职责扩展的实践及对我国的启示[J]. 中国药房,2017,28(34):4758-4762.

[3] 张抗怀,杨世民. 浅论医院药师与患者的沟通[J]. 中国药房,2003,14(4):208-210.

[4] 江丽,何芳,刘丽娟. 我院医务人员及患者对药学门诊的认知与需求现状研究[J]. 实用药物与临床,2019,22(9):1004-1008.

[5] 王东晓,朱曼,郭代红,等. 临床药师药学问诊模式探讨[J]. 中国药物应用与监测,2012(5):29-32.

[6] 高杰,谢诚,顾继红. 用药咨询中药师沟通技巧[J]. 中国医院药学杂志,2012,32(8):642-643.

［7］李丽莉，金锐，孙路路. 我院用药咨询微信平台建设的实践与体会［J］. 中国药房，2016，27（7）：926 - 928，929.

［8］HATTON J, CHANDRA R, LUCIUS D, et al. Patient satisfaction of pharmacist-provided care via clinical video teleconferencing［J］. J Pharm Pract, 2018, 31 （5）：429 - 433.

［9］PERRAULT E K, BEAL J L. The effect of pharmacy setting and pharmacist communication style on patient perceptions and selection of pharmacists［J］. Journal of the American Pharmacists Association, 2018, 58（4）：404 - 411.

［10］GILLETTE C, RUDOLPH M, ROCKICH-WINSTON N, et al. Improving pharmacy student communication outcomes using standardized patients［J］. American Journal of Pharmaceutical Education, 2017, 81（6）：110.

［11］JIN H K, CHOI J H, JI E K, et al. The effect of communication skills training on patient-pharmacist communication in pharmacy education：a meta-analysis ［J］. Adv Health Sci Educ Theory Pract, 2017, 23（3）：1 - 20.

［12］VINLUAN C M, WITTMAN D, MORISKY D. Effect of pharmacist discharge counselling on medication adherence in elderly heart failure patients：a pilot study［J］. Journal of Pharmaceutical Health Services Research, 2015, 6（2）：103 - 110.

［13］SAM S, GUÉRIN A, RIEUTORD A, et al. Roles and impacts of the transplant pharmacist：a systematic review［J］. Can J Hosp Pharm, 2018, 71（5）：324 - 337.

［14］HADI M A, ALLDRED D P, BRIGGS M, et al. "Treated as a number, not treated as a person"：a qualitative exploration of the perceived barriers to effective pain management of patients with chronic pain［J］. BMJ Open, 2017, 7 （6）：e016454.

［15］NGOH L N. Health literacy：a barrier to pharmacist-patient communication and medication adherence［J］. J Am Pharm Assoc, 2009, 49（5）：e132 - 46.

（张婧一　闫抗抗）

第 2 节　药患沟通的挑战

一、系统因素

目前,药患沟通工作缺乏法律保障。药师提供咨询服务的同时,也承担了相应医疗责任,必须有相关法律支撑。我国至今未出台药师法,没有法律对药师的执业资格、职业准入和执业行为等实行依法管理,虽然《医疗机构药事管理规定》对药学专业技术人员的配置和药师的工作职责等做出了相应的规定,但相比医生和护士可以依据的《中华人民共和国执业医师法》和《护士条例》,《医疗机构药事管理规定》从权威性和颁布时间等方面均不能和前两者相比。2017 年 5 月,卫计委就《中华人民共和国药师法(草案/征求意见稿)》向各级卫生部门征求意见。根据我国立法的程序,药师法的出台依然需要相当漫长的过程。因此,药师应结合自身的工作岗位和性质,从不同角度提出可行性建议,为立法工作建言献策;而政府管理部门应更多地关注药师的专业技术特点,积极听取行业内专家的意见,使立法工作稳步推进,确保其科学性、规范性和可持续性。

二、患者因素

1. 患者教育水平影响药患沟通效果

患者教育水平与记忆力、理解能力成正相关。教育水平越高,对疾病了解的欲望越强,理解和接受能力也相应越强。患者教育水平低,对药师所讲的内容无法理解或理解不透彻,不易形成良好的用药依从性。如何提高此类患者的药患沟通效果,减少由教育水平差异导致的药患认知差距是药患沟通中的一大挑战。

通过实物、场景、视频等情景模拟方式,将抽象的药学知识具体化,使药患沟通与情景模拟有机结合,可以有效减少专业知识的壁垒,提高药患沟通效果。

2. 患者对药师职业认知和信任不足

多数患者有获知药品用法用量、注意事项及不良反应等信息的需求,但67%的患者选择通过医护人员了解用药知识,仅11%的患者主动寻求药师的帮助。出现药品不良反应时,75%的患者会向医护人员进行咨询或直接停药,只有14%的患者选择咨询药师;此外,部分患者及其家属认为药师存在工作经验不足(占31%)和专业知识技能欠缺(占26%)等问题。上述调研表明,患者及其家属对药师的认知仍停留在"药房发药"这一阶段,对药师的职业认知不足;同时,部分患者对药师的专业水平和沟通能力缺乏信任。究其原因,一方面与"以医生为主导"的医疗观念有关,另一方面也与药患沟通开展不足有很大关系。个人层面,药师努力提高专业知识的同时,需主动加强与患者的沟通,由间接服务向直接服务转变;医疗机构层面,可组织药师深入社区为患者提供面对面的药学服务,加强对药学服务的宣传力度。

三、药师因素

1. 信心不足

一项基于药师胜任力的调研表明,由于对临床医学知识、药物治疗知识和药学实践技能等三个方面的能力缺乏自信,加之缺乏实践经验,药师在与患者沟通时,常会遇到很多意想不到的困难和问题,提出的一些意见或建议往往不能得到患者的认同,久而久之,药师产生畏难和消极情绪,极大影响了与患者沟通的积极性。药师沟通的"底气"源于扎实的专业知识和有效的沟通技巧,通过主动和患者沟通,在实践中积累经验,将有效增强药师自信,提高患者对药师的满意度。

2. 药患沟通的规范性不足

药学问诊缺乏规范的、统一的流程。目前临床药师多套用临床医生问诊模式进行药学问诊,使得药学问诊随意性大、重点不突出、特点不明显、药学信息搜集不完全。由于药学问诊往往晚于医生首次问诊,因此药师在问诊前应做好充分准备,通过医院电子病历系统获知患者病史,尤其是药物治疗史等相关信息。

和患者第一次沟通时,药师首先应进行恰当的自我介绍,以助于患者了解药师的职责、问诊意图,较好地配合问诊。

药学问诊的内容不全面。系统的问诊应该包含患者整个诊疗过程中的所有疾病及药物相关信息。针对刚入院患者、诊治过程中的患者和治疗结束拟出院患者,应有不同的问诊侧重内容。在问诊中随时根据所搜集到的药学信息给予患者适时的用药教育,必要时为患者提供全面、详实的用药教育材料。

建议积极探索科学的药患沟通模型,使用规范的药学问诊表格,提高药师对患者病史与用药史的掌握程度。

3. 沟通技巧不足

药患沟通除了要求药师具有良好的教育背景、专业的知识储备、丰富的实践经验、合适的工作场所及信息方面的支持外,还需具有合格的沟通能力。药师需要具备的沟通技巧包括:相互尊重,平等交流;注意患者隐私;使用通俗易懂的语言;掌握聆听的艺术等。由于药师和患者的信息不对称,患者需要药师的帮助。因此在沟通中如果药师能用复述问题或点头等表示自己在认真听取,使患者感到自己受到重视,可以激发患者进一步沟通的意愿。

4. 药师配备不足

《三级综合医院药学部基本标准》中关于药学人员配备的规定为:药学专业技术人员数量不得少于医院卫生专业技术人员总数的8%。但调研表明,仅有6%的医疗机构达标,39.33%的医疗机构配备比例为5%~8%,53.93%的医疗机构配备比例小于5%,平均配备比为5.07%。临床药师配备不足尤为明显,调研发现,我国三级医院平均每100张病床临床药师数仅达到0.43人,远未达到预期需求。因此,有关部门和三级医院开展临床药学服务体系建设工作时,仍应加大投入,依据医院自身规模扩大临床药师队伍规模,为医患沟通提供保障。

5. 药师自我职业认知不足

药师自我职业认知不足在基层医疗机构较为普遍。调查结果显示,当前基层医疗机构药师认为其主要职责为发药、处方审核和药品管理,药师的职能认知还未从"以药品为中心"完全转变为"以患者为中心",药师自身的工作认知和职能定位仍不清晰。为促进基层医疗机构药学服务尤其是临床药学服务的发展,实现各级医院上下联动,亟需加强基层医疗机构药师职业认知和转变服务职能定位。

6. 服务能力不足

我国多数药师仍以药品调剂服务为主,药学专业服务能力有待加强。药师需树立"医疗服务给予者"的工作理念,不断丰富专业知识,积极参与用药实践,提升药学服务能力和沟通能力。

四、环境因素

患者希望在相对独立的区域进行咨询,设置有独立诊室的药师门诊减少了外部环境的干扰,保护了患者隐私,提升了患者对药师的接受度和信任程度。但是,一项 2019 年的调研表明,我国药师门诊平均开展率仅为 26.6% ,说明"一药师一患者一诊室"的模式尚未推广,药师门诊开设率低,服务覆盖面窄。为构建良好的药患沟通环境,一方面,建议有条件的医院积极推动药师门诊的开展;另一方面,医疗机构应区分调剂和咨询区域,以保障药患沟通的相对私密性;此外,医疗机构还可以通过降低咨询柜台高度、提供舒适座椅、采用柔和颜色墙面等方式优化药患沟通环境。

药师门诊的内部工作流程也需进一步优化。首先,已设置药师门诊的医疗机构需构建医师与药师转诊流程,拓宽药患沟通覆盖面,研究表明,通过建立畅通的医师 - 药师双向转诊机制,可以显著提高药师门诊患者就诊量,其转诊流程如图 5 - 2 所示。其次,调剂与咨询的联系也应加强,在完成用法用量等交代后,对有进一步用药咨询需求的患者,调剂药师可主动引导患者至用药咨询窗口进行咨询,具体流程如图 5 - 3 所示。

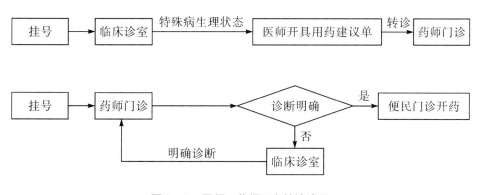

图 5 - 2　医师 - 药师双向转诊流程

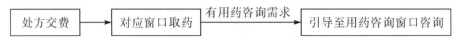

图5-3 门诊取药流程

五、变革因素

（一）药师角色变革

药师正由"药品供应保障者"变革为"医疗服务给予者"。中国医院协会药事专业委员会下发的《医疗机构药学服务规范（2019 版）》明确了药师门诊、处方审核、药物重整、用药咨询、用药教育、药学查房、用药监护和居家药学服务等项目的过程、质量控制与评价改进，以期引导药师从"因药品获取报酬"向"因服务获取报酬"，最终达到"因价值获取报酬"的路径发展。为适应角色变革的需求，药师应当树立"以患者为中心"的职业理念，通过直接参与患者的治疗过程，积累与来自不同社会、经济、文化背景的患者沟通所必要的经验和技能。

（二）药学高等教育体系改革

目前，我国药学高等教育正经历从课程体系到教育学制的变革。从课程体系看，国际通行的药学教育核心课程包括 5 大范畴，即生物医学科学、药学科学、药学行为学、药学社会学与药事行政管理科学、临床科学和药学专业实习经验。相对而言，我国药学高等教育长期推行"化学模式"的核心课程，药学专业毕业生生物医学科学和临床科学薄弱，沟通能力欠缺。为解决这一问题，我国高等药学教育已开始推行"生物医学－药学－临床科学－社会学"模块设置的课程体系，这将为提高药学毕业生的临床医学知识、药物治疗知识和沟通实践技能产生积极影响。

从教育学制看，我国药学高等教育多为四年或五年学制，而欧美等发达国家采取的是六年制 Pharm. D. 教育，日本和部分东南亚国家也相继地引入了长学制教育。我国正在积极探索与类似的"4 + 3"或"5 + 2"本硕一贯长学制教育体系，通过增加临床实践时长，培养和药师角色变革相匹配的专业化、服务型人才。

（三）继续教育体系改革

继续教育是提高药师工作胜任力的重要途径。虽然存在考核机制不完善、不同机构继续教育学分无法互认等不足，但在各方努力下，继续教育体系正日趋完善。从组织形式看，各级卫生行政部门、药品监督管理部门、药学专业学会和医疗机构已开展培训基地、远程教学、讲座会议等多种形式的继续教育，超过90%的药师每年至少参加一次继续教育；从内容看，分层培养模式正在逐步推行，对药学毕业生采用基于技能实践的轮转培养，对临床药师采取脱产的规范化培训，对有工作经验的药师通过讲座、沙龙和会议等更新知识储备，对高年资药师加强科研能力教育促其医、教、研全面发展。在继续教育日趋完善的今天，每名药师需抓住机遇，具有持续职业发展的内在驱动力，调整并完善知识结构，学习并积累药患沟通技巧，以保持基于知识和经验的药学核心竞争力。

（四）公立医院改革

2017 年，随着卫健委《关于全面推开公立医院综合改革工作的通知》的落地，药品"零加成"全面展开，这使得药学部门陡然成为医院的"成本"部门。目前，医院药师做的很多增值工作多数为无偿服务，如药师咨询门诊，药师参与临床药物治疗、药品费用控制、临床药学实验室检测、个体化制剂配制、药品供应的延伸和增值服务等，药师的价值被严重低估和忽略。取消药品加成后，实施合理的药事服务收费无疑可以大大提高药师队伍工作的积极性。目前，重庆、湖北、山东、河北、江西、福建和陕西等地区相继发文，修订或新增药学类医疗服务价格项目，相关举措一方面是对药师工作的合理补偿，另一方面也推动了药学服务的标准化和精细化管理。

（五）多学科诊疗的发展

卫健委在 2018 年颁布的《进一步改善医疗服务行动计划（2018—2020 年）》中，将推广多学科诊疗模式作为创新医疗服务模式、满足医疗服务需求的重点任务。多学科协作诊疗（multidisciplinary team，MDT）是指由来自两个以上相关学科、相对固定的专家组成工作组，针对某一器官或系统的疾病，通过定时、定址的会议，提出科学合理意见的临床模式。MDT 诊疗模式强调各个学科在所构建的平台内相互沟通、共同协作,最终使患者临床获益。目前,在抗菌药物科学化管理(antimicrobial stewardship scientific, AMS)小组、疼痛管理小组(pain management team, PMT)和加速康复外科(enhanced recovery after surgery, ERAS)等 MDT 团队中,药师作用日益突出。一方面,药师使用药效学/药动学等专业理论,结合患者的实际情况,进行个体化用药方案的制订、监护和教育;另一方面,药师也对临床用药情况进行统计、分析,及时反馈、发现和解决药物治疗中存在的问题,并给出合理用药的指导性意见。

（六）新技术的推广应用

1. 个体化医疗

基因驱动的个体化医疗对药师的能力提出了更高的要求。首先,药师需具备持续学习能力,以掌握不同人群、不同疾病的基因突变类型和药物作用靶点,从而在检测报告中获知患者药物代谢速度、不良反应发生率和严重程度、疗效以及预后等信息。其次,药师需有良好的沟通技能,将专业的检测结果转化为患者可以理解的形式,降低药患由于知识不对等产生的壁垒。再次,药师需具备制订个体化治疗方案的能力,即根据基因检测结果,结合年龄、肝肾功能状况、基础疾病等患者实际情况,根据药物的 PK/PD 特点,"量体裁衣"地选择最适宜的药品治疗方案。最后,药师需具备主动服务意识,通过建立患者用药档案、建立随访机制等方式获知药品疗效和患者用药依从性,并持续监测药品不良反应。

2. 物联网技术

随着物联网技术在药品采购、储存、调剂和销售中的应用,药师的劳动力得到进一步解放,药患沟通的范围得以拓展,药师可以通过医疗集成软件主动推送用药科普信息,也可以通过平台提供的技术更好地管理患者。但是,物联网也打破了地域的限制,赋予患者自由选择药师和医疗机构的权利。药师需具备互联网思维,在以患者为中心的基础上,通过扎实的知识储备、良好的道德素养、优秀的沟通能力拉近患者距离,提高患者"黏性",在不断学习的过程中保持药师的竞争力。

⊙ 要点小结

◆ 药患沟通仍面临政策支持、药师能力和患者认知等多个层面的挑战。

◆ 公立医院改革背景下,药师面临自身角色的变革,药患沟通可以有效提高公众对药师的职业认同,展现药师价值。

◆ 药学高等教育的改革、继续教育体系的完善、多学科诊疗的推广及新技术的发展为药患沟通提供机遇,也对药师的综合素质提出挑战,药师需通过持续学习,迎接机遇,应对挑战。

参考文献

[1]胡明,蒋学华,吴永佩,等. 我国医院药学服务及临床药学开展现状调查(一)——医院药学服务一般状况调查[J]. 中国药房,2009,20(1):72 – 74.

[2]席晓宇,姚东宁,黄元楷,等. 我国三级医院临床药学服务现状及问题研究(一):研究简介及临床药学服务基本条件分析[J]. 中国药学杂志,2017,52(19):1746 – 1752.

[3]黄元楷,刘海娇,冷美玲,等. 我国基层医疗机构药学服务现状及问题研究(二):药师队伍建设现状分析[J]. 中国医院药学杂志,2019,39(1):6 – 11.

[4]陈文衍,蔡卫民,马国. 患者及其家属对临床药师与药学服务认知和需求情况调查研究[J]. 中国医院药学杂志,2017,37(24):2490 – 2495.

[5]卢今,沈爱宗,唐丽琴,等. 医院药师岗位胜任力现状调查[J]. 药学教育,2018,34(5):68 – 71.

[6]刘永飞,张海红,张义辉,等. 基层医疗机构药学人才队伍现状与分析[J]. 中国卫生产业,2018,15(32):179 – 180.

[7]郑婷婷,邵晓楠,吴岢非,等. 我国医院药学门诊现状调查及对策研究[J]. 中国医院,2020,24(2):5 – 7.

[8]梅昕,肖频,刘婧,等. 药师综合门诊的探索与初步成效[J]. 医药导报,2017,36(6):698-701.

[9]张海瑞,李燕乔,秦蓓,等. 陕西省医院药学技术人员继续教育现状与需求分析[J]. 中国医院管理,2017,37(6):57-59.

[10]吴娇芬,胡佳丽,汤静. 临床药师分层培养模式的思考[J]. 中国临床药学杂志,2015,24(5):317-319.

[11]唐通军,李丹,曾爱红,等. 多学科协作诊疗模式在公立医院行政管理中的探索[J]. 中华医院管理杂志,2019(3):262-264.

(闫抗抗　张婧一)

第白章

药患沟通能力提升

第1节　药患沟通的目标

药师与患者之间的有效沟通，一方面能明显提高工作效率，改善患者的就医体验，提高治疗依从性，有助于患者的合理用药，另一方面也能很大程度改善药患关系，提高患者对药师的满意度与认同感，最终实现双赢的结果。因此，掌握实用有效的沟通技巧能够促进药师正常开展工作，建立良好的药患关系。药师与患者之间的沟通目标主要包括健康宣教、推动行为改变、确保与患者共同决策等，在整个沟通过程中，药师应始终坚持以患者为中心的服务理念。

一、健康宣教

由于现代科技的发展和智能手机的普及，普通大众也能很轻易获取大量的医学知识，现在的医学宣教已不局限于仅仅为患者提供信息。因此，当药师为患者进行用药宣教的时候，关注点应主要集中于确保患者对用药知识的理解而不仅是了解，并且要努力提高患者的配合度，最终确保患者的用药依从性和治疗效果。

为了确保用药宣教的效果，药师在宣教结束后，至少要确保患者能回答出三个基本问题："这（药物）对我有什么好处呢？""我应该怎么服用？""（服药）会对我的身体造成哪些影响？"国外有一些有关健康宣教的方法可以借鉴，包括印度卫生服务模式、分享关于不良反应和自我监测的信息、反馈教学法等。

（一）印度卫生服务模式

印度卫生服务模式（Indian health service model）是一套专为患者宣教设计的

方法,它要求首先确认患者已经掌握的信息,在此基础上医务人员继续进行适当的健康宣教。药师一般基于三个问题对患者进行用药宣教:"医生告诉您这种药的作用了吗?""医生告诉您怎么服药了吗?""医生有说过服药后身体可能出现的变化吗?"这三个问题将药师与患者的对话分为用药目的、用药方法和用药监测(包括疗效和不良反应)三部分。提出这些问题可以让药师快速了解患者用药知识上的盲区,避免了药师对患者已经掌握的知识进行二次宣教。当使用印度卫生服务模式进行用药宣教时,药师在询问每个主要问题后都会和患者进行讨论,开展更进一步的信息交流,帮助患者建立合理用药的知识体系。在对话结束时,药师可能会要求患者以反馈教学法(见下文)总结本次讨论的核心要点。这种模式遵循询问 – 提供 – 询问模式,询问患者自身已经掌握的信息,药师提供信息以填补患者的知识空白,最后要求患者进行知识反馈并证明自己已理解。

(二)分享关于不良反应和自我监测的信息

分享关于不良反应和自我监测的信息(sharing information on adverse effects and self-monitoring)是指药师向患者提供的信息仅限于可能的药品不良反应和用药后的自我监测指导。印度卫生服务模式的第三个问题("医生有说过服药后身体可能出现的变化吗?")涉及药物疗效和不良反应事件。在这部分对话中,药师和患者讨论的是用药期间如何进行自我监测和服药后可能出现哪些副作用。自我监测可以让患者感觉到服用的药物是有效的,同时也向患者证明药物正在改善他们的身体状态,从而提高用药依从性。此外,在分享有关副作用和用药风险的信息时,为了让患者对药物治疗有信心,在陈述药物的治疗作用和不良反应时应维持信息相互分散的平衡性,也就是说在介绍药物治疗作用的时候穿插提及药物可能的副作用,而不是先列出药物的所有积极作用再列出所有负面作用。此外,可以按作用部位或严重程度对副作用进行分类,这将有助于患者对药物不良反应信息的理解和记忆。

(三)反馈教学法

作为患者用药教育必不可少的最后一步,反馈教学法(teach-back法)可确保患者理解并掌握提供给他们的信息。这种方法的核心在于,药师会要求患者自己来总结本次的谈话内容,这有助于药师反思自己提供给患者的信息是否全面。

该方法旨在衡量患者对本次对话的理解程度,同时也让药师意识到自己是否遗漏或遗忘了某些信息。反馈教学并不是要对患者进行测验,而是通过让患者用自己的语言表述所讨论的信息,以检查他们对信息的理解程度。此外,在对话结束时总结主题将确保患者理解并记住对话中讨论的关键点。

【对话示例】(好的表达)"为了确保我没有遗漏任何相关信息,可否请您和我一起回顾一下我们今天的谈话内容吗?"

(不建议的表达)"你确定听懂了吗?"

二、推动行为改变

当出于健康考虑,需要患者做出对健康有益的一些重大行为改变(例如,戒烟、减少饮酒等)时,医务人员可以使用一定的沟通技巧来提高患者考虑、遵循和实现改变的可能性。行为改变沟通的核心是唤起患者自身进行改变的内在动力;如果患者还没有准备好实现行为改变,提供再多的信息和鼓励都是无效的。如果药师准备开展关于患者行为改变的话题,一定确保最终让患者自己做出相关决定。

跨理论模型(transtheoretical model)和动机访谈(motivational interviewing,MI)等模型有助于医务人员引导患者实现持久的行为改变。与评估患者知识状况并提供教育的印度卫生服务模式不同,跨理论模型和动机访谈衡量的是患者对行为改变的准备情况和接受度,这两种模型要求医务人员与患者合作,最终实现长期的生活方式改变。首先评估患者对于行为改变的准备情况,然后在有明确医学证据的前提下采用动机性访谈帮助患者启动、计划和实现行为改变。

(一)跨理论模型

跨理论模型描述了致力于长期行为改变的五个阶段。与悲伤的五个阶段类似,患者将随时间变化循环经历跨理论模型的各个阶段,最终做出持久的行为改变。跨理论模型的五个阶段分别是前意向、意向、准备、行动和保持。在每个阶段,药师都可以帮助患者进入下一个阶段。

第一个阶段是前意向阶段,这时候患者没有改变的愿望并拒绝接受与改变有关的任何信息。在这个阶段,如果药师准备为患者提供一些基于证据的信息,患者可能会拒绝。为了尊重患者自主决策的权利,药师应避免向患者主动推送信息,从而表现出对患者的尊重并建立融洽的药患关系。改变行为的决策最终应由患者自己制订,通过吓唬或威胁患者进行行为改变不仅没用,而且会破坏药师与患者之间的信任感。

第二个阶段是意向阶段,此时患者期望在 6 个月内做出改变,但很难证明这种改变是利大于弊。这个阶段的一个主要指标是改变了谈话主题,此时患者会讨论预计的改变、改变的重要性、短期目标、改变的愿望或为改变所要采取的储备工作。药师可以通过引导患者深入探究行为改变可能引发的弊端的根本原因,帮助他们权衡利弊。

第三个阶段是准备阶段。在这个阶段,患者有在 30 天内进行改变的意图,或者有/愿意制订一个明确的改变计划。这个阶段的患者明显更容易接受信息,因此这个阶段非常适合分享辅助行为改变的方法(例如针对吸烟患者的尼古丁替代疗法)或为患者的行为改变设计具体计划。

第四个阶段是行动阶段,此时患者实际上已经开始行为改变。在这个阶段,患者可能会面临一些阻碍,比如执行问题、缺乏支持等。药师可以与患者一起探索、识别和克服这些困难。

第五个阶段是保持阶段,在此阶段患者继续实施行为改变并试图避免故态复萌。患者的行为改变计划可能需要继续改进,以适应整个改变实施过程中出现的变化、挫折和阻碍。

患者和药师应该认识到行为改变本身就是动态的、不断持续的,因此必须考虑到患者生活中可能出现的变化,患者可能会多次循环这些阶段以实现最终的行为改变。

(二)动机访谈

动机访谈通过探索患者的观点,促进患者的知情决策,引导患者的内在动机以及识别/实施可用资源并将其整合到改变计划中,使医务人员和患者共同评估患者的准备情况、承诺和行为改变过程中可能遇到的阻力。传统咨询侧重于提供者将知识传授给患者并说服患者改变,动机访谈让患者参与并赋予他们克服障碍的同时做出基于证据的有益行为改变的能力。虽然医务人员可以帮助患者识别和表达改变的原因、能力和方法,但如果患者自身没有采取行动的动机,也不了解改变的内容和原因,那么患者是不会改变的。

动机访谈基于以下原则:①在支持和包容的环境中,人们可以创造自己的改变驱动力;②人们相信自己所说的话;③人们需要培养自己的健康信念和激励改变的行为。动机访谈包括以下步骤。

第一步:与患者建立融洽的关系并尊重患者的观念。

在尝试改变患者的信念之前,药师必须了解患者当前的信念。因此,首先询问患者他们自己的想法和对行为改变的理解,为什么可能需要他们进行行为改变以及当前阻碍改变的因素,不仅可以为此后的对话提供基础,还可以开始建立融洽的关系,但这前提是可以与患者进行有效的对话。直接询问患者的想法并认可其理念有助于药师与患者快速建立信任关系,关系融洽后,对话和沟通的有效性都会得到增强,从而实现预期的医疗保健目标。

【对话示例】首先问患者:"您是怎么看待吸烟这件事的?"

患者:"我知道吸烟对我的肺有害,但它能让我平静下来,让我这一天感觉更轻松。"

第二步:确认患者的想法。

在患者分享他们的观念后,药师可以进一步确认患者的想法,这不仅可以证明对患者想法的理解和接受,还可以建立融洽的信任关系。在这个阶段,重要的是要避免药师将自己认为科学的循证信念强加于患者,并贬低患者的非科学观念,即应避免所谓的翻正反射(righting reflex)。并非所有患者都相信循证医学,如果患者发表违背医学科学的言论,应避免直接否定和纠正患者,反而要试图了解患者的观点。此外,如果药师提供的信息与患者的信念背道而驰,患者可能认为该信息没有用,很有可能自行决定不执行药师提供的建议。所以,要允许患者做出自己的决定并鼓励患者参与到自身的健康管理中,增强患者对于自己健康管理的自主权。

【对话示例】验证患者的陈述:"听起来您觉得吸烟可以帮助您放松,但您知道它可能对您的肺部有害……是这样吗?"

第三步:征求患者的许可,分享更多信息。

在确认患者当前的想法后,药师可能希望与患者分享一些基于医学证据的信息。在提供信息之前,药师必须征得患者的许可才能共享信息,这一举动使患者感觉到被尊重。在这个步骤中,药师可能会遇到患者对接受新的药物知识的抗拒。患者通常不愿意改变,因为他们不相信改变是可能的、重要的或符合他们的个人价值观,而且他们可能缺乏做出改变所需的支持、信心和知识。当患者决定不实施改变时,他可能会表现出缺乏改变的意图或被动抵抗,但是在谈话过程中患者不会主动说出自己的决定。

【对话示例】确认患者的想法后,询问:"……我想与您分享一些关于吸烟的其他信息,可以吗?"

第四步:如果患者同意,分享基于循证证据的信息。

经患者许可后,药师接下来可以解释并提供有关行为变化的相关和适当的医学/科学信息。药师可以向患者解释行为改变为健康带来的好处,以及可用于帮助行为改变的产品或设备(如果有适用的)。简明扼要地解释信息,不使用医学术语可能有助于患者理解。在解释基于循证证据的信息时,以患者已经相信的内容为基础,尽可能提高患者对新知识的接受度。

患者的观念与药师提供的信息之间可能存在差异,这会影响患者最终实现行为改变的目标。向患者提供恰当信息有助于他们意识到实现目标过程中的阻碍,并能激励他们去克服。在提供信息的时候,药师要避免进行主观评价,尊重患者的自主权(自己做决定的能力)。

【对话示例】获得许可后提供信息:"……确实,吸烟确实让您感到放松,但其实,这是因为您的身体对香烟中的尼古丁产生了依赖,大约在抽完最后一支烟一小时后您会体验戒断症状,比如说焦虑。当您再次吸烟感觉到放松,实际上是您的身体获得了尼古丁来治疗那些戒断症状。"

第五步:询问患者对共享信息的看法。

在分享了基于循证的医疗信息后,询问患者对信息的看法很重要,患者可能仅仅听取信息而不打算开展行动。如果没有询问患者的想法,药师就无法知道患者是否接受或愿意开始执行计划。

【对话示例】分享医疗信息后,立即问患者:"您认同我刚才的说法吗?"

患者:"我之前没有意识到原来是吸烟导致我产生了焦虑的症状。我认为,你说的是有道理的。"

第六步:共同制订一份未来计划。

为促进行为改变过程,药师应为患者制订清晰明确的计划,详细说明如何将改变融入患者日常生活,让患者在精神和情感上为改变做好准备。为患者制订针对性的生活计划是帮助患者实现行为改变的关键,这与一般计划是不一样的,制订这些计划涉及询问患者的日常生活和个人因素,以及与患者一起将改变整合到具体的日常生活中,而不是简单地告诉患者该做什么。

这一阶段,药师通过了解患者的经历或生活环境展示同理心,这不仅能保持融洽的关系,还能表现出对患者经历、陈述和情绪的接受和支持。药师也可以通过反思性倾听、不随意评价和关注患者来展现同理心。药师应尽量避免谈论自己或使用第一人称词类(我、我的等),以便将谈话的焦点集中在患者身上。

【对话示例】提出有关规划的建议:"有几种产品可帮助您戒烟,其中一些需要您每天主动服用多次,比如口香糖和口含片,而另一些则有规律的使用时间,如戒烟贴或口服药物。在这一点上,您是否有自己的偏好?"

三、确保与患者共同决策

药师和其他医务人员了解治疗方案,而患者则了解自己的生活方式,因此,药师应和患者建立合作关系,确保与患者共同决策,将最优的治疗方案融入患者生活。

共同做出决策使医务人员和患者之间建立了伙伴关系,当患者分享信息时,医务人员可根据他们的生活方式、社会和行为因素与患者合作制订综合治疗计划。根据患者分享的信息,医生或药师提供可用的治疗方案,与患者一起选择治疗方法并制订明智的医疗决策和个性化计划。而那些能够参与自己的医疗决策并且顾虑也被解决的患者更有可能遵守自己的治疗计划。

药师在共同决策中的作用是指导患者做出明智的决定。药师在听取患者的喜好、想法和生活方式后,可以指导、提供给患者可用的治疗/药物选择,并与患者一起选择和实施最佳治疗方案。

> 要点小结

◆ 药师与患者的沟通过程包括健康宣教、推动行为改变、确保与患者共同决策等方面,在此过程中,药师应始终坚持以患者为中心的理念。

◆ 药师在宣教结束后,至少要确保患者能回答出三个基本问题:"这(药物)对我有什么好处呢?""我应该怎么服用药物?""(服药)会对我的身体造成哪些影响?"

◆ 跨理论模型的五个阶段分别是前意向、意向、准备、行动和保持。在每个阶段,药师都可以帮助患者进入下一个阶段。

◆ 动机访谈基于以下原则:①在支持和包容的环境中,人们可以创造自己的改变驱动力;②人们相信自己所说的话;③人们需要培养自己的健康信念和激励改变的行为。

◆ 动机访谈的步骤包括:①与患者建立融洽的关系并尊重患者的观念;②确认患者的想法;③征求患者的许可,分享更多信息;④如果患者同意,分享基于循证证据的信息;⑤询问患者对共享信息的看法;⑥共同制订一份未来计划。

◆ 药师和患者建立合作关系,确保与患者共同决策,将最优的治疗方案融入患者生活。

参考文献

[1]王育琴,李玉珍,甄健存. 医院药师基本技能与实践[M]. 北京:人民卫生出版社,2013.

[2]SHAH,KANYA. Pharmacist-patient communication techniques[D]. 2018.

[3]KÜBLER-ROSS E. On Death and Dying[M]. Routledge,1969.

[4]DROPPA M,LEE H. Motivational interviewing:a journey to improve health[J]. Nursing,2014,44(3):40-45.

［5］HUFFMAN M. Using motivational interviewing：through evidence-based health coaching［J］. Home Healthc Nurse，2014，32（9）：543－548.

［6］LAL S，KORNER-BITENSKY N. Motivational interviewing：a novel intervention for translating rehabilitation research into practice［J］. Disability & Rehabilitation，2013，35（11）：919－923.

（沈　倩　张抗怀）

第 2 节　药患沟通理论与模型

药师 – 患者沟通(药患沟通)模型有助于深入理解药师和患者的沟通过程,领会药师和患者沟通的关键环节,进而指导实际沟通行为。目前研究较多的包括卡尔加里 – 剑桥指南模型、传播适应理论、King's 目标达成理论、UMPA 模型、OSCE 及叙事医学等。

一、卡尔加里 – 剑桥指南模型

卡尔加里 – 剑桥指南模型(Calgary-Cambridge Guide Model)是由加拿大 Suzanne M. Kurtz 等人于 1996 年提出,目前已在国际医学教育界广泛使用。该指南将医患的沟通交互过程按照就诊流程分为 6 个连续的阶段:开始会谈(initiating the session)、收集信息(information gathering)、提供咨询的结构(providing structure to consultation)、关系构建(building relationship)、解释和计划(explanation and planning)、结束会谈(closing the session)。Nicola Greenhill 等于 2010 年将其改进后应用在药患沟通培训中,发现卡尔加里 – 剑桥指南模型能较好地指导药师实践。其共包括 71 个沟通技巧(见表 6 – 1)。

表6 –1　卡尔加里 –剑桥指南模型沟通要点

Ⅰ. 开始会谈
A. 建立初始的融洽氛围
1. 问候患者并获知患者姓名。
2. 自我介绍,说明会谈的作用和性质,必要时征得对方的同意。
3. 表现出兴趣和尊重,关注患者的身体舒适状态

B. 了解患者就诊的原因

4. 采用恰当的开放式问题(例如:"是什么问题让您到医院来?"或者"您今天想讨论什么?"),确认患者想要表述的问题或者话题。

5. 认真倾听患者的开放式叙述,不要打断其陈述或引导患者的反应。

6. 确认问题清单并对进一步的问题进行筛查(例如:"除了头痛和乏力,还有其他不适吗?"或者"您还有其他问题吗?")。

7. 商议议程,将患者和药师双方的需求都考虑在内

Ⅱ. 收集信息

A. 探询患者的问题

8. 鼓励患者讲故事,用患者自己的语言阐述从问题开始到现在的过程(讲清楚现在出现在这里的原因)。

9. 采用开放式和封闭式的提问技术,恰当地将提问从开放式转向封闭式。

10. 注意倾听,让患者说完而不要去打断,并且在回答患者问题之前,给患者留出思考的时间,或者在停顿之后继续。

11. 通过语言或非语言方式辅助促进患者的应答,如采用鼓励、沉默、重复、变换措辞及解释等方法。

12. 提取语言或非语言的线索(身体语言、患者讲述、面部表情),适时予以验证及认可。

13. 澄清患者陈述不清晰或需要补充说明之处(如:"您能解释一下您说的头晕是怎么回事吗?")

14. 定时总结以确认理解了患者所说的内容,邀请患者纠正药师的解释,或者提供更进一步的信息。

15. 使用简明的、容易理解的问题和评论,避免使用术语或使用太多的术语解释。

16. 确认事件的日期和顺序

B. 理解患者观点的其他要点

17. 主动确定并适当探究。

- 患者的想法(如出于信仰);
- 患者对每个问题的担忧(如担心);
- 患者的期望(如患者的目标,患者对所述问题希望得到什么帮助);
- 影响(患者所述问题如何影响到患者的生活)。

18. 鼓励患者表达出自己的感受

Ⅲ. 提供咨询的结构

A. 使组织结构明朗清晰

19. 在每一条特定询问主线的末尾进行总结,以确认对患者问题的理解,然后再转到下一个环节。

20. 运用提示语或过渡性陈述,从一个环节推进到另一个环节,包括为下一个环节做基本铺垫

B. 注意流程

21. 按逻辑顺序组织交谈的结构。

22. 注意时间安排并使交谈紧扣任务

Ⅳ. 关系构建

A. 运用恰当的非语言行为

23. 表现出合适的非语言行为。

- 目光接触、面部表情;
- 姿态、位置、移动;
- 声音暗示,如语速、音量、语调。

24. 如果阅读、记笔记或使用计算机,则要注意方式,不要影响对话或和谐氛围。

25. 显示出恰当的信心

B. 构建和谐氛围

26. 接受患者看法和感受的合理性,不去评判。

27. 运用换位思维(设身处地)来沟通,理解并体谅患者的感受或困境,明确表示认可患者的观点和感受。

28. 提供支持:表达关心、理解以及帮助的愿望;赞赏患者为克服病痛所做的努力及适当的自我保健;建立信任关系。

29. 灵活地处理令人尴尬、烦扰的话题,体贴患者躯体的疼痛,包括与体格检查有关的问题

C. 鼓励患者参与

30. 与患者分享看法,鼓励患者参与(如:"我现在在想……")。

31. 解释那些看起来非结论性的问题或体格检查部分的基本原理。

32. 在体格检查期间,解释过程并征得许可

Ⅴ. 解释和计划

A. 提供合适的信息量和信息类型

目标:给予患者全面、恰当的信息;评估每位患者的信息需求;既不要给予过少,也不要过多。

33. 提供模块化信息并验证理解:向患者传达易于理解的信息模块,并确认他们的理解程度,根据患者的反馈决定后续的沟通策略。

34. 评估患者的初始状态:在给予患者信息时询问患者自身的信息掌握情况,了解患者希望了解的信息范围。

35. 询问患者其他有益的信息:如病因、预后。

36. 在恰当的时间给予解释:避免过早给予建议、信息或保证

续表 6 - 1

B. 帮助准确地回忆和理解

　　目标:使信息更容易被患者记住并理解。

37. 计划病情解释:将解释分成不连续的部分,建立逻辑顺序。

38. 运用清晰的分类或提示语(如:"我想和您讨论三个重要的问题。首先……""现在我们可以继续下一个问题吗?")。

39. 使用重复和总结以加固信息。

40. 运用简明、容易理解的语言,避免使用术语或使用术语解释。

41. 运用形象的方法传达信息:如图表、模型、书面信息和说明。

42. 验证患者对所给信息(或制订的计划)的理解情况,如必要时请患者用自己的话复述、确认

C. 取得共同理解:结合患者的个人观点

　　目标:提供与患者个人观点相关的病情解释和治疗计划;询问患者对所提供信息的看法和感受;促进互动,避免单向的信息传递。

43. 将病情的解释与患者的观点联系起来:与先前引出的患者的想法、担忧和期望联系起来。

44. 鼓励患者参与:通过提问让患者有机会表达自己的观点,确认信息或提出疑问,并给予适当的回应。

45. 从语言和非语言线索中获取反馈:仔细聆听患者提供的信息和回答,从中筛选出关键点,以理解患者的担忧和感受。

46. 探索患者的信仰、反应和感受:根据患者提供的信息和使用的词汇,引导患者分享他们的信仰、反应和感受,并在必要时给予认可和回应

D. 方案制订:药患共同决策

　　目标:使患者了解决策的制订过程;使患者在他们所希望的水平上参与决策;增强患者对所制订方案的遵守信念。

47. 在适当的时候分享想法、意见、思考的过程和进退两难的困境。

48. 让患者参与:提供建议和选择而不是指令;鼓励患者说出他们自己的想法、建议。

49. 探讨治疗方案的选择。

50. 确定患者对于即将做出的决定所希望参与的程度。

51. 商议双方都接受的诊疗规划,表明自己对可选治疗方案的平衡或优选方案;确定患者的优选方案。

52. 与患者验证,是否接受规划;是否所有的担忧已被述及

Ⅵ. 结束会谈

A. 将来的规划

53. 与患者约定下一步和药师联系的规划。

54. 保障措施:解释可能出现的意外结果,如果治疗计划不起效果该怎么办? 何时及如何寻求帮助

B. 确定合适的结束点

55. 简要地对会谈进行总结并明确治疗的规划。

56. 最后征询患者的意见,是否满意和同意所制订的医疗规划? 是否还有其他问题需要确认

Ⅶ. 病情解释和诊疗规划的选择(对 Ⅴ 部分的补充)

A. 讨论意见和问题的重要性

57. 如有可能,提供正在进行讨论的专家意见和姓名。

58. 揭示这些意见的基本原理。

59. 解释疾病的原因、严重程度、预期的转归、短期和长期的结果。

60. 探知患者的信仰、反应和担忧

B. 商议双方的行动规划

61. 讨论可选方案。如:不采取任何行动、进一步检查、药物治疗或手术、非药物治疗(理疗、使用辅助行走设备如拐杖、流食、咨询等),以及预防措施。

62. 提供所能采取的行动措施或治疗信息,所涉及步骤的名称,如何起效,优点和益处,可能的副作用。

63. 获得患者对需要实施的行为改变的看法,所能认识到的益处、障碍及动机。

64. 接受患者的观点,必要时推荐其他观点。

65. 引出患者对规划和治疗的反应与担忧,包括接受度。

66. 将患者的生活方式、信仰、文化背景和能力纳入考虑之中。

67. 鼓励患者参与规划的实施,担负起责任并自我调整。

68. 询问患者的支持系统,讨论其他可行的支持

C. 讨论进一步检查和步骤

69. 提供有关步骤的清晰信息。如患者可能会经历什么,怎样被告知结果。

70. 将步骤和治疗规划关联起来,包括治疗意义及治疗目的。

71. 鼓励患者提问和讨论潜在的焦虑或负面结果

二、传播适应理论

传播适应理论(communication accommodation theory,CAT)最早由美国学者霍华德·贾尔斯等人于 1973 年提出。该理论认为,在传播过程中,我们会试图调整传播方式以适应他人。CAT 在药患沟通中的应用,强调药师与患者在沟通过程中通过调整自己的语言行为和非语言行为来取得更好的沟通效果。这种调整包括但不限于语速、语调、用词选择、面部表情和身体语言等,以适应患者的沟

通风格和需求。通过这种适应性行为,药师可以更有效地传递信息,同时也能更好地理解和响应患者的感受和需求。该理论涉及个体在人际沟通中为适应对方所做的行为改变,以及他们认为沟通对象适应自己的程度。CAT 界定的沟通调整策略包括下列 5 个方面。

1. 近似(approximation)

涉及个人如何调整自己的语言,诸如音高、语速、音量、音调、方言或口音的使用等模式,以趋同或偏离同伴的言语。当讲话人感到他与同伴的谈话模式相互补充时,常常出现这种调整策略。例如:当药师了解到患者和自己来自同一地区时,立即将普通话切换至方言进行交流。

【对话示例】一位老年患者来到门诊用药咨询窗口。药师在查看患者的病例信息时,注意到患者的姓名和地址,意识到他们来自同一个省份。

药师:(使用普通话)您好,我看到您的地址是××省的,我是××市的。您是本地人吗?

患者:是的,我住在××市已经很多年了。

药师:(微笑并切换到××省方言)那真是太巧了,我也是××市的。我们可以用家乡话聊天,您觉得怎么样?

患者:(显得更放松)当然可以,用家乡话聊天感觉亲切多了。

药师:(继续用方言)那您这次来是有什么需要帮助的吗? 我看看您的处方。

患者:我最近腿脚不太方便,医生给我开了这些药。

药师:(用方言)这些药是用于治疗关节炎的,您之前有用过类似的药物吗?

患者:没有,这是我第一次用。

药师:(用方言)好的,那我来给您解释一下这些药的用法和注意事项。这个药片是饭后服用的,每次一片,一天三次。记得要多喝水,如果有任何不适,及时联系医生。

药师:(用方言)您看,我们都是老乡,有什么问题您尽管问我,别客气。

患者:谢谢你,小伙子,你真热心。

药师:(用方言)那您回家先试试看。如果有什么不明白的,下次可以继续来我们的咨询窗口,不方便过来的话也可以拨打我们的用药咨询电话……。

患者:好的,谢谢你的帮助,再见。

2. 可解释性(interpretability)

关注每位讲话者的会话能力,谈话双方通过调整他们的语言和词语选择,确保他们的语句能被对方理解。可解释性强调对话内容是被彼此互相理解的,努力使谈话双方能听懂会话内容。

【对话示例】一位中年患者来到门诊药房,准备领取他的降脂药阿托伐他汀钙片。药师在为患者提供药物时,需要对患者进行用药指导。

(医师初步与患者沟通。)

药师:(用专业术语)您好,这是您的阿托伐他汀钙,它是一种降低低密度脂蛋白胆固醇的药物。在服用期间,虽然很少见,但可能会出现肌病或横纹肌溶解这样的严重不良反应。

患者:(显得有些担心)严重不良反应? 那是什么意思?

(意识到需要简化解释)

药师:(注意到患者的困惑)对不起,我可能说得有点复杂了。简单来说,这种药物有时可能会引起肌肉问题,但这种情况非常罕见。

患者:(仍然有些不确定)那我应该怎么做呢?

(医师简化并明确指导。)

药师:如果您在服用这种药物期间感到任何不明原因的肌肉疼痛或发现肌肉无力,这可能是一个信号。在这种情况下,您应该立即停止服用,并联系您的医生或来我们药房咨询。

患者:好的,我明白了。如果我感到肌肉疼痛,我就停药并寻求帮助。

(医师提供额外信息。)

药师:同时,确保您按照医生的指示服用,不要超过推荐剂量,并且定期进行血常规检查,以监测药物的效果和安全性。

患者:我会的,谢谢您的提醒。

(医患双方结束交流。)

药师:如果您有任何其他问题,或者在服用过程中遇到任何问题,随时欢迎您回来咨询。祝您健康!

患者:谢谢,再见。

3. 语篇管理(discourse management)

重点关注对话过程以提升双方的对话质量,恰当的语篇管理策略包括轮流讲话、根据需要改变话题、回应身体语言提示、使用会话修复(比如和善的面部表情)、询问开放式问题等,并允许患者保持积极的自我形象,以避免药患互动变得无效或消极。

【对话示例】一位糖尿病患者来到药学门诊咨询他的降糖药该如何使用,临床药师对患者进行用药教育,特别是关于低血糖的预防和处理。

药师:您好,我看到您正在使用降糖药物。虽然这些药物可以帮助控制血糖,但有时候可能会导致血糖过低,也就是低血糖。这需要我们特别注意。

患者:(表情疑惑、担忧)什么是低血糖啊? 低血糖很严重吗? 我平常一个人生活,如果低血糖了该怎么办啊?

药师:低血糖的症状可能包括心慌、出虚汗、发抖、疲劳、饥饿感、视力模糊或者头晕。这些都是身体告诉你血糖水平可能过低的信号。

药师:(保持平静和放松的面部表情、舒缓的语调以安抚患者)不过您也别太担心,如果您出现这些症状,立即服用一些糖块、果汁或含糖饮料来提升血糖。通常建议摄入15克快速起作用的碳水化合物,然后等待15分钟再次检测血糖,以确保血糖水平回升。

药师:(确认患者是否理解)现在您能告诉我发生低血糖都有哪些表现吗?

患者:心慌、出虚汗、发抖,还有饥饿感,对吗?

药师:没错,就是这样。还有其他症状,比如疲劳和视力模糊。

药师:(确认患者是否知道怎么处理)如果在家出现低血糖症状,您知道该怎么处理吗?

患者:我应该吃一些糖或者喝果汁来提升血糖。

药师:完全正确。记得在处理后要再次监测血糖,确保它回到安全范围。请务必随身携带一些快速补充能量的食物或饮料,以防万一。同时,告诉您的家人和朋友您可能面临的低血糖风险,这样他们也能在紧急情况下帮助您。

患者:(语气轻松)好的,我记住了。

药师：如果您有任何疑问，或者在用药过程中遇到任何问题，随时可以联系我们。祝您健康！

患者：谢谢您的帮助，我会注意的。

4. 情感表达（emotional expression）

情感表达意味着在和患者沟通交流时药师应仔细观察，向患者提供适当程度的安慰和同情心。药师可通过使用语言和非语言交流方式来表达自己的善意，明确患者的担忧，从而满足患者的情感需求。

【对话示例】一名 3 岁患儿，被诊断为肾病综合征，需要长期服用激素治疗。患儿家长来到儿科药房取药，并对未来的治疗感到担忧。

药师：您好，我注意到您孩子的处方里有激素，这个药您一定得严格按照医嘱用药，千万不能自行改变剂量或停药。

家属：（表情焦虑）是的，我担心激素会对孩子有副作用。我听说过激素可能会导致体重增加，还会影响孩子的生长发育。医生说孩子还得长期吃这个药，我都愁得不行了。

药师：作为一名妈妈，我完全理解您的担忧。激素确实可能会带来一些副作用，但它们对于控制孩子的病情和改善生活质量是非常重要的，只要按照医生推荐的剂量正确服用，一般都是安全的。您记得要密切关注孩子对药物的反应，一定记得带孩子定期复诊，必要时医生会根据孩子的情况调整药物剂量。

家属：那我们长期吃激素药应该注意点啥呢？

药师：有些孩子吃激素药会长胖，因此要保持良好的饮食习惯和适量的运动。此外，定期监测孩子的血糖和血压，以确保药物在安全范围内发挥作用。如果您注意到孩子的情绪有显著变化或其他不寻常的症状，请立即告知医生。

家属：我明白了。谢谢您的帮助，我们会密切关注孩子的状况的。

药师：不客气。希望孩子早日康复，如果您需要任何帮助或有更多问题，可以随时来咨询。

5. 人际控制（interpersonal control）

人际控制关注谈话者之间的角色和权力关系。药师应采取适当的人际控制策略，以促进与患者之间的平等关系，赋予患者共同决策的权利，并鼓励他们积极参与自身健康决策,避免让患者处于被动地位。鉴于药师拥有患者难以获取的专业知识和信息,药师与患者之间的权力不平衡是固有的。

【对话示例】一位老年患者因心脏病住院,出院带药包括抗凝药物利伐沙班,临床药师就抗凝药的注意事项进行用药指导。

药师:您好,我注意到您出院带药中有利伐沙班进行抗凝治疗。吃这个药对于预防血栓非常重要,我想和您谈谈关于这种药物的一些注意事项。

患者:那太好了,医生说我得长期吃这个药。

药师:是的,利伐沙班是一种非常有效的抗凝药物,但它确实也会增加出血的风险。我们需要密切关注任何可能的出血迹象,比如牙龈出血或鼻出血等。

患者:那我在家该注意哪些方面呢?

药师:请您在服用利伐沙班期间,特别留意自己是否有任何出血的迹象,比如刷牙时牙龈出血,或者无缘无故的鼻出血、便血等,这些都可能是我们需要关注的信号。

患者:好的,我知道了,我会留意的。

药师:如果您出现这些情况,我建议您立即联系医生或来医院就诊。同时,我也想听听您的意见,您觉得自己能做些什么来减少出血的风险?

患者:您刚才提到的这些我会注意的。我还可以做些什么来预防出血吗?比如日常生活中有没有需要特别注意的?

药师:很好,您有这样的态度非常重要。建议您可以使用软毛牙刷,尽量不要吃过于坚硬的食物。当然,您也要定期抽血监测您的凝血功能,以确保药物剂量的安全性和有效性。

患者:嗯,我记住了。

药师:现在,您能告诉我,如果您发现自己有出血的迹象,您会采取哪些措施吗?

患者:我会立即停止服用利伐沙班,并联系医生。同时,我也会告诉我的家人,让他们知道如果这种情况发生,应该怎么帮助我。

药师:非常感谢您的合作。如果您有任何疑问或需要进一步的帮助,请随时与我们联系。

三、King's 目标达成理论

King's 目标达成理论(theory of goal attainment，TGA)是由著名的护理理论家
Imogene M. King 教授于 2007 年提出，其核心概念是通过主客体之间的交互过程
达成交流。交互指双方进行交流以便互相了解对方情况，包括识别患者问题、共
同制订目标和目标实现方式等过程。达成交流指双方就目标设定和目标实现方
式达成一致并最终实现目标的过程。主要假设包括：如果双方交互恰当，双方就
能设定共同的目标；如果双方就目标和实现方式达成一致，达成交流将会实现；
如果双方达成交流能实现，目标将会实现；如果双方的目标得到实现，满意度将
会提升。它的核心概念包括评估、计划、实施和评价 4 个阶段(图 6-1)：首先，药
师与患者在共享信息后进行初步的评估(评估阶段)；然后，药患双方通过互动，
识别问题(诊断阶段)，共同制订目标并对实现目标的方式进行探索(计划阶
段)；当确定了共同的目标和实现方式时，双方需要共同努力实施(实施阶段)；当
目标达成时，整个沟通过程完成，如果目标未达成，则该系统为持续评估提供一
个反馈环路，即沟通结果会反馈到评估阶段(评价阶段)。

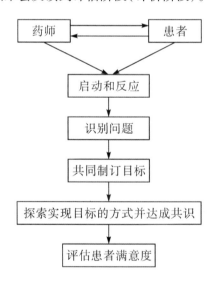

图 6-1　TGA 药学服务沟通模型框架

TGA 可用于慢病管理、临床药学教学及患者用药指导等场景。以糖尿病患
者为例，临床药师采用 King's 目标达成理论进行沟通，期望提高患者对于自身疾

病的认知及用药依从性。具体如下。

(1)评估:在入院1~3天进行药学评估,药师详细评估患者的年龄、性别、文化背景、教育背景、饮食生活习惯、家庭支持情况、用药知识的掌握等,并与患者及家属建立良好关系,营造和谐融洽的沟通氛围,鼓励患者积极主动地表达在疾病治疗中存在的问题,特别是与药物相关的问题,耐心倾听患者的内心感受,明确患者存在的用药问题。

(2)计划:药师与患者及患者家属一起沟通、讨论和互动,综合分析评估所采集的信息,以提高患者的用药依从性作为管理目标,充分尊重患者及家属意愿,根据患者实际情况,针对达到目标制订出教育计划。

(3)实施:在住院期间,对患者进行糖尿病认知和合理用药方面的教育,查房时进行一对一宣教并发放宣传手册,指导患者正确的服药方式、胰岛素的储存条件、用药注意事项及可能发生的不良反应的处理等。患者出院后邀请患者加入微信群,不定期地以文字、图片、语音和视频等形式推送糖尿病有关合理用药知识、饮食习惯、生活方式等健康知识至微信群,解决患者遇到的用药问题等。公布健康教育讲座通知,定期集中解答问题,鼓励患者及家属留言,通过集体讨论及时回复。同时,定期电话随访,提醒患者定期回院复查。

(4)评价:以糖尿病认知水平、用药依从性及血糖控制情况作为评估目标,若未能如期完成目标,与患者及家属一起分析存在的问题,及时改进并再次实施互动干预。

四、UMPA 模型

UMPA 模型(Utrecht's model for patient centered communication in the pharmacy,Utrecht's 以患者为中心模型)是荷兰学者 Majanne Wolters 于2017年提出的以患者为中心的药师－患者沟通模型,此模型界定了药师－患者沟通过程中的两个核心维度(阶段):共同定义问题过程和共享决策过程(图6-2)。该模型提出了以患者为中心进行沟通的3个条件或假设:①与患者相关:药师应该从生物学、心理学及社会学观点整体对待患者,不仅考虑患者当前的疾病状态,更要考虑患者未来的健康和生命质量;②与药师相关:药师需要考虑和反映自身的情感、价值和行动,不仅需要拥有专业技能,更需要培训自身的沟通技能;③与治疗关系相关:药师和患者需要共同构建关系以达到有效的交流,这种关系不仅是以患者为中心的沟通的前提,关系的构建本身还能影响治疗的结局,药师和患者的关系需要考虑时间、资源等环境因素。

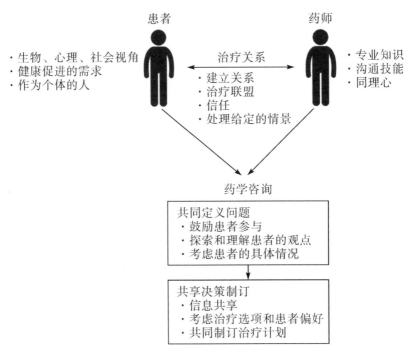

图6-2　UMPA:以患者为中心的药师-患者沟通模型

　　以患者为中心模型在药师和患者之间建立了联盟,不仅能为患者提供个性化的最佳治疗建议,也能够帮助患者克服不确定性,给予他们希望,让他们感觉自己的想法是有价值的,并感知到自己对自身健康是可以掌控的。以患者为中心模型旨在让药师了解患者的感受、日常生活、对疾病的看法和对治疗的期望,并将这些体现在医疗谈话中。药师应试图从患者的角度了解疾病,鼓励患者参与治疗讨论,培养持久的信任关系,将患者作为完整的人看待,而不只是看见他的疾病。

　　实施以患者为中心的沟通模型,药师除了掌握客观的医疗信息外,还需要了解患者的个人特点。药师对患者个人情况的了解越深入,就越能以患者接受的方式参与到患者治疗中,从而提高患者的健康水平。当药师以这种模式与患者进行沟通时,患者更有可能接受建议并信任药师的能力。此外,将患者视为独立个体,不加评判地接受患者的情况,认可患者的偏好和意见,有助于药师开展以患者为中心的沟通。

五、OSCE 理念

OSCE(objective structured clinical examination,客观结构化临床考试)在提升药师与患者沟通方面发挥着重要作用,它增强了药师的专业技能并提高了患者满意度。这一理念由罗纳德·哈登教授在 1975 年提出,并在全球医学教育中得到广泛应用。英国皇家药学会也推崇将 OSCE 作为评估药师能力的重要工具。OSCE 通过模拟临床场景,为药师提供了一个安全的环境来练习和提升沟通技巧,这对于建立药患信任非常关键。在这些模拟互动中,药师能够练习如何更好地倾听患者的需求、表达同理心以及清晰地传达复杂的医疗信息。OSCE 考核药师的专业知识和沟通技巧,确保药师能够理解患者需求并提供个性化服务。此外,OSCE 还评价药师与其他医务人员的沟通效果,全面评估其运用药物治疗学知识、临床思维和人际沟通技巧的能力。

在中国,OSCE 已被引入临床药学教育和实践中,多家医院如中南大学湘雅二医院、苏州大学附属第一医院、西安交通大学第二附属医院等已成功将 OSCE 理念融入到药师的培训与考核体系中,取得了显著成效。《OSCE 药师胜任力考评工具与实践》一书详细介绍了 OSCE 在评估和提升药师临床胜任力(包括药患沟通的能力)方面的应用。通过 OSCE 的实践和考核,药师能够建立起更强的同理心和更高效的沟通策略,这对于提高患者满意度、促进患者用药依从性以及优化治疗效果具有重要意义。因此,OSCE 理念在药患沟通中的应用,是提升药师专业技能和患者满意度的重要途径。

【对话示例】在药学门诊,一位老年患者(李先生)前来咨询他的高血压药物如何服用。

患者:药师,您好,我最近血压控制得不太好,而且我担心我现在吃的药有副作用。

药师:您好,李先生。请坐。首先,我想了解一下您目前的用药情况和您具体担心的副作用是什么?

患者:我每天吃一片这个降压药,但最近头总是晕,而且我听说这个药可能会影响肝功能。

药师:(边听边记录)明白了,您头晕并且担心肝功能问题。您能告诉我您最近有做过什么检查吗,比如血压记录或者肝功能检查?

患者:我上个月做了肝功能检查,医生说没什么问题,但我还是担心。

药师:我理解您的担忧。根据您提供的信息,您的肝功能目前是正常的,这是好消息。至于头晕,我们需要进一步分析原因。您能告诉我头晕是什么时候开始的吗? 是在吃药后立刻出现,还是逐渐出现的?

患者:好像是最近一个月开始的,吃药后不久就会觉得头晕。

药师:明白了。头晕可能与药物有关,也可能是其他因素引起的。我们需要排除其他可能的原因。您最近有没有改变饮食习惯或生活习惯?

患者:没有,我一直都挺注意的。

药师:好的,李先生。我建议您再做一次详细的血压监测,并且咨询您的主治医生,看是否需要调整药物剂量或更换药物。同时,我会给您一些关于如何监测血压和记录头晕发生时间的建议,这样可以帮助我们更好地了解您的情况。

患者:那太好了,我正需要这样的帮助。

药师:此外,我还想和您讨论一下您目前的用药计划。我们可以一起看看是否有更适合您的药物选择,同时我也会解释每种药物的作用机制和可能的副作用,这样您可以更清楚地了解您的治疗方案。

患者:非常感谢,这正是我想要的。我希望能更好地控制我的高血压,同时也减少副作用。

药师:没问题,李先生。我们一起努力,确保您的治疗方案既有效又安全。现在,让我们开始制订一个适合您的监测和用药计划吧。

通过这次对话,药师展现了如何将 OSCE 理念中的沟通技巧与专业知识和临床思维融合在一起,以解决患者的用药问题,体现了全面的专业素养。药师耐心倾听患者的担忧,通过提问来获取更多信息,并提供专业的建议和教育,帮助患者理解和管理自己的病情。这种沟通方式不仅增强了患者对治疗方案的理解,也提升了患者对药师的信任和满意度。

六、叙事医学理念

叙事医学是一种以叙事方式实践的医学,涉及认知、吸收、阐释患者的故事,并在其中找到共鸣。这一概念最初由美国学者丽塔·卡伦在 2001 年提出,她将其定义为一种要求从业者具备叙事能力的医学实践活动,并对医生、患者、同事以及公众的复杂叙事情境有深刻的理解。叙事医学的核心在于提升医生的共情能力、职业精神、可信度以及自我反思能力,使得医疗行为不再冷漠,而且让病历记录更加生动和温暖。卡伦提出了叙事医学的三个核心要素:首先是倾听,叙事医学的起点,始于倾听患者的故事;其次是再现,即医生在倾听后将患者的故事转化为书面文本,通过这一过程加深对患者情感和信息的理解;最后是归属,即将所有叙事元素融入到临床实践中去。

将叙事医学理念融入药学服务,有助于建立患者对药师的信任,加深对药师职业的理解,从模糊认识转变为清晰认知,树立药师的良好职业形象,并提升药师与患者的沟通效果,改善药患关系。药师可以在每次与患者沟通后,通过文字或语音记录沟通过程和心得,不限于治疗和用药的专业知识。通过反思性写作,药师可以再现药患沟通的情景,聚焦于共情,以叙事的方式记录患者的用药故事。特别是临床药师,在参与患者的临床治疗过程中,可以通过书写平行药历来记录患者对疾病的倾诉、对药物的感受、价值追求、药患互动,以及药师对治疗过程的主观感受和反思。这不仅要求药师提升专业能力,还要求培养文学素养和写作能力,最大程度地培养共情力,以实现与患者的良好沟通。

【对话示例】张奶奶是一位 70 岁的高血压患者,长期服用多种药物。最近,她因为药物副作用和用药依从性问题来到医院药房寻求帮助。慢病药师李明负责接待她。

(李明首先邀请张奶奶坐下,耐心地听她讲述自己的用药经历和对药物的担忧。张奶奶表达了对药物副作用的恐惧,以及对长期服药的疲惫感。)

叙事医学应用过程。

(1)倾听:李明认真倾听张奶奶的故事,没有打断她并通过点头和眼神交流表示关注和理解。他注意到张奶奶在谈到药物副作用时情绪有些激动。

(2)再现:在张奶奶讲述完毕后,李明将她的故事进行了总结,并用自己的话复述了一遍,确保自己正确理解了张奶奶的担忧和需求。他说道:"张奶奶,我听到您说您担心药物的副作用,并且感到长期服药给您带来了压力。"

(3)归属:李明将张奶奶的故事和担忧融入到临床实践中,他详细解释了药物的作用机制和必要性,并讨论了可能的副作用管理策略。他还提出了一个简化的用药计划,以提高张奶奶的用药依从性。

平行药历的撰写:在沟通结束后,李明撰写了一个平行药历,记录了张奶奶的用药故事和自己的反思。他写道:"张奶奶的担忧让我意识到,作为药师,我们不仅要提供药物信息,还要关注患者的情感需求。今天,我学会了如何更好地倾听和理解患者的故事,这将帮助我在未来提供更人性化的药学服务。"

这个案例展示了叙事医学理念在药学服务中的应用,如何通过倾听、再现和归属三个要素,以及平行药历的撰写,来提升药师与患者之间的沟通质量,增强患者的信任和满意度。

⊙ 要点小结

◆ 卡尔加里-剑桥指南模型将药师-患者的沟通交互过程按照就诊流程分为6个连续的阶段:开始会谈、收集信息、提供咨询的结构、关系构建、解释和计划、结束会谈。

◆ 传播适应理论界定沟通调整策略包括以下5个方面:近似、可解释性、语篇管理、情感表达和人际控制。

◆ King's目标达成理论被认为是当前最适用于药学服务的沟通模型。它的核心概念包括评估、计划、实施和评价4个阶段。

◆ UMPA模型界定了药师-患者沟通过程中的两个核心维度(阶段):共同定义问题过程和共享决策过程。

◆ 将OSCE理念融入药师培训与考核体系,能够精准评估药师在与患者沟通及与医疗团队协作方面的能力。这有助于全面检验药师运用药物治疗知识、临床思维和人际交往技巧解决患者用药问题的实际表现。

◆ 将"叙事"理念应用于药学服务中,要求药师在日常中注意提升自己的文学素养和写作能力,最大程度培养自己的共情力,通过书写平行药历等反思性写作记录患者的用药故事,尽量实现药患沟通情景再现。

参考文献

［1］COUPLAND N, COUPLAND J, GILES H, et al. Accommodating the elderly：invoking and extending a theory［J］. Lang Soc, 1988, 17(1)：1 – 41.

［2］WILLIAMS A. Communication accommodation theory and miscommunication：issues of awareness and communication dilemmas［J］. Int J App Ling, 1999, 9 (2)：151 – 165.

［3］CHEVALIER B A M, WATSON B M, BARRAS M A, et al. Investigating strategies used by hospital pharmacists to effectively communicate with patients during medication counselling［J］. Health Expect, 2017, 20(5)：1121 – 1132.

［4］KURTZ S M, SILVERMAN J D. The Calgary-Cambridge Referenced Observation Guides：an aid to defining the curriculum and organizing the teaching in communication training programs［J］. Med Educ,1996,30(2):83 – 9.

［5］GREENHILL N, ANDERSON C, AVERY A, et al. Analysis of pharmacist-patient communication using the Calgary-Cambridge guide［J］. Patient Educ Couns, 2011, 83(3)：423 – 31.

［6］王丹. 基于 KING'S 达标理论药学服务沟通模型研究［D］. 华中科技大学, 2019.

［7］KING I M. King's conceptual system, theory of goal attainment, and transaction process in the 21st Century［J］. Nursing Science Quarterly, 2007,20(2):109 – 111.

［8］李彩琴, 徐景华. 基于达标理论的糖尿病认知与自我管理对糖尿病患者血糖水平影响的研究［J］. 现代医药卫生, 2021, 37(05)：838 – 840.

［9］WOLTERS M, VAN HULTEN R, BLOM L,et al. Exploring the concept of patient centered communication for the pharmacy practice［J］. Int J Clin Pharm. 2017 ,39(6):1145 – 1156.

［10］张海莲,朱珠,陆浩. OSCE 药师胜任力考评工具与实践［M］. 北京:科学技术文献出版社, 2020.

［11］唐甜甜,肖轶雯,原海燕,等. OSCE 引导式情景实践教学模式在临床药师培

训过程中的应用[J].中国现代应用药学:1-6.

[12]卡伦. 叙事医学:尊重疾病的故事[M].郭莉萍,译. 北京:北京大学医学出版社,2015.

[13]杜治政. 从平行病历到平行医疗——关于叙事医学的十个问题和一个设想[J]. 医学与哲学, 2021, 42(23):1-7.

[14]李友佳,张津铭,张抗怀. 试论叙事医学在药学服务中的应用[J].中国医院药学杂志,2020, 40(20):2175-2178.

（沈　倩　张抗怀）

第 7 章

医院门诊沟通

第1节 门诊药房工作概述

一、门诊药房工作现状

门诊药房(outpatient pharmacy)是医院门诊服务体系的重要组成部分,其主要任务,一是做好药品供应保障和质量养护,二是审核处方、调配处方,核对、发放药物并做好用药交代,为患者提供正确的药品及用药指导,确保患者用药安全、有效。然而,门诊药房取药患者流量大、易造成排长队等候,这种流水式的作业方式,决定了药师必须争取在最短的时间内将最重要的信息通过语言或文字的形式对患者进行精要、简短的用药指导。因此,掌握正确的用药指导沟通方法和重点内容就成为门诊药房药师必须具备的一项重要技能。

传统药房的处方审核、调配、发药大多依靠药师人工完成,配发药过程中,药师需要长时间集中注意力,容易因疲劳导致差错发生,且配药出错难以追溯,用工量大;同时,门诊取药高峰期,患者量大、排队时间长,在这种工作模式下,药师对每位患者的药学服务时间不超过30秒,在如此短暂的时间内想给每一位患者进行详细的用药指导非常困难,患者也无法享受优质的药学服务。

随着我国医疗卫生体制改革的深化,人们物质生活水平的逐步提高,患者的医疗保健意识日益增强,对医疗服务的质量和要求越来越高,对药品信息的需求也日益增强。为提升医院药学服务质量,全国各级医院逐渐开始建立健全智能化医院信息系统,并积极推进智慧化药房建设。

(一)加强信息化建设,推进处方前置审核

传统的处方审核会受到审方药师能力、工作经验、门诊量等因素的影响,且为事后审核,处方问题更正过程繁琐,患者不满意、医生不配合,容易引起药患纠纷。2018年6月,国家卫生健康委员会、国家中医药管理局、中央军委后勤保障部联合发布实施《医疗机构处方审核规范》,明确指出:医疗机构所有处方均应该经过药师审核后,才可进入划价收费与处方调配的环节,没有经过审核的处方不得进行收费与调配;药师是处方审核的第一责任人。这意味着处方前置审核已经成为硬性要求,药师审核处方是保证患者用药安全的一道屏障。

与传统的事后审核相比,基于合理用药系统的处方前置审核可在医师开具处方时及时干预处方问题,对医院服务流程进行改造与创新,即:先审方、再付费、后发药。借助信息系统打通院内各科室间的信息壁垒,优化药学服务流程,减少患者往复奔走的负担,实现"让信息多跑路,让患者少跑路",在促进合理用药的同时提升患者满意度。

处方前置审核系统利用信息化手段,将软件审方与人工审方有机结合,审核模式为"两审两拦截","两审"即系统预审与审方药师复审,"两拦截"即为系统拦截与审方药师拦截。处方前置审核系统可对药物适应证、使用禁忌证或慎用证、用法用量、重复用药、相互作用、配伍禁忌、特殊人群、过敏史、医院相关规定等进行审核。应用处方前置审核系统,可对不合理处方进行有效的拦截和干预,显著提高临床合理用药水平,是保证患者用药安全的一项有效手段,也是全面提升医疗质量的关键环节。

（二）建设自动化药房,改变传统手工调剂模式

医院自动化药房的建设主要为了改变药品手工调剂模式,提高调剂速度和质量,充分发挥现有医院信息系统（hospital information system,HIS）的功能,实现医院药品调剂工作的信息化和自动化。药房自动化技术起源于几十年前的、能实现相对简单功能的技术,如片剂计数、条形码阅读和贴标签。随着自动化技术的成熟,世界上更多的药房开始在药品供应和分配过程中实施自动化。"智慧药房"可明显缩短患者取药等候时间,减轻药师工作强度,且可减少门诊药品调剂差错,提高患者满意度,充分保障患者用药的安全性。自动化设备的不同组合,可以应用于不同的药学服务场景。独立的自动化智能药柜可应用于专科药房、发热门诊、急诊药房或社区诊所。

1. 普通门诊药房智能化设备的应用

普通门诊药房智能化可采用"多台自动发药机 + 智能药架 + 自发光药篮 + 智能传输"的发药模式,通过多药篮待发、多药同发、人机结合等方式实现快速发药。医师开具的处方上传至医院 HIS 进行前置审核,审核通过的处方信息再传入智能发药系统。多台自动发药机同时发药,迅速发出处方药物,通过柜内传输,自动装入自发光药篮,并通过智能传输系统自动传送到指定的发药窗口。患者缴费后,持处方条码/就诊卡至自助取号机报到,等候取药。药师确认患者身份后,对应患者的自发光药篮将自动亮灯,处方信息同步打印,节省时间的同时避免错拿错发。

2. 自动化智能药柜的应用

自动化智能药柜(automated dispensing cabinets,ADCs)是由计算机控制的配药装置,为护理部门提供安全的储存和药物分配。当在数字屏幕上输入数据时(例如,用户身份、指定的药品),只有选定的抽屉会打开,让用户接触选定的物品,并且每个交易都有电子记录。研究表明,ADCs 有减少用药错误、存储错误,以及减少护士在用药和药品库存活动上的时间的作用。在美国马萨诸塞州波士顿布里格姆和妇女医院中,临床药师优化自动配药柜的使用让住院部的药物供应量增加,并减少了中央药房的配药次数,因此,可以采取简单而有意义的干预措施,同时改善多种药物分配指标。

在传染病疫情防控常态化后,自动化智能药柜广泛用于发热门诊发药终端,替代原先设置药房和派驻药师的工作模式,实现发热门诊药品管理的智能化。患者在发热门诊内就医后,医师检查、诊断后开具处方,处方上传 HIS 进行前置审核,药师远程管理,患者凭就诊卡自助缴费,由发热门诊护士协助患者取药。

国际上,在马来西亚,部分医院门诊药房设置非接触式药柜。在荷兰,Koster 及其同事报告称,在新冠病毒感染大流行期间,社区药店更倾向于使用自助药柜。新加坡综合医院通过指定综合诊所的安全储物柜提供药物交付服务,患者可以在方便的任何时间和地点接受药物。

智能化设备的合理应用可使药房的工作很好地适应疫情防控常态化,充分发挥设备的优势,改变发热门诊工作模式,减少人员投入,降低交叉感染风险。

（三）新型调配模式的发展现状

1."柜台式"零距离调剂服务模式

医院门诊药房的"窗口式"服务由来已久，但这种方式不利于药师和患者的交流，尤其遇到老年或部分特殊患者，会出现双方的交流误会；另外，"窗口式"服务还会带来药师对患者态度冷淡、言语生硬、行为欠佳的可能。而将"窗口式"服务变为"柜台式"服务，建立"零距离"的调剂服务模式，既符合广大患者的就医需求，又缩短了药师与患者之间的心理距离，提高了工作透明度及工作效率，体现了以人为本的服务理念。

2.分楼层设置药房

为了方便患者取药，部分医院会根据自己的门诊大楼的布局，实行分楼层设置药房。医院信息系统收费后指引患者到对应楼层药房取药，可不指定窗口，配合语音呼叫和显示屏告知患者取药，保证及时发药的同时还可以灵活开关发药窗口而不影响排序。根据系统候药人数统计显示，当各楼层药房候药人数相差大时，可以及时灵活调配人力，平均各楼层药房的工作强度。

总之，新医改给医院药学带来了革命性的变化，药房工作模式的改变与药师职能的转变之间互为因果、相互促进，对药患沟通也具有深远的影响。实现药品自动化调配及信息化管理，一方面保证药品调剂的准确性，提高调剂工作效率；另一方面也把药师从繁重、简单、机械的体力劳动中解放出来，药师将主要精力用于关注药物的治疗方案，为患者进行用药咨询、用药交代等真正的个体化药学服务，如开设合理用药咨询窗口、药学门诊等，或建立合理用药咨询网络平台。这就要求医院药学服务需要根据患者的就诊习惯，通过面对面、点对点的服务方式或"触手可及"互联网平台为患者提供个体化用药建议，更决定了药师必须有能力将专业的药品信息转化为通俗易懂的语言或文字形式对患者进行用药指导。掌握正确的用药指导沟通方法和重点内容成为药师必须具备的一项重要技能。

二、门诊药房工作特点

近年来，一方面由于现代社会生活节奏加快、门诊患者数量增多，要求门诊药房提供更加快捷、便利的服务;另一方面由于就诊人群生活水平、文化层次、用药安全知识等日益增高,药师的工作不再局限于药品调配,而是需要贴近患者开展用药咨询工作。同时,由于药房工作人员长期面临高强度的日常工作,患者对工作人员提供的服务质量存在疑问和不满时容易发生药患冲突。这就要求门诊药师必须掌握沟通技巧,并在最短的时间内将有效的信息通过语言表达给患者,提高患者的用药依从性,充分发挥药师的指导作用,提高患者的满意度。门诊药房工作环节面临的主客观因素较多,都会影响药患沟通的质量,叙述如下。

（一）处方审核

在发放药品之前,药师应先对处方进行审核,审核内容包括处方的合法性、用药适宜性等。但因为药师的专业知识水平参差不齐,部分缺乏经验的药师在审核处方时可能存在困难;另外,当审核的处方有问题需要患者返回诊室修改时,可能引起患者不满,延误了取药时间,增加医患纠纷几率。

（二）处方调配

要保证患者的用药安全,首先要保证调配处方的正确性。药师在发放药物时,需要交代用法、用量、保存方法等,或者是叮嘱患者按照说明书用药。对于文化程度低、年纪较大、病情严重的患者,正确用药的难度增加,因此对沟通提出更高的要求。

（三）药师指导

核对药师既要完成核对处方的工作,同时还要负责发药,所以承担着双重责任,工作负荷过大。药师在发药时,不仅要指导患者如何正确用药,而且还要使用通俗易懂的语言让患者听明白,很多患者因语言问题、听力问题等无法与药师正常沟通,所以药师要在这方面重点关注。此外,门诊药房还存在患者盲目排队的情况,他们在发药窗口咨询非用药问题,或者发泄不满情绪,导致药师的工作效率下降。最后,部分患者在药品发下来之后没有即刻清点,导致医患纠纷,增加药师的工作压力。现在,药房工作的药师们一般都忙于取药、发药等常规性事务,并没有太多精力与患者进行沟通。尤其是在取药高峰期,药学人员很难抽出时间向患者详细地交代各种药品的服用方法和注意事项。另外,为了节约时间,药师所用语言大多都是专业用语或缩略语,从而使得使患者不能准确获取和理解药品的相关信息。

（四）患者对药师的认知

如果患者对药师的认知较低,就缺乏主动与药师进行交流的意愿。当药房无法满足某些患者的要求时,他们就会将矛盾转移到药师身上,从而发生一些不必要的纠纷。对药师认知较高的患者,如果药师仍遵从传统的药学工作模式进行发药,没有为患者服务的主动性,同样无法提高患者的满意度。

（五）沟通场所的影响

当医院由于场地面积、窗口数量有限而等候取药的患者数量较多,就会导致药患受外界的干扰比较大,使药患沟通不能在一对一的基础上进行,从而可能会使药患之间信息交流不畅甚至是传达错误,导致误会的发生。

（六）处方信息化管理对沟通的影响

实施处方前置审核,及时纠正不合理处方。当不合理处方未及时处置而流转到门诊药房窗口时,药师可以通过信息系统或者电话与医师进行及时沟通,准确传达信息,避免患者来回奔波。

三、门诊患者特点

门诊患者具有一般特点（general characteristics）和心理特点（psychological characteristics）,叙述如下。

（一）一般特点

患者对医院的环境和工作程序不熟悉,疾病性质、职业、文化程度、个性和需求千差万别;年龄以老人和小孩居多;一名患者可能会有多名家属陪同;对疾病认识不足,不理解疾病的发展、转归过程;喜欢以自己的认知和喜好对医务人员提出各种恰当或不恰当的要求。

（二）心理特点

1. 被重视和被尊重心理（the psychology of being valued and respected）

患者几乎都具有这种心理特征,但表现特别强烈的,一般是在社会上有一定身份地位的人,希望得到医护人员的格外重视,要求得到优先照顾和较好的治疗待遇。这些人常常希望被人认出或有意无意地透露自己的身份,以此显示他的与众不同,一旦这种心理受到忽视时,就会出现不良的情绪反应。

2. 快捷省事心理(the psychology of quick and save-time)

持这种心理的患者,一般是工作较忙或路途远的患者,对医院的工作程序不熟悉,希望快速得到治疗,不想耗费太多的时间,对挂号、看病、划价、交钱、领药、注射等烦琐的程序有抱怨,对排队取药等不理解、不配合,常常以一些小事或一句不中听的话为导火线发泄他的情绪,甚至勃然大怒。

3. 恐惧心理(fear psychology)

持这种心理的一般是小孩或很少看病的成年人。小孩多表现为哭闹,拳打脚踢,消极不合作;稍大一点的儿童会挣脱家人的牵拉而逃跑;成人表现为肌肉紧张,动作、语言夸张,有些会产生"敌对"情绪,借故指责为其取药的药师。

4. 挑剔心理(pickiness psychology)

这一类一般是慢性病患者和婴幼儿的家长,对有关疾病知识一知半解,有过高的治疗和照顾要求,希望药到病除。如果用药后症状没有明显改善,就指责和埋怨医生医术不精、药房药质量有问题等。

5. 焦虑、烦躁心理(the psychology of anxiety or irritation)

患者在一系列诊疗过程中,由于科室和专业的细化,常常要往返多个部门和诊室。门诊患者一般都有求治心切、希望尽快办理就诊手续、尽早明确诊断的心理。如多次往返,患者焦急、烦燥甚至情绪失控,极易引发医患间的冲突,甚至酿成恶性事件。

6. 消费心理(consumer psychology)

每个患者因经济收入、消费观念、文化素质的差异,对门诊窗口服务质量要求各不相同。

> ## 要点小结

◆ 门诊药房是药学服务的窗口单位,门诊药房的药患沟通是门诊服务的重要一环。

◆ 智慧药房及调配模式的不断发展,对药师的沟通能力和专业技术水平提出了更高的要求。

◆ 门诊药房工作环节较多,一般包括处方审核、处方调配、药师指导等诸多环节,每个环节都可能对药患沟通的质量产生影响。另外,患者对药师的认知、沟通场所等主客观因素也会影响沟通的效果和质量。

◆ 门诊患者有普遍存在的心理特征,如希望被重视、恐惧、焦躁、挑剔、图省事等,也会因为文化、经济水平的差异出现个体化的心理特点。

参考文献

[1]陈威,于西全. 新医改后我院门诊药房药学服务转型模式探讨[J]. 实用药物与临床,2018,21(03):350-353.

[2]苗云. 智能自动化发药系统对门诊西药房药品发放与管理的影响[J]. 临床合理用药杂志,2021,14(7):137-138.

[3]季春燕,朱璇. 自动化发药系统对门诊药品调剂差错及药师工作强度的影响[J]. 临床合理用药杂志,2021,25:161-163.

[4]万盟,沈德祥,朱余兵,等. 后疫情时期智能化设备在门诊药房的应用效果[J]. 临床合理用药杂志,2021,14(31):148-152.

[5]信彩琴,马瑞. 改善门诊药房服务质量的几项措施[J]. 中国药事,2009,23(5):450-451.

[6]王云凤. 人性化管理模式应用于门诊药房的效果及对提高工作效率的作用分析[J]. 中国药物与临床,2021,21(10):1767-1768.

[7]GOUNDREY-SMITH S, AUTOMATION P. Pharmacy automation. Information technology in pharmacy:an integrated approach[M]. London:Springer,2013:95-119.

［8］FOX B I, PEDERSEN C A, GUMPPER K F. ASHP national survey on informatics: assessment of the adoption and use of pharmacy informatics in U. S. hospitals-2013［J］. Am J Health Syst Pharm, 2015, 72(8): 636 – 55.

［9］AL MUALLEM Y, AL DOGETHER M, AL ASSAF R, et al. The implementation experiences of a pharmacy automation drug dispensing system in Saudi Arabia ［J］. Stud Health Technol Inform, 2015, 208: 22 – 26.

［10］RODRIGUEZ-GONZALEZ C G, HERRANZ-ALONSO A, ESCUDERO-VILA-PLANA V, et al. Robotic dispensing improves patient safety, inventory management, and staff satisfaction in an outpatient hospital pharmacy［J］. J Eval Clin Pract, 2019, 25(1): 28 – 35.

［11］CHAPUIS C, ROUSTIT M, BAL G, et al. Automated drug dispensing system reduces medication errors in an intensive care setting［J］. Crit Care Med, 2010, 38(12): 2275 – 2281.

［12］ZHENG W Y, LICHTNER V, VAN DORT B A, et al. The impact of introducing automated dispensing cabinets, barcode medication administration, and closed-loop electronic medication management systems on work processes and safety of controlled medications in hospitals: A systematic review［J］. Res Social Adm Pharm, 2021,17(5): 832 – 841.

［13］LUPI K E, DAY K M, GILMORE J F,et al. Evaluation of a clinical pharmacist-led automated dispensing cabinet stewardship program at a tertiary academic medical center［J］. J Pharm Pract, 2020, 33(5): 576 – 579.

［14］YEO Y L, CHANG C T, CHEW C C, et al. Contactless medicine lockers in outpatient pharmacy: a safe dispensing system during the COVID-19 pandemic ［J］. Res Social Adm Pharm, 2021, 17(5): 1021 – 1023.

［15］KOSTER E S, PHILBERT D, BOUVY M L. Impact of the COVID-19 epidemic on the provision of pharmaceutical care in community pharmacies［J］. Res Soc Adm Pharm, 2021, 17(1): 2002 – 2004.

（彭莉蓉 王金萍）

第 2 节　门诊药患沟通环节及要点

一、门诊药患沟通的技巧

针对以上门诊患者的心理,门诊药师应相应掌握应对技巧,如注意举止动作、眼神、语言等,加强与患者的有效沟通,达到较好的服务效果。

(一)非语言沟通技巧

非语言沟通,依靠药师的眼神、举止动作来实现。通过肢体语言和表情,向患者传递信息,使患者感受到亲切和关心,获得患者的信任感。如发药时应该发放到患者的手上,而不应该丢给患者。在解释药物如何服用时应该拿着药物,除了用恰当的语言外还应有眼神的交流。

(二)语言沟通技巧

1. 使用积极语言

一般情况下与患者沟通应使用普通话,遇到外籍患者应及时用英语或其他语言沟通。当药师缺乏外语技能时,应立即请精通外语的同事配合解释。如果遇到年长的患者,有时会听不清药师的话语,这时就应该请患者的孩子或更年轻一些的亲属来听讲解。药师说话时的语音、语调,都能够帮助药师更好地表达语言含义,语音、语调使用得当,有利于增强沟通效果。如果遇到听力有障碍的患者,可以写下要说的话,通过文字进行交流。在讲述如何使用药物及服药时的注意事项时,药师应采取重复性语言,多次反复与其沟通,促进他们接受用药指导。必要时,药师也要运用指令性语言,如:"这种药一定要每天服两次。""绝对不可以多服!"以此表现出权威性,避免患者不遵从用药意见,影响用药效果。

2.避免消极的语言

由于药师在讲解药品使用方法时会使用到一些只有药师才能明白的专业术语,这时患者肯定会重复问什么意思,药师不能对患者及其家人使用斥责、讽刺和不耐烦的语气,如:"说几遍了,怎么还不知道怎么吃?"这种语气很容易刺激患者。患者得病后心里本来就焦虑、烦躁,如果此时受到语言刺激,很容易引发过激行为,甚至酿成医患纠纷。

3.积极聆听患者

由于药师和患者的信息不对称,患者需要得到药师的帮助,因此,在沟通中如果药师用复述问题或点头等表示自己在认真听取,使患者感到自己受到重视,可以激发患者进一步沟通的意愿。应注意了解患者的心理特点,在与患者面对面的交谈中,应随时运用心理学知识,对部分患者不宜强调罕见的不良反应等,否则会加重患者的心理负担。在解答问题时,应注意尽可能减少患者疑虑,增强其信心,以此提高患者用药的依从性。

总之,地位平等、相互尊重是良好沟通的基础,药师不能因为患者生病而歧视患者,而应与患者建立朋友式的和谐关系,消除患者的不安全感,建立信赖感。在人性化服务的基础上,做到诚信、尊重、同情、耐心。药师的语言要热情、礼貌,在交谈中分析患者的心理状态,根据不同的心理状态采用不同的谈话方式。

(三)改变服务观念,提高药师的自身修养

药学人员应该树立一切以患者健康和安全为根本宗旨的服务理念,为患者提供最优质的服务,工作时保持真诚的微笑,礼貌对待就医的患者,用认真的态度耐心地向患者讲解各种药物的使用方法,努力做到最人性化的服务。

(四)注意沟通方式

药师在沟通过程中要集中精力倾听,用真诚的眼神注视着对方,轻易不要打断谈话或转移话题。运用"换位思考"的方法,站在患者角度设身处地地去想问题,可以使沟通达到事半功倍的效果。

二、门诊药房良好沟通的关键

(1)认识到沟通是一个双向的过程,既包括倾听,也参与交谈。使用"您是否了解这个药的用法用量?""您用药过程中是否有其他不明白的地方?"等问题提示患者参与咨询。

(2)沟通内容包括药物治疗的核心内容:①简要解释药物的作用及它是如何起作用的。②用准确、最新的、循证的信息讨论利弊。③提供有关副作用的信息。④考虑解决用药过程中的不确定性,包括单个患者将会发生什么的不确定性,以及循证证据中的不确定性。⑤承认患者提出的任何不一致或相互矛盾的信息。

(3)提供关于如何管理药物的可操作信息:①提供有关如何服用药物的信息,例如,解释片剂数量与毫克数量;提示自我监测(如血压测量)等信息。②提示自我健康监测和药物的不良反应;用实用的建议帮助患者解决服药的障碍。③提示患者如何提高服药能力和用药依从性。

(4)总结并检查患者的理解:①回顾患者的评论:"让我总结一下我们到目前为止讨论的内容。"②检查患者的理解力:"您能总结一下我们到目前为止讨论的内容吗?"或者"关于我们今天对您的药物所做的更改,您会告诉您的配偶、家人或者其他照顾者什么?"③邀请提问:"您还有什么问题不明白吗?"

三、门诊药房各环节沟通要点及流程

(一)呼叫患者并与患者见面

采用呼叫系统,使用普通话反复呼叫患者姓名,声音不宜过小,也不能扯着嗓子大喊,应铿锵有力而温和,保证患者能听清又不失礼貌。待患者出现在窗口时,礼貌地向患者点头、微笑。

(二)核对/确认患者身份

严格执行查对制度,准确识别患者身份。患者在窗口取药前,应至少同时使用两种方法(如患者姓名、出生年月)确认患者身份。确认患者身份后才能为患者调配药物。

（三）核对药品品种和数量

双人"四查十对""过三关"。第一关,窗口审方药师接到患者处方后,首先要核查处方中的临床诊断和用法、用量;第二关,取药药师调配药品时,进行第二次核查,包括辨别药品性状、查对配伍禁忌;第三关,窗口审方药师向患者唱发药品时,进行第三次核查,包括患者科别、姓名、年龄以及药名、剂型、规格、数量等。

（四）调配发放

给患者发放药物时,应轻拿轻放,切忌用力过大导致患者不满。外用药与口服药分开发放,易混淆药品尤其应确认是否正确。

（五）用药指导

药师运用专业知识,详细交代药品的用法、用量及相关注意事项,可提高患者的依从性和治疗效果,避免和减少不良反应,提高患者对医院的满意度,体现药师的价值。

门诊药房药患沟通流程如图 7-1 所示。

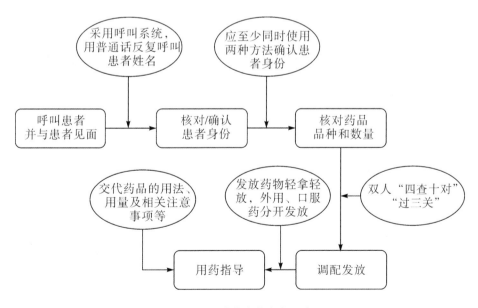

图 7-1　门诊药房药患沟通流程

四、患者满意度调查

（一）患者满意度的定义

患者的满意度（patient satisfaction degree）是医疗保健接受者对其服务体验的背景、过程和结果的突出方面的反映。患者的满意度与一般医疗保健需求和特定条件需求的满足程度有关，满意的患者更有可能遵守治疗。目前关于患者满意度较为有代表性的说法是 Pascoe 说法，即人们对生命质量等方面的要求，对医疗保健服务产生预期，而后在经历医疗服务后形成的情感状态所反映的就是患者满意度。它主要包括两个方面：一是医疗服务给患者带来的价值，即对疾病的治疗和健康的恢复所产生的作用效果，主要包括所使用的仪器设备、诊疗手段等技术层面的内容，称之为显性服务满意度；二是患者在接受医疗服务过程中对所接受的医疗服务的感觉和体验，称之为隐性服务满意度。

患者满意度被归类为药房服务中重要的人文结果衡量指标。药师通过药房服务参与患者管理，提高了患者的满意度，对药房服务感到满意的患者更有可能适当地服用他们的药物，也降低了从一个医疗机构换到另一个医疗机构的可能性。

患者满意度数据在为患者提供服务的策略和医疗机构中发挥着重要作用。许多因素影响患者对药房服务的满意度，包括：社会人口学特征（年龄、性别、婚姻状况和种族）、等待时间、健康状况和患者的期望、药房位置、药物可用性和成本。在卡塔尔公立医院进行的一项研究表明，患者满意度受到服务及时性、药师态度、药物咨询、药房位置和等待区域的积极影响。

在"以人为本"和"以患者为中心"的理念下，医疗机构和医务人员应更加关注患者的需求，从患者体验的角度改进医院服务的质量，而患者满意度则变成了衡量现代医院质量管理工作的核心指标。通过调查分析患者对门诊药房的满意度,可以发现药房服务中所存在的问题,以便更好地为患者服务。

（二）患者满意度测评体系的建立

随着医疗服务中的患者满意度理论的不断发展,其衡量指标和测评工具也在不断丰富。因此,如何选用适当的患者满意度测评工具,客观地了解患者对服务的体验状况,并用于改进医院服务质量,成为医院服务管理的重要课题。满意度调查可以通过现场发放满意度调查问卷、电话回访调查等多种方式进行。

1. 满意度测评指标的确定

对满意度测评,可选择药学人员、医院管理者或患者作为确定指标体系中各因素及其权重的专家。对上述专家进行访谈,收集可能影响门诊患者满意度的各项因素,采用专家意见法,对所记录的各因素进行筛选、分类,最后确立各级测评指标,并运用德尔菲法(Delphi method)来确定指标的权重。

2. 满意度调查问卷的设计

调查内容包括患者的基本信息,如性别、年龄、婚姻状况、文化程度、职业等,并根据社会调查学中调查问卷设计的原则,对应满意度测评指标体系,设计门诊患者满意度调查问卷中的问题,并按照李克特量表(Likert scale)针对每个问题给出满意、较满意、一般、不太满意和不满意五种态度供患者选择。门诊药房服务满意度内容可包括用药指导、用药咨询、服务效率、服务态度、仪容仪表、总体服务质量等。可参考设计如图 7-2。

建立科学的门诊药房满意度测评体系是医院药学质量管理中不可缺少的环节,也是提升药师药患沟通能力、提高患者满意度的有效管理工具。

医院门诊药房满意度调查表

一、基本信息

患者姓名_____   年龄_____   文化程度_____

患者性别□男   婚姻状况□已婚

　　　　□女   　　　　□未婚

患者职业_____   联系方式_____

二、满意度调查

　1.您对门诊药房药师的服务态度是否满意

　　□满意　　□较满意　　□一般　　□不太满意　　□不满意

　2.您对门诊药房药师的仪容仪表是否满意

　　□满意　　□较满意　　□一般　　□不太满意　　□不满意

　3.您在取药时排队等候时间

　　□5分钟以下　　　　□5~9分钟　　　　□10~19分钟

　　□20~29分钟　　　　□30分钟以上

　4.你认为我院取药排队的秩序

　　□有序　　□一般　　□无序

　6.您取药时药师交代用药方法是否能详细耐心

　　□能　　□一般　　□不能

　8.你对药师的用药指导是否满意

　　□满意　　□较满意　　□一般　　□不太满意　　□不满意

　9.咨询窗口的药师是否能提供合理的用药建议

　　□能　　□一般　　□不能

　10.您认为在我院门诊药房取药时存在哪些问题?

　　_____

　　_____

　11.您对加强和改进门诊药学服务有什么建议?

　　_____

　　_____

图 7 -2　参考设计

▶ 案例分析

　　案例背景　某日 18:00 左右,正值晚饭时间,一位患者来到门诊药房窗口,为患儿取破伤风抗毒素。因破伤风抗毒素需要在急诊科前后注射 4 针、时长共计 2 个小时,且患儿注射期间需要观察过敏反应不能离开医院,药师怕耽误孩子吃饭便产生了以下对话。

药师:你给孩子吃饭了吗?

患者:没有。

药师:先带孩子去吃饭。

患者:我们打完针再吃饭。

药师:你不知道破伤风要打 2 个小时吗?

患者:你不说我咋知道得 2 个小时? 莫名其妙!

药房负责人:(赶紧上前解释)您好,实在不好意思,刚才没给您说清楚。因为破伤风抗毒素是脱敏治疗,打一次需要观察 30 分钟,总共打 4 次,所以 2 个小时内护士要观察,孩子不能随意离开医院。现在是晚饭时间,如果孩子没吃饭可以先带孩子去吃饭,别让孩子饿着肚子打针。

患者:(这才明白药师是为了孩子考虑,表示理解)您这么说我就明白了,谢谢!

　　药师评析　患者不是专业的医务人员,对于专业知识是缺乏的,因此在沟通时药师应站在患者的角度,用通俗易懂的语言给患者解释清楚各个环节,切忌使用不耐烦的语气反问患者,避免因沟通不畅导致患者不满,最终引发纠纷。案例中药师的本意是好的,怕耽误孩子吃晚饭,但是因为语气不适宜导致患者产生不满情绪。当解释清楚以后,患者不但给予理解,还表示了感谢。因此,选择合适的沟通方式是促进药患关系和谐的重要法宝。

> **要点小结**

◆ 药师应掌握患者的心理,换位思考,通过语言、非语言的沟通技巧,为患者提供高质量的药学服务。

◆ 药师应从呼叫患者、确认身份、核对药品、调配发放、用药交待等各个环节做好沟通。

◆ 药师应根据患者的实际情况给出针对性或差异化解答,为患者提供解决用药疑问的准确信息,提高患者的用药依从性和安全性,提高患者的满意度。

◆ 建立完善的门诊药房患者满意度调查体系是药学管理的重要组成部分,也是提升患者满意度的重要工具。

参考文献

[1]高艳,张菁. 门诊药房药师工作中的沟通技巧[J]. 长春中医药大学学报, 2013, 29(2): 376.

[2]谭永红,范开华,赵冰晶,等. 门诊药房药患纠纷的处置预案与技巧[J]. 中国药房, 2013, 45: 4315 - 4317.

[3]李建刚,杨震,孟馥,等. 患者满意度及其测评工具研究综述[J]. 现代医院管理, 2010, 08(6): 4 - 7.

[4]张澄宇,郑忠民,姜蓉. 门诊患者满意度测评指标体系的研究[J]. 上海第二医科大学学报, 2003, 23(B10): 107 - 109.

[5]黄淇敏,王敏怡. 医疗服务中顾客满意度指标体系的建立及应用[J]. 上海第二医科大学学报, 2005, 25(10): 1075 - 1078.

[6]王殿丽,郑铁龙,牛新萍. 门诊药房药物咨询服务对患者就医满意度的应用分析[J]. 中国医药指南, 2018, 16(4): 291 - 293.

[7]PARKER L, RYAN R, YOUNG S, et al. Medications and doctor-patient communication[J]. Aust J Gen Pract, 2021, 50(10): 709 - 714.

[8]ODILI V, IHENYEN A, OKHAWERE M. Patients' satisfaction with pharmacy

services in a secondary health care facility in Benin City [J]. Nigerian J Pharm Appl Sci Res, 2017, 6(1): 65 – 72.

[9] SHEWASINAD S, SAYIH A. Assessment of adult patient satisfaction and associated factors with nursing care among admitted patients in medical, surgical, obstetrics and gynecology ward in Mizan-Aman general hospital, Bonga and tepi hospitals, southwest Ethiopia 2016 [J]. Nurse Health Care, 2018, 8: 1 – 9.

[10] PASCOE G C. Patient satisfaction in primary health care: a literature review and analysis [J]. Eval Program Plann. 1983, 6(3 – 4): 185 – 210.

[11] NJILELE A, UKWE C, OKONTA J, et al. Development of a patient satisfaction questionnaire for HIV/AIDS patients in Nigeria [J]. Int J Clin Pharm, 2012, 34 (1): 98 – 104.

[12] AHMAD A, ALGHAMDI M, ALGHAMDI S, et al. Factors influencing patient satisfaction with pharmacy services: an empirical investigation at king Fahd armed forces hospital, Saudi Arabia [J]. Int J Bus Manag, 2016, 11 (9): 272 – 280.

[13] KHUDAIR IF, RAZA SA. Measuring patients' satisfaction with pharma-ceutical services at a public hospital in Qatar [J]. Int J Health Care Qual Assur. 2013, 26:398 – 419.

[14] NIGUSSIE S, EDESSA D. The extent and reasons for dissatisfaction from outpatients provided with pharmacy services at two public hospitals in eastern Ethiopia [J]. Front Pharmacol. 2018, 9: 1132.

[15] KEBEDE H, TSEHAY T, NECHO M, et al. Patient Satisfaction Towards Outpatient Pharmacy Services and Associated Factors at Dessie Town Public Hospitals, South Wollo, North-East Ethiopia [J]. Patient Prefer Adherence, 2021, 15: 87 – 97.

（彭莉蓉　王金萍）

第 8 章

医院病区沟通

第 1 节　病区工作概述

一、病区临床药师工作概述

随着我国临床药学工作的发展,医院药学的核心工作已从保证药品供应转变为提供药学服务。药师深入临床为医务人员及患者提供专业的药学服务,对提高合理用药水平、保障用药安全、提高医疗质量具有重要的现实意义,对推动医疗机构建设,落实医药卫生体制改革具有深远的历史意义。

2020 年国家卫生健康委员会、教育部、财政部、人力资源社会保障部、医保局、药监局 6 部委联合发布了《关于印发加强医疗机构药事管理促进合理用药的意见的通知》,该通知中要求,临床药师要积极参与临床治疗,为住院患者提供用药医嘱审核、参与治疗方案制订、用药监测与评估以及用药教育等服务;在疑难复杂疾病多学科诊疗过程中,必须要有临床药师参与,指导精准用药;探索实行临床药师院际会诊制度。2023 年国家卫生健康委员会、国家中医药局、国家疾控局 3 部门联合印发了《全国医疗服务项目技术规范(2023 年版)》,于国家层面首次将住院患者个性化用药监护纳入药学服务收费项目。随后多个省市医保部门及医疗机构也落地了住院药学诊查工作的服务收费,与此同时对于病区药师的工作职责也有了进一步的规范与要求。

目前国内许多个省份积极探索住院药学诊查的服务规范,基本认为工作职责包括以下方面:药师通过对住院患者巡诊,综合研判患者、疾病、用药情况和检测结果,协同医疗团队制订合理化、个体化药物治疗方案;开展疗效观察和药物不良反应监测;进行用药干预,开展用药教育和用药咨询;并将药学诊查服务内容形成工作记录,在相关医疗文书中体现。住院药学诊查服务主要内容包括药学查房、药物重整、药学监护、用药咨询和用药教育等。

在病区药物临床应用实践中,药师应结合临床特点和药物特点,突出临床实践性和应用性,以患者为中心,发现、解决、预防潜在或实际存在的用药问题,协助医护人员优化药物治疗方案,指导患者安全用药,促进药物合理使用。

二、病区患者特点

病区患者因为生活环境的改变,容易出现心理状态变化,而由于年龄、性别、受教育程度、疾病种类等差异,病区患者往往也会有不同的特点。临床药师应根据患者特点做到"对症下药",才能"事半功倍"。

(一)疾病状态

收住入院的患者通常病情较为紧急、疑难、复杂或严重,需要住院进一步检查以明确疾病诊断并进行相应治疗,因此病区患者往往合并用药较多,对其用药后的疗效及安全性应给予充分关注。合并使用多种药物也会增加药品不良反应的发生风险,有调查统计显示,联合使用 6 ~ 10 种药品时,不良反应发生率超过 10%。

(二)心理特点

处于疾病状态下的患者,心理状态往往会发生变化。一部分患者会产生依赖心理,对日常生活自理信心不足,变得顺从、被动、情感脆弱,希望得到更多的关心和支持;也有一部分患者因疾病变得敏感,或者因病痛的折磨和心理压力而变得情绪急躁,容易冲动。

医院是患者集中的地方,在同一个科室的患者可能会遇到许多和自己病情相似但可能处于疾病不同时期的患者,一些患者可能会联想到自身疾病加重后的情形,从而产生一定的心理负担;也有些患者可能长期处于慢性疾病的治疗期,疾病对生活和工作有很大的影响,巨大的治疗花费也造成了沉重的经济负担,治疗效果却并不能达到"彻底根除疾病"或"痊愈",从而产生悲观、沮丧甚至绝望的情绪。另外,外科手术治疗对患者会产生较为强烈的心理与生理刺激,面对手术操作带来的风险及术后可能面临的并发症,患者会产生沉重的心理负担,继而易产生紧张、恐惧、焦虑、抑郁等负性情绪。

（三）环境特点

住院治疗过程中，患者离开了原来熟悉的生活和工作环境，作息时间与在家中有所不同，周围接触的人和事也不同于以往的家庭生活，部分患者需要一段时间来适应新的环境和角色。一些较为敏感的、适应性欠佳的患者，还可能出现失眠、纳差、消化功能紊乱、坠床等不良事件。

（四）患者自身特点

1. 受教育程度不同

患者受教育程度不同，可能对医学专业名词不能充分理解或有理解偏差，造成信息传递不准确。另外，住院患者在陌生的环境中，对自身健康的关注和对疾病认识的缺乏使其产生负性情绪的同时也变得更为敏感，例如选择性地注意与疾病相关的负面信息，对医务人员沟通中的语气、表情、情绪等过度解读。

2. 存在信任危机

信任是沟通的基础，但目前我国医患关系出现的间接的、多元化和不稳定的趋势，导致医患彼此间出现了信任危机。另外，传统观点认为药师就是从事药品采购、制备、调剂等工作的人，主要职责是满足药品供应；实际上现今的药学服务中药师已担当起参与患者的临床药物治疗、与临床医生一起查房、共同进行治疗方案的制订等工作，但目前患者仍然对药师的认识比较模糊。因此，相对医护人员，患者对药师的信任度更低。

3. 期望值过高

随着物质文化生活水平的不断提高，大众受教育程度日益增长，不可避免地对医疗卫生服务提出更多更高的要求。有些患者认为在医学技术水平飞速发展的今天，所有疾病在治疗后都应好转或治愈。也有一些患者在医疗过程中存在"消费者"心理，对治疗的期待过高，希望"物有所值"，常常导致对医务人员的不信任或产生矛盾，甚至发生恶性事件。

4. 用药依从性

当需服用药品种类较多或刚开始服用药物时，患者容易出现忘记服用、重复服用、提早或延误服药时间的情况,可能导致药物的血药浓度波动较大,进而引发不良事件的发生或者影响药物治疗效果。如一些糖尿病、冠心病、高脂血症等慢性病患者,疾病症状的改善缺乏明显的主观感受,在担心治疗花费或是本着"是药三分毒"尽量少吃药的想法影响下,擅自减量甚至停药。

5. 儿童患者

患儿自我表达能力差,不会通过语言表达身体的不适和要求,或不能完整、准确地描述病情,常依靠家长代述。儿童注意力难以集中,容易被外界事物吸引,且儿童心理活动大多随情景而迅速变化,如小儿一看见穿白大褂的医生或被抱上诊疗床会立刻精神紧张、哭闹不安,检查及治疗时不易合作。

6. 老年患者

老年患者由于意识到自己身体逐渐衰老,害怕死亡的来临,容易变得敏感多疑,总是怀疑自己患了严重的疾病或是病情恶化,精神时常处于紧张和畏惧状态。随着身体机能退化、身体素质下降、行动迟缓、视力及听力下降、接受能力和思考能力下降、对家人照料的依赖增加,在住院期间陌生的环境和陌生的医护人员容易使其产生孤独感。另外,由于老年患者合并基础疾病较多,常合并用药较多,且老年人生理特点导致机体对药物的代谢、排泄等功能下降,属于易发生药品不良反应的人群。有一部分老年患者常服用各种营养保健品,保健品的成分可能与治疗药物存在相互作用,导致药效降低,甚至发生严重不良反应。

三、病区工作特点

病区临床药师的工作需要与患者进行直接的沟通与交流,而年龄、疾病状态、心理状态、生活环境、受教育程度等因素使得不同住院患者具有各自的特点。药师在与患者的交流中应根据患者特点,掌握与不同患者间的沟通技巧,开展个体化的药学服务。

病区药师在药物临床实践过程中首先应了解药品,尤其是作用相同或相似的药品在药理、药效、药代动力学及药品不良反应之间的区别,才能够为医患提供更精准的个体化药学服务。病区专科化的临床药学实践工作,使得专科药师能深入了解专科疾病和每一种药物的特点,深入开展药物个体化治疗与监护工作,为医、护、患提供更专业、更细致的临床药学服务工作。

⊘ 要点小结

◆药师在药物治疗中的价值日益突显,其主要工作内容包括药学查房、医嘱审核、药物重整、参与治疗方案制订、查房、会诊、病例讨论、患者用药教育和监护等。

◆住院患者相对病情较重、治疗药物较多,对用药后的疗效及安全性应充分关注;同时,由于疾病状态及生活环境的改变,住院患者往往具有紧张、焦虑的心理特点。

◆药师应依据患者的年龄、受教育程度、依从性、疾病特点、心理特点及自身其他特点选择适宜的沟通方式。

◆药师应具有深厚的药学专业技能、基本的临床医学知识、良好的沟通与交流能力,结合患者特点和药物特点,以患者为中心,发现、解决、预防潜在或实际存在的用药问题,协助医护人员优化药物治疗方案,指导患者安全用药,促进药物合理使用。

参考文献

[1]吴永佩,颜青.医院临床药师制体系建设的研究与实践[J].中国医院.2011,15(10):1-5.

[2]医疗机构药事管理规定[EB/OL].http://www.satcm.gov.cn/web2010/zhengwugongkai/zhengcefagui/falvfagui/guizhang/2011-04-07/13297.html.2011-04-07/2022-03-20.

[3]吴永佩,颜青.临床药师制建设和工作模式的探讨与实践[J].中国临床药学杂志,2014,23(6):337-342.

[4]吴永佩,颜青.我国临床药学发展的回顾与思考[J].中国临床药学杂志,2014,23(1):1-8.

[5]吴永佩,颜青.药学部门和药师是医院医疗工作四大核心技术支撑系统之一[J].中国医院.2014,18(1):59-61.

[6]关于印发全国医疗服务项目技术规范(2023年版)的通知[EB/OL]. http://
www. nhc. gov. cn/caiwusi/s7785t/202309/914aec9618944ee2b36621d33517e
576. shtml,2023 − 09 − 28/2024 − 12 − 04.

[7]四川省药事管理质控中心.关于印发四川省医疗机构住院药学诊查服务规范
的通知[EB/OL]. https://szkzx. syyxszl. com:8991/ ysglzkzx/list. action?
channel = 1193,2024 − 11 − 27/2024 − 12 − 04.

[8]国家卫生健康委、教育部、财政部、人力资源社会保障部、国家医保局、国家药
监局.关于印发加强医疗机构药事管理促进合理用药的意见的通知
[EB/OL]. https://www. nhc. gov. cn/yzygj/s7659/202002/ea3b96d1ac094c47
a1fc39cf00f3960e. shtml,2020 − 02 − 21/2024 − 12 − 06.

（刘 冬 张 晋）

第 2 节　病区沟通环节及要点

一、药学查房、会诊及药物重整问诊

药学查房、药学会诊及药物重整是药师参与临床药物治疗的重要环节,药师在开展以上药学服务的过程中,需要与患者进行充分而有效的沟通,以提升服务质量,避免医疗纠纷。现就药学查房、药学会诊及药物重整过程中与患者沟通的主要内容、原则及技巧进行阐述。

（一）药学查房患者问诊

1.药学查房患者问诊的主要内容

（1）查房前应详尽查阅患者的用药与治疗医嘱记录。了解患者目前治疗用药的使用情况及服药后病情演变、发展和近期存在的主要临床症状,并获得实验室、影像学等检查信息。

（2）首次查房时先向患者问候并进行自我介绍,说明自己是临床药师,并告知患者能为其提供的药学服务内容,以便患者了解临床药师,获得其认同。

（3）询问患者病情,包括主诉、简要病史,重点是对患者用药史进行入院药学评估,了解患者的用药史及用药依从性。在交流中核实包括用药品种、规格剂型、用药剂量、用药疗程、服药时间、用药疗效、用药后不良反应及用药依从性等方面内容。

（4）了解患者家族史、药物过敏史、吸烟史及其他生活嗜好、职业特点等有价值的信息,并关心患者的生理和心理状况。

（5）告知患者所用药物的适应证、用法用量、服用期间的注意事项、可能出现的不良反应及处理方法，同时回答患者其他用药相关咨询。

（6）通过查房问诊掌握患者的症状、体征，结合患者的实验室检查指标等，评估药物治疗效果及患者是否出现药物不良反应。查房后结合患者的疗效及药品不良反应情况，调整药物治疗方案，向医生提出适宜的建议。

（7）评估服用药物可能出现的不良反应及药物－药物、食物－药物相互作用，并提出适宜的建议。

（8）对于服用药物后可能会造成肝功能损害、肾功能损害、造血功能异常等的患者应重点关注。与医生讨论制订个体化用药监测方案，并在用药过程中严密监护。

（9）进行药物经济学评估，并在查房后向医生提出适宜的建议。

2.药学查房患者问诊的基本原则

（1）充分准备：日常查房前应掌握患者的用药情况，熟悉患者的主要诊断、实验室检查指标变化情况等，并结合患者首次查房时获取的信息，初步评估患者的病情变化。

（2）目标明确：针对患者的既往疾病及用药情况，明确本次药学查房的重点。如某些药物服用时间是否正确（早/晚、餐前/餐后），药物的用药方法是否正确（吸入制剂），观察患者用药后是否出现相关药品不良反应，评价患者用药后的疗效，患者联合用药时是否存在服药顺序、药物相互作用、药物与食物相互作用等问题。

（3）言之有据：药师查房期间无论是主动给予的用药建议与用药教育，还是被动回答的用药咨询，均需做到言之有据。对于不清楚的问题，应查阅资料后给予详细解答，不可随意回答。

（4）突出药学专业特点：药学查房应能突出药学查房的重点和特色，不能类似医师的查房，强调诊断和病理生理的过程较多，而自身特色不明显。

（5）避免矛盾：患者住院期间会有医师及护士常规查房，在药师查房时如患者对于医护人员的说法存在质疑，或认为药师与其说法存在不一致时，药师不应直接否定医护人员的说法，而应与患者充分沟通以取得理解，并及时与医护人员进行交流,明确患者是否对于医护人员的说法理解有误,在与医护人员达成一致后,及时和患者进行沟通,解除患者的顾虑和疑问。

3.药学查房患者问诊的沟通技巧

(1)有开始语和结束语:查房前先进行自我介绍,让患者知道交谈的对象及目的,以便和患者沟通。查房结束时使用合适的结束语增进患者对于药师的认同感,同时为下次查房做出铺垫。

(2)开放式交流:应避免使用封闭式的提问,如:"这个药您是否在饭后服用?/服药后您是否出现头晕?"此类问题会使得交流很快结束,也会诱导患者出现不准确的回答,部分患者甚至会认为药物对其造成了不良影响,由此影响用药依从性。应尽量使用开放式问题,如:"这个药您是在什么时候吃呢?/这两天您有什么新出现的状况吗?"

(3)面对疑难问题谨慎回答:药师在查房过程中难免遇到难以解答或答案不明确的问题,在遇到此类问题时如信口开河随意回答,易影响医疗质量甚至造成医疗安全隐患,但如直接告知患者自己对于该问题不了解则容易丧失患者的信任。此时应向患者解释该问题较为复杂,并从专业角度给予初步分析,然后告知患者出于对其负责考虑,自己将在查阅相关资料后尽快给予详细回答。

(4)三个留意:留意沟通对象的教育程度、情绪状态及对沟通的感受;留意沟通对象对病情的认知程度和对交流的期望值;留意自身的情绪反应,学会自我控制。

(5)四个避免:避免使用刺激对方情绪的语气、语调、语句;避免压抑对方情绪、刻意改变对方的观点;避免过多使用对方不易听懂的专业词汇;避免强求对方立即接受医务人员的意见。

(6)注重人文关怀:人文关怀是医患沟通的基础,正如医学教育学家 Emma Warnecke 所说:"尽管近几十年来所有技术都取得了进步,但关怀、同情、能治愈疾病的医生仍然是医学中最好的治疗手段。"我国医学前辈裘法祖院士也曾说过:"德不近佛,技不近仙,不可为医。"医疗工作者面对患者时要有一颗仁爱之心,因为仁爱之心是关怀的内在动力。医学是一门"仁学",仁者爱人,爱护患者是对医疗专业人员的职业要求。因此,药师在药学查房过程中,除了给予患者专业知识指导外,也应给予患者安慰及关怀。人文关怀不仅可以使患者树立战胜疾病的信心,也可以增进患者对于药师的信任,改善用药依从性。

(7)注意非语言信息在医患沟通中的运用:人类的表情、体态、触摸、空间距离等非语言信息往往是难以掩饰的,有时甚至比语言更具有感染性。如:微笑是最好的入场券;医护人员整洁大方的仪表能使患者有安全感而备受尊敬;和蔼可亲、从容镇定的举止易取得患者的信任和好评;说话时可适当使用与对方相似的词汇、方言、语调等。

(二)会诊问诊

1. 会诊问诊内容

(1)药师对患者进行会诊问诊前,应首先进行自我介绍,告知患者自己为药师,受医师邀请前来进行会诊服务,以此取得患者的信任和配合。

(2)会诊问诊时,除关注临床会诊涉及药品外,还应全面了解患者其他药物使用情况,如未在医嘱中体现的自带药品的使用情况,包括在用药品种类、服药方法、疗效评估、疑似不良反应等。

(3)在完成对患者的问诊后,应与主管医生充分沟通讨论,结合患者的检验及检查资料,必要时与相关科室沟通合作,书写具体会诊意见。

(4)会诊后应主动对患者进行随访,了解会诊意见采纳情况。若采纳,应从临床表现和实验室检查等方面评估治疗效果,同时注重监测是否发生不良反应;若未采纳,应了解和评估医生新的治疗方案与治疗效果,并做好记录,定期进行总结分析。

2. 会诊问诊技巧

(1)会诊前药师应先行了解患者病情,明确该患者的病史和会诊目的,必要时可在会诊前查阅相关资料或与科室人员讨论,形成初步的意见。在会诊问诊时可围绕前期的准备并结合患者实际情况,给出更为适宜的会诊意见。

(2)药师尤其是初涉会诊工作的年轻药师,在对患者进行会诊问诊时,应尽可能与主管医生共同前往患者身旁进行问诊,由主管医生向患者介绍前来会诊药师,可增加患者对于会诊药师的信任。

(3)借鉴医疗会诊技术中七个具有针对性的开放式问题,即开始时间、持续时间、背景、性质、数量、治疗、相关症状,有助于判断患者出现的不良反应症状是否和药物治疗有关。

(4)在对患者进行会诊问诊前后均应与其主管医生充分交流。会诊前的交流可对于患者的情况及问诊配合程度有初步的估计,会诊后的交流也可对于问诊所得到的信息进行进一步核实与补充。

(5)问诊过程中切记不能枉自评价临床的治疗方案和治疗效果,以免引起不必要的医疗纠纷。

（三）药物重整问诊

药物重整是指药师在住院患者入院、转科或出院等重要环节,通过与患者沟通、查看相关资料等方式,了解患者用药情况,比较目前正在使用的所有药物与用药医嘱是否合理一致,给出用药方案调整建议,并与医疗团队共同对不适宜用药进行调整的过程。

1.药物重整问诊内容

(1)患者基本信息:应包括姓名、性别、年龄、入院日期、诊断等。

(2)患者既往用药史:应包括目前正在使用药物名称,既往使用过的与疾病密切相关的药物和保健品的名称、剂型规格、用法用量、用药起止时间等。

(3)疗效及依从性:通过问诊评价患者用药后的疾病缓解及控制情况;评价患者的用药依从性,包括患者对于一些特殊制剂(如吸入制剂)的使用是否规范。

(4)过敏史及药物不良反应史:过敏史,包括药物、食物及其他物品导致过敏的表现及处理;不良反应史,包括引起不良反应的怀疑药物、用药时间、不良反应的发生时间、主要症状、处理及转归。

2.药物重整问诊原则

(1)开展时机:在患者入院、转科及出院时均需要对患者进行药物重整,在患者进行较为广泛的用药调整(如在围手术期)时也应进行药物重整。

(2)开展形式:在开展药物重整工作时,药师需直接对患者或者患者家属进行问诊,直接获取用药信息,不可仅通过医嘱单或电子病历系统进行药物重整。

(3)信息准确:当患者对于自己的用药情况描述与医嘱记录不一致,或患者的叙述有矛盾时,需仔细核实患者用药情况,明确是患者叙述有误还是用药过程中存在问题。

(4)记录分享:对医嘱重整的结果需形成清晰准确的用药清单,将医嘱重整结果及医嘱重整过程中发现的问题与医生分享沟通,及时调整医嘱。

3.药物重整问诊技巧

(1)在开始问诊前应尽量通过电子病历系统或医嘱单获取患者用药清单,在问诊时将问诊情况与清单对照,如发现不一致的情况可及时核实。

(2)向患者询问开放式问题,如:"您入院前服用哪些药物?"不要向患者陈述其使用的药物清单并确定其是否正确。使用探究性问题获取药物信息(包括非口服药物、每日常规使用药物、必要时服用药物、非处方药物等),如:"有没有什么药物是您偶尔服用的?"缺失患者某种疾病的治疗药物信息时,根据患者的诊断启发性询问其治疗药物,如:"了解到您患有甲亢,为治疗甲亢您服用的药物是什么?"

(3)如患者及家属均无法对于用药情况做出准确描述,可嘱患者将每日使用药品连同包装取出交给药师,由药师确认具体用药品种,并通过药品实物与患者确认具体用法用量。

> **案例分析**

案例一

药师:刘女士,您好,我叫×××,是今天为您服务的药师,可以花费几分钟时间核实一下您入院前的用药情况吗? 同时,您有任何与药物相关的问题,我将为您提供解答。

患者:好的。

药师:首先,您有药物过敏史吗?

患者:目前为止没有发现。

药师:好的。您在入院前有服用什么药物吗?

患者:我入院前在服用三种药物。多种维生素片;阿仑膦酸钠,每周服用一次,70mg;最近又加了雷尼替丁,50mg,一天两次,用来缓解烧心的症状。这也是我住院的原因之一。

药师：感谢您提供的信息,您还有其他与药物相关的问题吗?

患者：没有了,谢谢。

案例二

药师：刘女士,您好,我叫×××,是今天为您服务的药师,可以花费几分钟时间核实一下您入院前的用药情况吗? 同时,您有任何与药物相关的问题,我将为您提供解答。

患者：好的。

药师：首先,您有药物过敏史吗?

患者：目前为止没有发现。

药师：好的。您在入院前有服用什么药物吗?

患者：我入院前在服用三种药物。多种维生素片;阿仑膦酸钠,每周服用一次,70mg;最近又加了雷尼替丁,50mg,一天两次,用来缓解烧心的症状。这也是我住院的原因之一。

药师：好的,您是什么时间开始服用雷尼替丁的呢?

患者：大约三周前,但是好像没有什么效果。

药师：那您是什么时间开始服用阿仑膦酸钠的呢?

患者：大概有两个月了。

药师：好的,您能告诉我您是怎样服用阿仑膦酸钠的吗?

患者：我是在晚上睡觉前一起服用所有药的。

药师：我知道了。我建议您以后把服用阿仑膦酸钠的时间改到早晨,起床后立即用一满杯水送服,接下来的30分钟内不要吃喝其他食物,也不要躺着。

患者：哦,我记得之前取药时有药师提醒过我一些事情,但是我没太在意。这个药是不能在晚上吃吗?

药师：是的,这个药有刺激食管的副作用,个别人会很明显。早上空腹用一满杯水送服,同时保持上身直立就可以减少和缓解这个副作用。我怀疑您的烧心症状和您晚上睡前服用阿仑膦酸钠有关。

患者：这样啊,医生知道这件事情吗?

药师：我会和医生讨论这件事情的，之后她也会过来看您。

药师评析　药师在药物重整的过程中，不仅扮演信息收集的角色，而且要对患者的用药情况进行综合的评估，包括用药的剂量、频次、时间、方法、注意事项、可能出现的不良反应及药物相互作用等。药师发现用药问题后应及时与医生讨论，判断患者症状是源于药物因素还是源于患者疾病进展。案例一是关于药物重整的非有效沟通案例，案例二是关于药物重整的有效沟通案例。

二、患者用药教育

用药教育是指药师对患者提供合理用药指导、普及合理用药知识等药学服务的过程，以提高患者用药知识水平，提高用药依从性，降低用药错误发生率，保障医疗质量和医疗安全。

（一）用药教育的内容

用药教育的内容可包括以下几方面：

（1）药物（或药物装置）的通用名、商品名或其他常用名称，以及药物的分类、用途及预期疗效。

（2）药物剂型、给药途径、剂量、用药时间和疗程，主要的用药注意事项。

（3）药物的特殊剂型、特殊装置、特殊配制方法的给药说明。

（4）用药期间应当监测的症状与体征、检验指标及监测频率，解释药物可能对相关临床检验结果的干扰以及对排泄物颜色可能造成的改变。

（5）可能出现的常见和严重不良反应，可采取的预防措施及发生不良反应后应当采取的应急措施，发生用药错误（如漏服药物）时可能产生的结果以及应对措施。

（6）潜在的药物-药物、药物-食物/保健品、药物-疾病及药物-环境相互作用或禁忌。

（7）药品的适宜贮存条件，过期药或废弃装置的处理。

（8）患者对药物和疾病的认知，提高患者的依从性。

（9）饮食、运动等健康生活方式指导。

（10）患者如何做好用药记录和自我监测，以及如何及时联系到医师、药师。

对特殊人群，如老年人、儿童、妊娠期与哺乳期妇女、肝肾功能不全者、多重用药患者以及认知、听力或视力受损的患者等，应当根据其病理、生理特点等情况，制订个体化的用药教育方案，保障患者用药安全、有效。

（二）用药教育的沟通技巧

（1）评估患者的需求：通过与患者交流评估患者的学习能力，依据患者的生活习惯、对疾病的认识、年龄、个性及知识水平等因素，制订适合该患者的用药教育方案。例如，对于老年人应关注其听力及理解力状况，评估其对于用药教育接受程度；对于性格外向、不拘小节、对自己身体状况有较强信心的患者，应对其强调用药的重要性，关注其用药依从性。

（2）观察患者状态：确认患者在教育期间的心理状况，若患者焦虑、不安或无法接受自己的病情时，将无法对患者进行教育。

（3）设立可行的用药教育目标：应告知患者本次用药教育的目标，与患者讨论后确认患者理解并能够接受本次用药教育的目标，并且所制订的用药教育目标必须具有可行性。例如，对于高血压患者用药教育的目标可以是：患者清楚用药的原因；患者能正确说出用药的剂量及时间；患者知晓高血压控制不佳的后果很严重；患者愿意规律用药来控制血压。

（4）选择适当的教育方法：药师进行用药教育时所选择的教育方法应结合患者实际情况及教学的内容。依据教育目标选择最有效的教育方法，在保证教育效果的同时，还应考虑患者和药师的成本及时间。例如，对于慢阻肺患者使用吸入制剂的用药教育，药师除了通过语言或文字告知患者使用要点外，还应利用教学道具或患者的吸入装置进行演示，使患者了解吸入制剂打开方式、正确的吸入方法、如何判断药物是否充分吸入、用药完成后吸入剂的归位及患者漱口的注意事项。

（5）鼓励患者提问：患者对于用药教育的内容进行提问，可加强药师与患者之间的联系，增进彼此的信任，提升用药教育效果。通过患者的提问可了解其对于用药教育内容的理解程度，并掌握其对于相关信息的需求，可更有针对性地进行用药教育。

(6)评估用药教育效果:通过提问或让患者操作演示等方式评估用药教育的效果,判断患者是否达到用药教育目标。当患者回答或操作错误时,药师应有足够的耐心对患者进行指导及修正,不可指责患者。正面鼓励是学习很重要的动力,在患者每次正确地回答问题或完成操作时,应适时给予其鼓励,可增加患者的信心及依从性。

(7)调整患者的生活方式:向患者说明其疾病治疗过程中应注意的问题,让其了解不适宜的作息、饮食等生活方式会影响其治疗效果,强调生活方式调整在疾病控制过程中发挥的作用。

(8)书面化的形式:当教育内容或教导技巧过于复杂时,运用书面方式来完成用药教育是必要的,书面化的用药教育覆盖内容全面,并且便于患者反复阅读学习。书面化的用药教育排版应美观,内容应生动有趣、简化,避免使用易让人混淆的字句,重要内容可加粗放大,必要时可通过图片形式便于患者理解。此外需注意,口头告知患者的用药教育内容不可与书面内容相矛盾,故药师应注意口头表述并认真检查书面化的用药教育内容。

(9)利用辅助工具:利用视频、图表等作为患者教育的辅助工具,可有效增加患者对知识和技巧的学习。对于部分药物(如吸入制剂)的用药技巧,可使用模拟的教学装置或患者的实际药品进行教育。

(10)适当的追踪与随访:完成用药教育后应对患者进行适当的追踪和随访,以评价和巩固用药教育成效。建议进行追踪和随访的时间点有:出院后短期内联系患者,评价患者用药方法和依从性,以便及时修正;患者出院带药量使用完毕后,对需长期服药患者应提醒其再次来院就诊调剂处方;部分药品使用一段时间后需监测不良反应时,如他汀类药物在用药 4 周后应监测患者的肝功能。

三、确认依从性

(一)依从性的概念

2003 年,世界卫生组织将依从性定义为"患者对于治疗方式的遵从性,包括患者的行为与健康照护者推荐行为的契合度,如服药、饮食控制以及改善生活方式等"。"药物依从性"具体是指个体的用药行为与健康照护者推荐的行为相符合的程度,是患者药物治疗中的重要部分。

（二）依从性的评估

据 WHO 报道,在发达国家中,50%~60% 的患者缺乏药物依从性,尤其是在慢病患者中。下面就以慢病患者的药物依从性评估为例,为药师能够更加早期准确地确认患者依从性提供工作思路。

对慢病患者进行依从性问卷调查是一种目前被广泛使用的主观评价方法,而国内外有关依从性问卷的版本多种多样。有文献报道统计,现有英文版本的依从性问卷就有 43 种,如 8 项 Morisky 药物依从性评价量表（MMAS-8）、药物依从性问卷（MAQ）等。问卷主要包括三个方面的内容:患者的用药行为,依从性的障碍和药物依从性的信心。下面就以目前使用较为广泛的 MMAS-8 为例进行介绍。该问卷共包含了 8 个问题:

(1)您是否有时忘记服药?

(2)在过去的两周内,您是否有一天或几天忘记服药?

(3)治疗期间,当您觉得因服用药物而感觉更不好时,您是否未告知医生而自行减少药量或停止服药呢?

(4)当您外出旅行或长时间离家时,您是否有时忘记随身携带药物?

(5)昨天您服药了么?

(6)当您觉得自己的病情得到控制时,您是否有时会停止服药?

(7)每天服药对于一些人来说是很不方便的,您是否觉得要坚持治疗计划有困难?

(8)您觉得要记住按时按量服用所有药物很难吗?

以上 8 个问题中,(1)~(7)问题的答案为"是"或"否",除(5)答"是"记 1 分、"否"记 0 分外,其他问题答"是"记 0 分、"否"记 1 分。(8)的答案采用了 Likert 五点式,答案为"从不""偶尔""有时""经常""所有时间",分别记 1 分、0.75 分、0.50 分、0.25 分和 0 分。问卷总分为 8 分,依从性等级划分为高(8分)、中(6~7分)和低(<6分)。药师可以针对等级划分为中、低级的患者,早

期通过合理的干预措施,重点提升其依从性,确保治疗方案的有效实施。

另外,新药临床试验中对受试者的药物依从性评价提出了客观评价的工具,可供药师在实际工作中参考:依从性 = 实际用药量/理论应该用药量 × 100%。例如,某药物的用法用量为"一次 1 片,一日一次",患者用药 10 天后的理论应该用药量为 10 片,但患者实际用药量为 8 片,则依从性计算结果为80%。在新药临床试验中,患者的依从性一般在80% ~120%就认为依从性良好。

(三)依从性的改善策略

作为医疗团队中的重要成员,药师可以充分发挥专业优势,并结合患者特点,制订个体化的照护方案,改善患者依从性。具体可从以下几项基础工作入手。

1. 正确的用药指导

药师为患者提供合理正确的用药指导,不仅能对患者用药起到直接的督促作用,而且能帮助患者获得更为科学的用药知识,减轻心理压力,提高治疗信心,从而提高依从性。

2. 关注药物不良反应

治疗过程中发生药物不良反应,可能会使患者对现有治疗方案失去信心,甚至产生怀疑。药师应与患者充分沟通,减轻患者因药物不良反应产生的思想负担,消除患者顾虑,保证患者的依从性。例如,结核患者服用利福平后,大小便、唾液、痰液、泪液等可呈橘红色。针对这一现象,药师可在患者服药前告知患者此为服药后的正常现象,无须担心,保证患者按医嘱服药的依从性。

3. 体现人文关怀

患者在疾病状态下相较于健康状态下往往更需要关怀。药师应协助医生树立患者治疗疾病的信心,建立医患间的充分信任,随时随地关注患者的心理变化,及时协助患者排除治疗障碍,提高其依从性。

⊙ **案例分析**

　　案例背景　某患者,男性,67岁,诊断为"慢性阻塞性肺病急性加重期"。该患者经住院治疗后,病情逐渐好转,择日出院。但药师注意到,该患者今年内已多次因病情急性加重而住院接受治疗,遂决定通过"药学问诊"寻找原因,并为该患者进行"用药教育"。

　　药师:您好,我是咱们医院的临床药师,想了解一下您经过这段时间的治疗后,身体各方面是不是感觉好多了?

　　患者:是的,好多了,谢谢关心。

　　药师:不客气。但是,我注意到您今年已经是第三次因为这个病住院了。您觉得是什么原因导致的呢?是生活方式不规律,还是没有按时服药呢?

　　患者:大夫,别的没啥,我就是觉得你们让我出院一直吸的这个药,好像没有什么作用啊。

　　药师:哦,是这样啊。那您能把那个药拿出来让我看看么?

　　患者:好的。

　　药师:(药物为沙美特罗替卡松粉吸入剂,经仔细查看保质期、药物剩余量等方面均没有问题。)那您能给我演示一下您平时具体是怎样使用这个药的吗?

　　患者:好的。

　　(经过演示,药师发现患者在吸药后并没有屏气,吸药后漱口也并不充分。)

　　药师:首先,这个药能有效控制您肺上的基础疾病,延缓疾病进展,对您的生活质量有极大的改善,您应该严格按医嘱长期使用。另外,您觉得这个药"作用不大",跟您的使用方法不规范有很大的关系。下面,我给您重新演示一遍这个药正确的使用方法。您和您的家人都可以学习一下。

　　患者:好的,谢谢您。

　　药师:(正确演示沙美特罗替卡松粉吸入剂的使用方法。)另外,您还有几个必须要注意的地方:①准纳器上部剂量指示窗口显示剩余药量,数目0~5次时显示红色,警告剩余剂量已不多。②不要随意拨动滑动杆,以免造成药物浪费,不用的时候保持关闭状态,并远离儿童。③每次吸药后一定要含水仰起头来深漱口(包括喉咙),以预防鹅口疮。④保持准纳器干燥,可用干燥洁净的面巾纸清洁准纳器及吸嘴处。⑤必须每天使用才能获益,不能擅自停药,即使无症状也应如此。

患者:哦,原来是这样啊,怪不得我觉得这药不起啥作用,原来是没有正确使用啊。太谢谢您了,大夫,我出院后一定按您教的方法正确使用。

药师:不用客气,这是我们应该做的。您出院后一定要忌烟酒、辛辣食品,饮食宜清淡,避免直接吸入冷空气,防止受凉感冒,合理搭配饮食,均衡补充营养。我是您的临床药师,有什么疑问可以及时和我联系。

❯ 要点小结

◆药学查房应准备充分,目标明确,言之有据,突出药学专业特色并避免医患矛盾。实施药学查房时的沟通技巧包括有开始语和结束语、注重人文关怀、开放式交流、面对疑难问题谨慎回答、三个留意、四个避免等。

◆会诊问诊前应初步形成会诊意见和会诊问诊时需重点关注的问题。问诊时应全面了解患者用药情况,与主管医生充分交流并在其现场陪同下问诊将起到事半功倍的效果,并能有效避免医疗纠纷的发生。

◆药物重整应在住院患者入院、转科或出院等重要环节开展。通过与患者沟通、查看相关资料等方式了解患者用药情况,获取信息的渠道应全面准确,并及时与医疗团队沟通,共同对不适宜用药进行调整。

◆用药教育应在评估患者的需求与状态后,设立可行的用药教育目标,选择适宜的用药教育方法。在用药教育过程中应鼓励患者多提问,从而评估和巩固用药教育效果。用药教育时可利用图表、视频或模拟装置等教具,开展多种形式的用药教育,结束时应给患者留存书面化的用药教育内容。

◆药师可采取 Morisky 药物依从性评价量表(MMAS-8)等工具对患者的用药依从性进行评估。药师可通过专业的用药指导及充分的人文关怀增强患者的用药依从性。

参考文献

[1]李功迎.医患行为与医患沟通技巧[M].北京:人民卫生出版社,2017.

[2]国家卫生健康委办公厅关于印发医疗机构药学门诊服务规范等5项规范的通知(医疗机构药学门诊服务规范)[EB/OL].(2021-10-13)[2022-03-20].

[3]高申,李宏建.临床药学实践教学指导[M].北京:中国医药科技出版,2016.

[4]蔡艳,张抗怀,仵文英,等.药学问诊在药物重整中的作用[J].中国药房,2014,25(38):3627-3629.

[5]于诗怡,李静,刘阳,等.国际药物重整实施指南介绍及对我国实践的启示[J].中国医院药学杂志,2022,42(02):180-183.

[6]中国医院协会.关于发布《医疗机构药事管理与药学服务》九项团体标准的通知[EB/OL].(2021-12-20)[2022-07-27].

[7]WHO. High 5s: standard operating procedures[EB/OL]. (2013-12-14)[2022-10-16]. https://www. who. int/initiatives/high-5s-standard-operating-procedures.

[8]EILAND L S, BENNER K, GUMPPER K F, et al. ASHP-PPAG guidelines for providing pediatric pharmacy services in hospitals and health systerms[J]. Am J Health Syst Pharm, 2018, 23(3): 177-191.

[9]闫素英,赵志刚,胡欣.药学服务与沟通技能[M].北京:人民卫生出版社,2015.

[10]LAM W Y, FRESCO P. Medication Adherence Measures: An Overview[J]. Biomed Res Int, 2015: 217047.

[11]NGUYEN T, CAZE A L, COTTRELL N. What are validated self-report adherence scales really measuring: a systematic review[J]. British J Clin Pharmacol, 2014, 77(3): 427-445.

(刘 冬 张 晋)

第**9**章

应急沟通

第 1 节　急诊药患沟通

一、急诊药学的发展

急诊药学是急诊与药学的结合。急诊药学伴随着急诊医学的发展而发展。

急诊医学发展历史相对较短。在急诊医学成为一门独立学科之前,临床各学科均有各自的急诊专业组,负责处理本专科的急救患者。但随着医学科学的进步和全球城市化的快速发展,社会对急诊医学的需求快速增加,上述模式已经不能适应人们日益增长的医疗需求,因此在政府的支持下,急诊医学服务体系(EMSS)和急救网络日趋完善,急诊科作为急诊医疗的主体也在政府和医院的支持下发展壮大,形成有自身特色的理论、教学和管理体系以及独特的运行模式。在这样的背景下,急诊医学作为一门独立的二级临床学科诞生了。1979 年,国际上正式承认急诊医学是医学专业领域中的第 23 门专科。

1980 年,卫生部颁发了《关于加强城市急救工作的意见》文件。次年,卫生部医政司召开了在综合医院组建急诊科的讨论会,主题是"综合性医院成立急诊科的措施和步骤",北京协和医院急诊室主管医生邵孝铦参加了这次会议。1983 年,北京协和医院院长陈敏章教授批准在医院设立独立的急诊科,成立我国第一个医院急诊科,邵孝铦为第一任主任。自 1983 年第一批急诊科建立之后,急诊医学在我国发展很快,急诊医生队伍也不断壮大,成立了中华医学会急诊医学分会,创办了《中国急救医学杂志》《中华急诊医学杂志》等专业杂志。

随着第一批急诊科的建立,急诊药学也逐渐发展起来。各个医院成立了专门的急诊药房,工作任务除围绕合理用药进行相关医疗服务外,最关键在于

"急"。"急"表现在：患者病情急，家属心情急，抢救过程紧急，所用药物发挥作用来得急，治疗后病情变化急，所以急症、重症、突发性事件是急诊药学的主要服务对象。起初的急诊药学主要进行单一的处方调配工作，主要目的是将药品准确、无误地发放到患者手中。随着医院药学的发展，急诊药学服务也发生了变化，除了基本的调配工作外，还要进行处方审核、急诊患者用药咨询及用药教育，有条件的医疗机构的临床药师还要进行急诊患者的医嘱审核、参与治疗方案制订、监测药品不良反应等，在药物治疗活动中运用药学专业知识，参与到治疗团队中，为急诊患者提供安全、有效、经济的药物治疗。目前，急诊药学已经是各级医院药学服务的一个重要组成部分，也是急诊医学发展的得力助手。

二、急诊药学的特点

急诊药学的主要执行部门是急诊药房，工作任务由急诊药房的药师承担。急诊药学的工作特点如下。

(1)病情急，抢救过程紧急，人员工作强度大。急诊面对的急救、中毒、外伤、交通事故、重症转院来诊、婴幼儿及老弱患者较多，在急诊药房窗口取药的患者或家属最为突出的一个特点是焦急，接到患者处方时，这种紧张、急迫感让急诊药房窗口药师也感同身受。

(2)患者或家属情绪不稳定，易引发药患纠纷。急诊药房窗口经常遇到一些情绪异常激动、醉酒、精神障碍等特殊患者。对此类情况，药师要有良好的自控力和忍耐力，沉着冷静对待，始终保持良好的情绪和行为，不与患者及家属发生冲突；要用宽广的胸怀、仁爱的心态对待患者，态度温和诚恳，仔细观察、严防意外情况发生；增强自我防护意识，让其充分发泄，并保证各项工作顺利进行。

(3)药师通常单独值夜班。由于24小时上班、人员配备不足等原因，国内大部分医院急诊药房夜班通常由一名药师独立完成，药师夜间工作压力大。

(4)夜间调剂易疲劳，处方调配以及发药等发生差错的风险较高。由于人体生物钟的改变，药师夜间调剂更易疲劳、高度紧张，发生差错的风险较高，如何在夜间调剂中规范技术服务并降低差错率尤为重要。

三、急诊患者的特点

(1)发病突然,来急诊科抢救时多以一种重症危象为首发临床表现,有的患者病因尚未明确,病情变化迅速而多样化,且涉及多系统、多器官。

(2)遇到自然灾害、交通事故、农药中毒、食物中毒等情况时,往往大批患者同时就诊。

(3)牵涉学科范围广泛,包括内、外、儿等多个学科。

(4)急诊患者心理反应与普通患者明显不同,包括以下几种。

紧张、焦虑和恐惧:多见于创伤、慢性病急性发作和急症患者。原因在于疾病的突然发作或慢性病病情急剧加重等,超常的紧张刺激可以摧毁一个人的自我应对机制,出现心理异常。

急躁、愤怒:多见于酗酒和打架斗殴患者,原因是这类患者对当时受到的创伤难以承受,易产生急躁心理,稍有不顺就会暴躁,甚至采取攻击态度。例如,酗酒的患者往往失去理智,处于极度兴奋状态,如有创伤,不等简要了解受伤过程就大怒,总以为未得到及时处理,常常借机泄愤,因而出现暴躁行为,甚至出现辱骂、殴打医护人员等过激行为,无法配合治疗。

抑郁、绝望:多见于慢性疾病患者,因病情反复迁延,长期受疾病的折磨和医疗费用的困扰,对生活失去信心,产生悲观、失落、绝望的心理,甚至出现轻生的行为。

四、急诊药患沟通环节及要点

急诊药患沟通的主要环节包括:取药环节、药品紧急调集环节、退药环节、监护环节等。各环节的沟通要点如下。

1.取药环节

(1)调配发药要准确,用药交代解释要清楚:急诊患者病情急、用药急、患者取药心情急,要求药师严格"四查十对",对儿童用药根据年龄、体重计算剂量,用通俗易懂的语言交代用法量、注意事项、保存条件、过敏史等,准确、快速调配、发放药品。

(2)对患者有高度的同情心和责任心:针对急诊患者病情急、变化快等特点,药师应具有高度的同情心和责任心,做到沉着、冷静、有条不紊地处理窗口各种突发情况,耐心而诚恳地解释患者(家属)提出的问题,帮助患者(家属)正确了解疾病及药物相关知识,减轻其紧张心理。药品发放、交代完毕,告诉患者或家属"别太紧张,用药后病情很快会缓解",一句共情暖心的话语提升药学服务。

(3)注意及时有效沟通:"一切以患者为中心",准确快速让患者取到药品,以缓解患者急躁、紧张的心情;对于情绪异常激动、醉酒、精神障碍等特殊患者,药师要有良好的自控力和忍耐力,沉着冷静对待,始终保持良好的情绪和行为,避免与患者及家属发生冲突,保证窗口各项工作顺利进行。

2. 药名紧急调集环节

迅速协调,做好解释,耐心安抚。如重金属中毒、蛇毒等需要专属解毒剂,生产厂家定点且生产量少,药库药房无备货,须迅速通知临床医护人员和药师,并且给患者和家属做好解释,积极协调,及时和指定定点重金属、蛇毒等医院取得联系,以保证患者及时得到救治。再如某些药品暂时缺货,因临床科室与药剂科缺乏沟通,使已开出的处方拿不到药,造成患者多次往返换药,引起患者或家属的不满,导致投诉。对此药师一定要耐心地做好解释工作,如可以临时调药要积极地协调,如确实药品缺货要态度诚恳地道歉并协助换药。

3. 退药环节

制订本医疗机构退药管理制度,并尽可能照顾患者的利益,充分体现"以患者为中心"的宗旨。很多原因都可能导致患者要求退药,如:有些药物有过敏史,取药后才发现;用药后出现过敏或不适;患者由急诊转入其他科室,已开具的药物不能继续使用;患者死亡等。如果符合退药规定,按照相关流程尽快给予退药;如果不符合规定,诚恳地对患者说:"对不起,根据国家相关规定及本院退药管理制度,您的退药原因不符合要求,很抱歉,不能给您退药。"

4. 监护环节

急诊突出急、危、重的特点,故用药以注射剂为主,以达到快速起效,挽救生命的目的。重症急救时药物剂量使用大、频次高,往往出现不良反应或严重不良反应的概率大,所以急诊药学监护非常重要。药师在急诊药学监护中需要重点关注:①注射剂的稀释浓度,浓度高可引起药物蓄积和发生不良反应,甚至危及患者生命,浓度低又达不到有效血药浓度,影响治疗效果。②电解质,急诊有许多电解质紊乱患者,以低钾血症最常见,监护重点关注补钾的用量、给药途径和滴注速度。③配伍禁忌,急诊患者使用药物的种类比较多,而医生往往只关注药物的治疗效果而忽略了药物间的相互作用,需要药师通过专业知识来把关。

⊘ 案例分析

案例一

案例背景 某患者,男,62岁,主因重症肺部感染在外院治疗,感染控制不佳,病情加重转入急诊科。医生根据实验室结果、药敏结果等综合评估,使用美罗培南抗感染治疗,第三天患者感染得到一定控制,但患者家属到药房取药时,窗口药师告知目前无药,家属听闻,还没等药师进一步解释就出现情绪失控,在窗口大吵大闹,并要进行投诉。

沟通过程及结果 药师待家属情绪稍微稳定后,对无药一事态度诚恳地道歉并耐心解释:由于此药是医院限量品种,目前医院存药已全部用完,同类药品还有几种,药师可帮助协调更换药品,并不会影响患者的治疗。随即药师主动和出诊医生联系说明情况,并让其更改处方药品。

药师评析 由于医院部分药品限量,急诊药品偶尔会出现暂时短缺引起患者或家属的不满及投诉。本来药物治疗有效、需要继续治疗使用时,患者或家属在窗口一听到药房无药,不满、情绪失控的情况随即出现。此时,药师应务必待其情绪稳定后再进行沟通。诚恳道歉、耐心解释、主动帮助解决是沟通中非常重要的技巧,尤其主动帮助解决问题,让患者或家属觉得药师是真正地在帮助他们,最终得到妥善处理。

案例二

案例背景 某患儿 1 周岁,因疝气夜间急诊,处方给予阿托品 0.3 mg 肌肉注射、安定(地西泮)8 mg 静脉注射。此时多位患儿家属在发药窗口等待取药。药师审核处方时即询问患儿病情、年龄及体重等相关信息,患儿家属有急躁情绪,要求立即取药。

沟通过程及结果 药师向患儿家属说明处方中药物的性质和严格的适应证,1 周岁患儿使用处方中两种药物的剂量偏大有可能带来毒副作用,必须谨慎用药。患儿家属听了药师耐心、专业的讲解后,表示愿意找处方医师再次确认剂量问题。

药师评析 本案例中 1 周岁患儿使用处方中这两种药物的剂量过大,如此使用会对患儿造成伤害,且药师无疑要承担一定的责任。患儿家属在刚开始取药时情绪比较急躁,所以在药师询问患儿病情、年龄及体重等相关信息时表现出不耐烦并要求立即取药。但此时药师意识到了处方的问题以及按此使用后可能给患儿带来的用药风险,向患儿家属耐心地解释,通过药师耐心、细致、专业的讲解,患儿家属的态度也发生了转变,最终获得家属的理解。

⊘ 要点小结

◆急诊药学服务是各级医院药学服务的一个重要组成部分,是急诊医学发展的得力助手。

◆急诊药房工作特点包括:病情急,人员工作程度大;药师夜间通常单独值班;夜间调剂易疲劳,处方调配及发药等发生差错的风险较高;患者或家属情绪不稳定,易引发药患纠纷等。

◆急诊患者特点:发病突然,病情变化迅速而多样化,涉及多系统、多器官;有时大批患者同时就诊;患者心理反应波动大。

◆急诊药患沟通环节包括:取药环节、药品紧急调集环节、退药环节、监护环节。

参考文献

[1]郭启勇,任国胜.医患沟通手册[M].北京:人民卫生出版社,2016.

[2]王锦帆,尹梅.医患沟通[M].北京:人民卫生出版社,2013.

[3]张浩,武超,华剑,等.急诊药房夜间处方调剂风险防范的探讨[J].中国药房,2008,19(7):82-85.

[4]ALMATAR M A, PETERSON G M, THOMPSON A, et al. Factors influencing ceftriaxone use in community-acquired pneumonia:Emergency doctors' perspectives[J]. Emerg Med Australas, 2014, 26(6):591-595.

[5]吴汀溪,孙树森,田月,等.中美急诊临床药学的发展与服务模式研究[J].临床药物治疗,2020,18(11):557-558.

[6]李义.急诊药学服务特点及其风险防范的思考[J].现代医院卫生,2011,27(14):2214-2216.

[7]苏秋.门急诊药房调配差错原因分析及防范措施[J].临床合理用药杂志,2017,5(10):169-170.

[8]于学忠.急诊医学的发展与发展中的急诊医学[J].实用医院临床杂志,2012,1(9):1-5.

[9]于学忠.中国急诊医学三十年[J].协和医学杂志,2013,4(3):221-223.

[10]邱芳.急诊护患沟通技巧与优质服务的探讨[J].中国现代药物应用,2010,4(8):243-244.

[11]钱先中,朱立伟,仵利军.门急诊药房药患纠纷原因分析及预防措施[J].中南药学,2015,13(3):325-329.

（杨志福 乔 逸 王 磊）

第 2 节　急救药患沟通

一、急救药学概述

2010 年中国药学大会提出,急救药学特指应对突发自然灾害、突发公共卫生事件、恐怖事件或事故等大规模伤亡事件救治所需药物的供应和使用的药学活动。2007 年国务院发布的《中华人民共和国突发事件应对法》中规定,突发事件是指突然发生,造成或者可能造成严重社会危害,需要采取应急处置措施予以应对的事件。根据突发事件的发生过程、性质和机制,其主要分为以下 4 类:①自然灾害,包括水旱灾害、气象灾害、地震灾害、生物灾害等。②事故灾害,包括交通事故、公共设施设备事故、环境污染和生态破坏事件等。③公共卫生事件,主要包括传染病疫情、群体性不明原因疾病、食品安全和职业危害、动物疫情以及其他严重影响公众健康和生命安全的事件。④社会安全事件,包括恐怖袭击事件、经济安全事件和涉外突发事件等。以上突发事件均难以预料、可能导致严重的后果并威胁着人类的生存安全。

在国际上,为了加强应对突发事件和紧急事件的应急意识,世界卫生组织及大多数国家制订了具体的应急预案和措施,其中就包括急救药学方面的内容。军事与急救药学组(Military and Emergency Pharmacy Section, MEPS)是国际药学联合会(Internatimal Pharmaceutical Federation, FIP)中较早成立的学科组,多年来致力于军事药学与急救药学的研究和实践,常与国际救援组织合作在全球范围内开展人道主义救助。虽然 MEPS 在 FIP 组织机构中较小,但由于从事军事与急救专业的药师较普通药师面临更为险峻与艰苦的工作环境,因此 MEPS 被认为是职能最为特殊的一个分支部门。MEPS 与世界多家相关组织和机构建立了密切联系,每年就本领域的国际热点问题进行研究报告,探讨有关军事与急救药学以及卫勤保障等方面的重要议题。在经历 SASR 病毒爆发、禽流感事件、"5·12"大地震、全球新冠病毒感染等突发事件后,我国药学界在急救药学领域的研究进展更进一步。

二、急救药学情景特点

由于突发事件具有多样性和不可预知性,因此急救药学具有以下几方面特点。

1. 紧急性

紧急性指患者必须在第一时间得到适当的药物治疗。根据急救医学的研究,伤员救治的时机可划分为铂金时间和黄金时间。铂金时间是指伤后最初的10 分钟,黄金时间是指伤后最初的 60 分钟。错过了最佳救治时机,伤员抢救的成功率及其他预后指标将会明显下降。因此,急救药学要求药品的筹措和供应必须快速。

2. 不确定性

突发事件具有不确定性,一是事件发生的时间、地点无法预测,二是次生灾害是否会出现以及严重程度无法预测。例如,2005 年东南亚地震引起海啸,2008年汶川特大地震引发堰塞湖,事前均无法预测,因此,突发事件为预测药品的品种和总量需求带来极大困难。

3. 集中性

由于伤病发生的集中性,造成药品需求具有集中性的特点。例如,2002 年 9月,南京江宁地区汤山镇发生 800 多人因食用含"毒鼠强"的食物中毒,短时间集中性需求地西泮、苯巴比妥、丙戊酸钠等抢救药品。

4. 阶段性

阶段性指急救药学对所需药品的品种和数量具有阶段性特点。重大灾害医学救援可分为 3 个阶段:应急期、防病期和恢复期。应急期以外伤/伤口类急救为主,抢救生命是本阶段突出的任务;防病期以疾病治疗为主,伤病的确定性治疗和防疫工作是其主要任务;恢复期疾病谱恢复到灾前水平,药品保障与灾前逐步一致。不同灾害的阶段划分时间各不相同,如,地震灾害的急救期为震后 5～7 天,而重大交通事故或火灾事故急救期通常以小时为单位。对于恐怖袭击或生化武器,在应急期内还对侦检药品有需求。

5. 多样性

多样性指事件突变性以及医学救治阶段性所导致的药品需求的多样性。1948 年阿什巴德地震,伤寒发病率上升了 36%,急性菌痢疾上升了 22%;1963 年海地"佛罗拉"台风导致 5000 人遇难,20 万人无家可归,居民中发生疟疾流行;1976 年唐山地震震后 3 天,肠炎、痢疾开始发生并迅速蔓延。

6. 适用性

适用性强调救治药品的选择必须综合考虑效果、风险、成本和使用便利性。从急救医学考虑,药品必须速效、强效;从伦理学考虑,用药效益必须大于风险;从经济学考虑,药品必须易于储备;从使用效率考虑,应该配备不同的急救药品包,药品包装必须易于开启,自救品种易于操作和识别。

三、急救状态下的患者特点

急救状态下的患者特点包括以下几方面。

(1)病势急、病情重、变化快,预后难估计。

(2)家属往往非常紧张和焦虑,迫切希望能得知患者的病情并期望治疗后立即起效。

(3)患者在经历突发事件后,往往会产生焦虑、惊恐、抑郁、紧张、烦躁等情绪。医护人员需要耐心聆听患者的表达,以缓解患者的压力,同时给予患者心灵的安慰。

四、急救药学沟通原则

参照国际急救医疗服务体系,药师在与急救患者沟通时,应遵循以下原则。

1. 保持职业化状态

临床药师要树立信心,相信自己可以缓解患者的痛苦,努力使患者感到信任和放松;关心患者是否感到冷或热、患者是否需要亲人或朋友来到身边;努力了解患者到底关心和恐惧什么,要认识到患者的愤怒、焦虑、失望等负性情绪往往因恐惧造成。

2. 与患者始终保持目光接触

目光接触能使患者感觉到自己被关注,可以帮助建立与患者友好、和谐、融洽、相互信任的关系,良好的药患关系会使临床药师从患者处获得更多的信息,有助于急救的开展。

3. 给予患者恰当的称呼

对儿童患者可直呼其名;对成人患者,若患者同意,也可以直接叫其名字;如果不知道患者姓名,可称其"先生"或"女士";对于50岁左右的患者,不可一味称其"大叔""大妈",从心理上讲,他们更喜欢年轻一点的称呼。

4. 使用患者听得懂的语言

避免使用患者听不懂的专业术语。如询问患者是否有心脏病史时,不要问"是否有过'心肌病''心肌梗死'等病史",可以询问"是否有过心脏方面的问题",这样会获取更多、更准确的信息。

5. 语速、语调和语气适中

在不同的现场环境中,面对不同的患者个体或群体选择恰当的语言,语言简单、清晰、准确、无误,语速、语调和语气适中。

6. 与他人谈论患者病情务必谨慎

谈论患者病情时,患者可能听到谈话内容,很容易造成严重误解或加重患者心理负担,甚至影响疾病恢复。因此,当与他人谈论患者病情时,一定要谨慎小心。

7. 注重肢体语言

患者因受伤或患病而恐惧,药师的姿势、动作、举止、手势、态度等肢体语言在赢得患者信任方面起着极为重要的作用,不能给患者带来紧张、恐惧、危险的感觉。

8. 给患者留下回答问题或反应的时间

在复杂的现场,患者尤其是老年患者会思维混乱、意识欠清晰,往往需要时间思考才能做出反应或回答问题。因此,不要催促患者,除非现场存在严重安全隐患,如汽车爆炸、有毒气体泄漏等。

9. 注重与特殊群体的沟通

(1)与老年患者的沟通:要留意观察视力障碍、听力障碍、焦虑和迷乱所表现的征象,让患者意识到急救人员能够掌控所发生的一切,并因此获得信心。对于视力或听力障碍的老年患者,要有极大的耐心和同情心。

(2)与儿童患者的沟通:对于儿童而言,害怕和恐惧更加严重和明显。引起儿童恐惧心理的因素包括疾病或损伤、急救人员的制服、急救车辆以及突然聚集的人群等。熟悉的面孔或物体能够减轻儿童患者的恐惧。玩具、布娃娃以及安全保障措施会给儿童舒适和放松的感觉,要对儿童讲清楚发生了什么、为什么会发生、为什么要给他/她用这些药物、用药过程中可能有一点不舒服、药师会最大可能地减少用药的不适感觉,这样儿童会更容易接受治疗。

五、急救药学沟通环节及流程

药师在突发事件中应该履行职责、参与涉及药品的全过程。应该分清沟通对象,急救中对意识清楚、交流无障碍的患者可以直接与其沟通,否则可以与其家人或陪人进行沟通。沟通的内容主要围绕患者急救中药品的合理使用进行。

1. 优化药物治疗方案

药师根据患者急救状态下的生命体征、需要紧急处理的问题,结合现场现有药物,给予具体用药建议;可以给患者或者陪人讲述患者目前的状态、药师选择的药物是紧急救命的药物、会给患者带来哪些益处等。

2. 实施药学监护

药师要持续关注患者病程进展和药物治疗情况,监护患者生命体征、用药后症状改善情况、用药后有无药物不良反应。利用药师在药物知识方面的优势对患者进行药学监护,及时调整和优化药物治疗方案。

3. 用药教育

药师应了解患者的病情变化,指导患者正确用药(如抗哮喘用吸入剂、镇静止痛药、胰岛素注射等的正确使用方法),使每位患者得到最适宜的治疗。

▶ 案例分析

案例一

　　案例背景　2010 年 4 月 19 日青海玉树地震后抗震救灾期间,某野战医院曾经救治了 1 名 23 岁藏族怀孕 5 个月合并急性腹膜炎伴阑尾穿孔的女青年。伤员需尽快手术,否则将有发生败血症的危险,严重危及生命。但是,该患者已怀孕 5 个多月,加之玉树地区海拔高,手术创伤可能会导致患者流产,当时野战医院缺少缩宫素,因此不同程度上给手术带来困难。

　　沟通过程及结果　野战医院的药师一边紧急向野战医院领导汇报,一边安抚伤员的情绪,并在当地卫生部门配合下迅速筹集到充足的缩宫素。医护人员在最短的时间内做好了手术准备,由肝胆外科、消化外科、妇产科医生配合,为伤员实施了急性化脓性阑尾炎穿孔切除术,经过一个半小时的努力,手术获得成功。

　　医师评析　急救过程中病情就是命令,面对伤员怀孕 5 个月患急性腹膜炎伴阑尾穿孔的万分紧急情况,医护人员立刻意识到其可能合并流产,药师快速反应,紧急调配急需药品,为急救赢得时间。

案例二

　　案例背景　2022 年 4 月,药师参与上海某方舱医院的药学工作,全程参与药品采购、调剂、个体化方案制订、用药监护。方舱医院内新冠肺炎患者中很多人合并慢性基础疾病,主要包括:高血压、冠心病、高脂血症、糖尿病等。方舱医院提供了 5 种降血压药、2 种降血脂药、4 种口服降糖药和 3 种胰岛素。但是,由于患者日常所使用药品与方舱医院提供的药品品种、规格不完全相同,部分患者拒绝使用方舱医院提供的治疗药品,要求药师给其采购符合自己使用需求的药品。

　　沟通过程及结果　药师在了解情况后,对方舱医院现有治疗慢性疾病的药品品种、药理作用、厂家、规格、用法用量等信息,使用图表的形式在医生工作站进行展示,供相关患者查看;根据疾病特点由医生推荐使用方舱医院相关药品进行药物治疗。对于仍坚持索要与自己原来使用药品完全相同的患者,由药师出面进行沟通。药师向患者说明目前方舱医院提供的药品都是上海市根据治疗需求统一供给的品种和数量,能够满足患者当前的治疗需要;患者所患疾病为常见慢性病,治疗中不用纠结使用哪个厂家的药,建议患者尽快使用所供药品,确保疾病得到有效治疗,使用过程中医生、药师会密切关注患者的疗效和安全性。通过药师的宣传和耐心沟通,患者都能接受现有药物治疗方案,药师也对患者进行了相关用药监护,提升了患者战胜病魔的信心,增强了对医务人员的信任感。

⊙ 要点小结

　　◆急救药学的工作特点:紧急性、不确定性、集中性、阶段性、多样性、适用性。

　　◆急救状态下患者特点包括:病势急重、变化快,家属紧张和焦虑,患者需要语言和心灵的安慰。

　　◆急救药学的工作内容:药品紧急调集调配、参与急救合理用药。

　　◆急救药患沟通原则:保持职业化状态,与患者始终保持目光接触,给予患者恰当的称呼,使用患者听得懂的语言,语速、语调和语气适中,与他人谈论患者病情务必谨慎,注重肢体语言,给患者留下回答问题或反应的时间,注重与特殊群体的沟通。

参考文献

[1]戴丹. 猜想急救药学[N]. 医药经济报, 2008 – 07 – 25(007).

[2]柴逸峰. 军事药学研究与实践[J]. 2010 年中国药学大会暨第十届中国药师周论文集, 2010: 76 – 80.

[3]蒯丽萍,陈征宇. 国际药学联合会军事与急救药学分委会简介[J]. 药学实践杂志, 2008, 26(3): 220 – 221.

[4]汤韧,刘祖雄. 重大公共突发事件应急药品保障探讨[J]. 医药导报, 2009, 28(4): 407 – 410.

[5]AMERICAN SOCIETY OF HEALTH-SYSTEM PHARMACISTS. ASHP statement on the role of health-system pharmacists in emergency preparedness[J]. Am J Health Syst Pharm, 2003, 60(19): 1993 – 1995.

[6]郑进. 美国院前急救医患沟通"十条金律"解析[J]. 医学与哲学, 2013, 33(12B): 76 – 92.

（杨志福　乔　逸　王　磊）

第 10 章

用 药 咨 询 沟 通

第1节 门诊/窗口用药咨询沟通

一、门诊/窗口用药咨询工作现状

用药咨询是药师和患者交流其将要使用的药物,对患者用药相关问题进行校验,帮助他们从用药中获得最大的益处。用药咨询包括"帮助"和"教育"双重作用,咨询的目标应包括临床结局、人文结局和经济结局三个方面,即药师通过指导患者用药,并对其进行药学监护与随访,提高患者用药依从性和治疗效果,减少不良反应的发生;对患者进行用药相关的人文关怀,提高患者对药物治疗的满意度;通过对患者用药信息的收集与药物重整,减少不必要的药物治疗,减轻医保部门和患者家庭的经济负担。

随着药学服务转型,用药咨询门诊/窗口的数量逐年增加且咨询模式逐步多样化。咨询窗口是用药咨询的最早形式,一般紧邻调剂窗口,不区分专业,药师在窗口解答患者提出的各类问题。之后的用药咨询门诊趋于专科化,如抗凝咨询、妊娠期用药咨询、慢病用药咨询等,药师有相对独立的工作空间,可进行详细的问诊、病史查阅及开具用药咨询建议单等。另外,还有医师药师联合门诊,如咳喘联合门诊、癌痛联合门诊、癫痫联合门诊等。

2018年8月,广东省药学会药学门诊专家委员会制订了《药学门诊试行标准》。2021年10月,国家卫健委发布了《关于印发医疗机构药学门诊服务规范等5项规范的通知》(国卫办医函〔2021〕520号),对药学门诊的基本要求、服务管理、质量管理和评价改进等进行了规范,指出药学门诊/用药咨询中应注意沟通技巧。药学门诊趋于标准化。

二、用药咨询门诊/窗口工作特点

1.患者特点

患者是主动寻求帮助的一方,一般具有复杂用药情况,包括:患有一种或多种慢性病,同时接受多系统、多专科治疗的患者,如慢性肾病、高血压、冠心病、糖尿病患者;正在服用治疗窗窄、风险高的药物,如抗凝药物、抗癫痫药物;同时服用多种药物(包括处方药和非处方药、中草药以及其他保健品)的患者;老年人、儿童、妊娠期和哺乳期妇女等特殊人群;使用特殊剂型的患者;实验室检查异常,可能与药物相关的患者;出现了用药相关不良事件的患者;对用药有疑问的患者。

2.咨询内容

咨询内容包括处方药咨询、非处方药咨询及其他相关内容咨询等。处方药咨询是门诊咨询较常见的内容。患者在医院取药后,持医师处方和药物到用药咨询门诊/窗口,咨询处方中药品相关问题。非处方药咨询则是某些患者自行购买药物,由于没有经过医生的诊断和指导,使用非处方药时有很多的困惑,如同类药物的选择、疗效、不良反应、注意事项等。另外,疾病相关知识(如糖尿病的预防及并发症),非药物治疗相关知识(如饮食、运动、戒烟、生活方式调整、疫苗注射、保健品使用等),也可能是患者咨询的内容。

3.对环境的要求

咨询应该在一个有利于患者参与、学习和接受的环境中进行,让患者感觉环境是舒适、保密和安全的。因此,用药咨询最好在一个相对独立的房间中进行,以确保隐私,有助于进行有效的沟通。一般在门诊楼设置固定的诊间,每周设有固定的出诊时间。诊室电脑安装有门诊出诊系统、住院病历系统、药房系统,可查询患者门诊及住院诊断、检验、检查、用药等资料。有条件的医疗机构应配备药师工作站及可在线查询的数据库资料。患者的座位应考虑到不同人群需求,如果有残疾人,空间和座位应足够家庭成员或照顾者使用。办公桌和柜台的设计和布置应尽量减少交流障碍。诊室应配备适当的辅助设备,如图片、解剖模型、药物管理设备、书面材料和视听资源等。

三、用药咨询沟通环节及要点

（一）患者信息收集

收集并建立患者信息档案,回顾病史和用药史,制作患者个人药物记录表,包括处方药/非处方药、中草药、保健品等,方便患者居家用药管理或向其他医务人员提供用药信息。

作为咨询的第一个阶段,首先需要和患者建立信任关系,以便展开一个有效的患者咨询。开展对话前,先观察咨询者的年龄、服饰、语言、肢体语言、态度、气质、行为等,在观察的同时,掌握咨询者的心理,了解咨询者的信息需求(咨询目的)、同理需求以及潜在需求。观察时表情要轻松,要投入感情,面带微笑。

接下来,药师对患者进行友好、礼貌、从容不迫的问候,介绍自己并呼唤患者的名字,以简短的一般性对话开始双向交流(请患者提问并解答问题),并表现出真诚的关心(愿意花时间解释、倾听、表现共情和肢体语言)。通过上述技巧,建立一个友好轻松的氛围,鼓励患者参与到对话中来,和药师进行平等的交流。患者希望药师是专业的,他们从药师这里得到的信息是可靠的,因此通过语言展现出沟通技巧和专业素养也很重要。

在这个过程中组织和表达问题十分重要。开始提问时应少问私人问题,慢慢过渡(如患者饮酒的细节);然后,药师应以概括性的问题提问,待方向明确时再提出相对具体的问题;最后,问题应当集中在某个特定范围,以得到更多的信息。尽量使用开放性问题,鼓励患者表达自己的观点,并用自己的说法描述问题,引导出更多的信息。避免同时提很多问题或一个问题的很多方面,这样可能导致患者遗忘某一个问题。提问应当是得体的,不要询问不必要的个人信息,不要提出使患者为难的问题,导致患者产生抵触情绪。

在倾听过程中,药师可以间断性予以回应,让患者知道药师确实在倾听,包括简单的点头以及使用一些词汇(如:嗯),还可以简单鼓励患者就某一个特定话题展开(如"不错""继续""多讲一些")。必要的时候,药师应有更主动的参与,如把握机会向患者确认他的情绪以及双方的关注点,通常的回应包括"也就是说……""按我的理解,您的意思是……"等。

（二）用药方案评估

用药方案评估包括评估患者用药方案、疗效以及是否存在不良反应；评估患者是否存在药物治疗相关问题；评估患者对治疗方案的理解程度、预期的治疗目标以及潜在的问题。

1. 对治疗方案的理解

患者本次疾病是新诊断还是既往曾经诊断过，有无新增药物。如果是首次就诊患者，药师应询问患者是否清楚用药目的，这样药师可以评估患者对于自身状况和用药目的的理解程度，并让患者有机会提出问题，然后药师可以评估是否存在理解错误或不足。

对于非首次就诊患者，用药依从性评估是咨询的重要内容。药师需详细了解患者之前的用药方法，是否存在漏服、误服、剂量不足或过量等情况。如果患者存在依从性问题，应深入探究其原因，包括：患者没有充分认识到疾病的严重性或不治疗的严重后果；之前就医时与医生或药师的沟通有误；患者未完全理解治疗方案；用药后没有出现预期的疗效；出现了不良反应；疗程太长难以坚持；因经济或其他原因不能继续获得药物等。

咨询药师要准确地把握咨询者传递的各种信息，尤其是患者对药物的反应和服药后的感受等，为评估药物治疗的有效性和安全性提供依据。因此，患者陈述问题时，药师应全神贯注地倾听，注意目光接触，切勿随意打断谈话或不恰当地改变话题，不要过早做结论。倾听过程中，除了要跟上患者的疑问，还要体会对方的情感，并在适合的时候提问、解释，使谈话深入、持续。

2. 患者的预期治疗效果

药师可以询问患者希望用药后达到的效果，以进一步了解患者对药物治疗的认识，避免因认知错误出现用药依从性的问题。在这个过程中，药师告知患者一些疗效相关的症状，或给患者展示相关的临床实验室检查，以帮助患者评估其治疗的效果，增强治疗信心。

3. 潜在的问题

判断患者用药过程中是否有潜在的问题，询问患者对服药的感觉和他们自己觉得可能会遇到的问题，以便药师做进一步的教育和干预。对于复诊患者，需询问患者在用药后的感觉与以往有何不同,继而评估新方案给患者带来的获益或风险。如果出现不良反应,评估其持续时间和严重程度也是十分重要的,这样可以帮助患者和药师共同决定是继续使用还是更换药物。

患者在描述症状时经常省略信息或者表达不清,药师应引导话题,针对咨询者提供的不清楚或不详细的信息,适时恰当地提问。以疼痛为例,询问关键点应当包括:疼痛部位、疼痛的类型、严重程度、诱发因素、好发时间、持续时间、伴随症状、既往有无类似情况、是否就诊、医师诊断及处理方式、是否遵医嘱治疗、治疗效果等。除了询问患者相关信息,药师还应观察患者的症状(发热、皮疹)、面部表情(痛苦)和精神状态(精神不佳或激动)等。当然,查看患者的病历资料,如门诊病历、实验室检查结果和影像学资料等,也是十分必要的。

（三）提出用药建议和开展用药教育

针对患者目前药物治疗存在的问题或需要调整的生活方式,进行适当的干预,如处方精简、药物重整和/或生活方式建议。沟通中应注意如下问题。

(1)判断患者行为改变的阶段:改变患者已经形成多年的生活方式或者固有理念并不是一件容易的事情。药师应根据行为改变"跨理论"模式(见第2章)判断患者当前所处的阶段,并针对要做的改变提供建议,鼓励患者坚定信念,维持有益健康的行为。

(2)使用合适的语气:注意使用具有亲切感和激励性的语调、语速和语气,充分使用移情和反应性倾听的技巧,使患者探寻自己内心的感受,增强改变不良习惯的信心。不要采取胁迫、吓唬、威胁或贬低的语气,不要强硬地坚持让患者服从。

(3)避免使用专业术语:使用与患者教育水平相匹配的语言,也可适当地使用肢体语言,给人信任感和亲切感。

(4)鼓励患者参与治疗决策:沟通时应和患者讨论,让患者充分提供信息,鼓励患者自己找出不同的方法,帮助患者做出选择,并参与制订治疗决策(如何按时服药、优先选择的剂型等)。尽可能发现患者可能会考虑的成本和效益问题,询问患者服药中有何困难,通过进一步的讨论,确定可能存在的错误认识或理念。

(5)使用语言之外的工具使患者更易于理解:如打开包装,让患者看到药物的颜色、大小、形状和标记。对于口服液和注射剂,让患者看到计量器具上的剂量标记。演示给药装置(如鼻、口吸入器)的组装和使用。作为面对面的口头交流的补充,提供书面材料来帮助患者回忆这些信息,提高用药依从性,如发放简明易懂的用药指导单、使用治疗日志或即用型包装等。

(四)随访

跟进药物治疗情况,必要时预约复诊。药师完成用药建议和教育后,患者可能还有其他疑惑,有的患者会主动提出,药师可进行针对性的解答;也可以请患者复述要点事项,了解患者对用药方案的理解程度,以便于纠正;还可以询问患者:"还有什么我可以帮助您的吗?",以进一步引导患者提出问题。咨询结束后尽量不要说"再见",可以用"祝您早日康复"来代替。

⊙ 案例分析

案例背景 某患者,男,57岁,到用药咨询门诊。他刚被诊断为"支气管哮喘",医师为他开具了"沙美特罗氟替卡松粉吸入剂"和"沙丁胺醇气雾剂"。

药师:你好,你看起来心情不太好,有什么可以帮助你的吗?

患者:确实不好。诊室人太多了,医师给我交代的话都没听清楚。

药师:最近呼吸科患者很多。不过没关系,如果有用药方面的疑惑,您可以咨询我。为了保护您的隐私,您跟我进入咨询室好吗?

(患者半信半疑地进入咨询室。药师请患者坐下。)

药师:您好,您是第一次到我们医院看病吗?

患者:(生气地)是的,没想到你们医院人这么多。

药师:嗯,现在是冬季,很多人都会随着气候变化出现发热、气短、咳嗽这些症状,所以医院呼吸科门口很拥挤,患者特别多,我特别能理解您的这种感受。

患者:说的也是。我们院子里好几个老朋友最近都有点咳嗽,有一个昨天住院了。

药师：嗯，所以及时就医、正确用药非常重要。您刚说医生给您交代的话没太听清楚是吗？

患者：是的，医生说我得了哮喘，开的这些药我也没见过，不知道怎么用。

药师：对，这个药用法还比较特殊，需要长期使用，定期复诊，您也可以经常到我们这里来评估您的治疗情况。为了方便后面更好地为您服务，您可以提供一些基本信息吗？

患者：好的。

（从患者姓名起逐一登记患者信息，包括既往病史、用药史、家族史等。）

药师：非常好。您的相关信息都记得很全面，看来您非常注重自我保健。

患者：对，我平时身体还不错，饮食也很注意，每天坚持晨跑，不知道怎么还生病了。

药师：我刚从您的家族史看到您的一个姐姐也有哮喘？

患者：对，她已经好多年了。

药师：嗯，哮喘有家族遗传的特点，您和您姐姐都有哮喘，说明您是有哮喘家族史的。您对哮喘这个病有了解吗？

患者：不了解。我姐姐在国外，联系不是很多。

药师：好的，那我给您讲解一下哮喘这个疾病。

（药师介绍哮喘疾病相关知识。）

患者：听起来这个病还比较麻烦。

药师：哮喘是可以控制的，就像您坚持运动控制体重和血压一样，需要您注意避免一些引起过敏的因素，持续找医生评估，坚持用药。

患者：哦对，我刚做了过敏原检测，医生好像说我对螨虫过敏。

药师：对，防止接触过敏原是避免哮喘发作的第一步。

（药师详细介绍避免螨虫的相关知识。）

患者：明白了，那这些药应该怎么用呢？

（药师使用沙美特罗氟替卡松粉吸入剂和沙丁胺醇气雾剂的模具详细讲解了两种药物的使用方法。）

药师：您学会了吗？可以给我用模具演示一下吗？

（患者演示了使用过程。）

药师：不错，主要的步骤都没有问题。用完以后别忘了漱口哦。

患者：对对对,这一步给忘记了。

药师：是的,这两个药用起来还是比较复杂的,几乎所有人第一遍学习后都不能完全记住。这太正常了。我这里有一些图片,一步步展示用药步骤,方便您回去以后再复习一下。您看您需要吗?

患者：太好了,我拿一份。

药师：现在我给您登记了这张"药物记录表",把您目前的用药登记在上面了。下次您去医院看病的时候建议带上它,让医生和药师了解您的用药情况。

患者：好的,谢谢,还有什么注意事项吗?

药师：除了坚持用药,日常的自我监测也很重要。我们这里有一些"哮喘日记本",您可以按表格进行登记,方便日后评估您的治疗效果。

患者：好的,医师让我一个月以后来复查,刚好把这个用上。

药师：对,这样可以很清楚地了解您的哮喘控制情况。您下次来复查的时候也欢迎到我们用药咨询门诊,我也可以帮您进行用药评估。

患者：好的,太感谢了,下次我一定会来的。

药师：您现在还有什么不清楚的地方吗?

患者：没有了。

药师：好的,那今天就到这里,祝您早日康复!

患者：谢谢!

　　药师评析　这是一位首次诊断为"支气管哮喘"的患者,其对自身健康状况十分重视。咨询初期,患者对就医环境有一定的不满,认为"患者过多、过于吵闹"影响了医师和他的沟通,继而导致其未了解用药方法。药师在初期采用了"共情"的谈话技巧,对患者的境遇表达了真诚的关心和理解,同时解释了出现这种现象的原因,患者也结合自身环境,对其所遭遇的状况表示了理解。此时药师与患者建立起了一个友好轻松的氛围,患者愿意相信药师并积极参与到对话中来。之后的沟通中,药师较为频繁地用到了"嗯""是的""对"之类的语句,对患者予以回应并表示鼓励和认同。然后,药师聚焦于患者当前面临的几个问题,进行了哮喘疾病知识的科普、吸入制剂用法的教育以及疾病日常管理的宣教,以帮助患者更好地理解疾病、配合治疗并监测病情变化。在这个过程中,模具展示、表格登记等也是帮助患者更好地学习和理解用药方法和用药目的的良好工具。

> **要点小结**

◆用药咨询包括"帮助"和"教育"双重作用,咨询的目标应包括临床结局、人文结局和经济结局三个方面。

◆用药咨询工作流程包括患者信息收集、用药方案评估、提出用药建议和开展用药教育、随访等。

◆用药咨询首先需建立和谐的关系。技巧包括友好的问候,简要地介绍自己,以简短的一般性对话开始,耐心解释咨询的目的及问题,双向交流并表现出真诚的关心。

◆使用激励的语气,充分使用移情和反应性倾听的技巧,鼓励患者参与治疗方案的选择,然后再给予建议可能会使咨询效果更佳。

参考文献

[1]段京莉. 药剂师与患者沟通指南[M]. 北京:人民军医出版社,2012.

[2]关于印发医疗机构药学门诊服务规范等 5 项规范的通知. 2021[EB/OL]. (2021 – 10). http://www. nhc. gov. cn/yzygj/s7659/202110/f76fc77acd87458 f950c86d7bc468f22. shtml.

[3]《药学门诊试行标准》起草专家组. 药学门诊试行标准[J]. 今日药学,2018, 28(11):721 –726.

[4]高杰,谢诚,顾继红,等. 用药咨询中药师沟通技巧[J]. 中国医院药学杂志, 2012,32(08):642 –643.

[5]LEWIS R K, LASACK N L, LAMBERT B L, et al. Patient counseling – a focus on maintenance therapy[J]. Am J Health Syst Pharm,1997, 54(18):2084 –2098.

[6]American Society of Health-system Pharmacists. ASHP guidelines on pharmacist-conducted patient education and counseling[J]. Am J Health Syst Pharm,1997, 54(4):431 –434.

[7]GU H, SUN L, JIN R, et al. Evaluation of counseling environmental alteration on pharmacy-patient communication qualifications: A case-control study [J]. Medicine (Baltimore) ,2016, 95(52): e5738.

[8]LEE A J, BORHAM A, KORMAN N E, et al. Staff development in pharmacist-conducted patient education and counseling[J]. Am J Health Syst Pharm ,1998, 55(17): 1792 – 1798.

[9]CHEVALIER B, WATSON B M, BARRAS M A, et al. Investigating strategies used by hospital pharmacists to effectively communicate with patients during medi-cation counselling[J]. Health Expect ,2017, 20(5): 1121 – 1132.

（蔡 艳）

第 2 节　互联网用药咨询沟通

近年来,互联网、大数据、云计算、人工智能、区块链等技术加速创新,日益融入经济社会发展各领域、全过程,对传统医疗领域也产生了极为深远的影响,加快了当前医疗服务格局的改变,"互联网 + 医疗健康"的巨大潜力逐渐形成。

远程医疗技术、工具和服务已成为美国医疗卫生系统的重要组成部分。据美国卫生与公众服务部估计,目前美国超过 60% 的医疗保健机构及 40%~50% 的医院开展了远程医疗服务,通过电话、电子邮件和视频等开展远程会诊、远程医疗支持、线上开药、慢病及其他疾病出院后的居家治疗、健康教育、风险评估等。

随着国家和各地一系列关于促进"互联网 + 医疗健康"政策的发布,我国互联网医疗的建设和发展明显加快。截至 2024 年初,我国开展互联网医疗服务的医疗机构数量已超过 2700 家。在此背景下,医院药学部门的药学服务模式转型势在必行。"互联网 + 医疗健康"已成为智慧医疗的新形态、新经济、新产业,而药学服务作为医疗服务的重要组成部分,通过信息化、智能化发展,实现了"互联网 + 药学服务"。

一、"互联网 + 药学服务"概念及平台要求

"互联网 + 药学服务",是指药师以互联网为媒介,运用医学、药学等相关知识和专业技能,通过声音、图片、文字或视频等形式,向患者、社会公众及医务人员提供用药咨询、药学科普、居家管理等服务。"互联网 +"是一种发展模式和理念,"互联网 + 药学服务"是"互联网 +"在药学行业的成功应用。互联网的成功

融入,使得新的药学服务模式层出不穷。例如,通过互联网技术,线上开设合理用药咨询、药物治疗管理门诊等,使药学服务内容和服务边界进一步扩展延伸。

互联网媒介主要包括互联网医院 App、短视频应用 App、即时聊天软件、电子公告等。目前国内开通线上药学服务的平台主要包括各级医疗机构建立的互联网医院平台及第三方互联网平台。

互联网咨询平台应当满足图像、声音、文字以及诊疗所需的其他医疗信息的安全、实时传输,图像清晰,数据准确,满足开展药学服务的要求。不同互联网平台之间的相同点及差异具体如表 10 - 1 所示。

表 10 - 1 不同互联网平台之间的相同点及差异

要点	互联网医院平台	第三方互联网平台
资质	需经国家或地方卫健委授权	不需要授权
注册方式	实名注册	实名注册
主要功能	预约诊疗、线上问诊、线上开方、远程会诊、科普宣教等	线上问诊、科普宣教等
出诊专家	为互联网医院的医务人员,由医院审核出诊人员资质,出诊资质一般等同于线下出诊专家资质	出诊专家比较分散,一般来自多个医疗机构,各平台出诊资质标准不同,出诊专家良莠不齐
付费标准	参考地方互联网医疗服务价格及收费标准	多为出诊专家自行定价,各平台或专家之间差异较大
医保支付	地方存在差异,北京、江苏、四川、山东等地为部分符合条件的互联网医疗服务提供医保报销服务,报销标准与线下等同	自费

二、互联网药学服务的特点

(一)优势

1. 方便快捷,节省成本

依托于互联网的药学沟通摆脱了时间与空间的束缚,只要具备可上网的手机或电脑等终端设备,药师与患者之间可随时随地交流,不仅避免了患者因就医误工而减少收入,还节省了人力成本、时间成本,使得依托于互联网的药学服务广受欢迎,尤其适合工作繁忙、路途远、身体不便等的患者。

2. 可及性高

传统的用药咨询以门诊或窗口现场咨询为主,一般是一对一的沟通,受专业及个人知识的限制,接诊药师无法为所有的咨询人群及咨询领域提供专业的药学服务;而互联网平台是开放式的,具备资质的药师均可开通线上服务,提供多学科、多层次、全方位的用药指导及医疗保健服务。

3. 平等沟通

传统药学服务中,药患双方的关系是一种类似于上下级的垂直型人际关系。而依托于互联网的交流,避免了面对面的压力和尴尬。尤其是内向型人群不必担心社会评价,且咨询时间充分,消除了种种顾虑,可能会更真实详细地描述自己的困惑及需要,有利于药师更全面地了解患者的病史及用药情况,从而给出个体化的用药方案。

4. 自由度高

患者可以根据个人意愿选择要咨询的药师,也可以随时根据自己的需求选择沟通或终止沟通。药师也可根据专业方向及患者情况,选择接诊或者退诊,双方均具有较高的自由度,使得沟通更轻松、顺畅。

5. 覆盖面广

由于网络的广泛普及、用户群体庞大,基于互联网的药学服务可惠及更广大的人群。对于常见的用药问题或治疗误区,药师可以汇总并以科普文章或视频的形式在互联网平台发布,有需求的人群均可获取,从而实现资源共享。

6. 便于存储和查询

在传统的药学门诊服务中,患者资料的记录、保存和查询等费时费力,而借助于互联网技术手段则很容易实现,大大提高了药师的工作效率,同时也可将数据进行深层次的分析与总结,从而转换为科研成果。

(二)局限

1. 信息失真或不全

网络沟通是一种非接触式的人际互动,双方可能会缺失许多有价值的信息。

比如图文咨询,咨询双方听不到对方的声音,看不到对方的长相、表情与肢体语言,文字表达有时难以起到与语言表达相同的效果,导致沟通的效果大打折扣,甚至存在风险。图文沟通、电话沟通、视频沟通的特点比较见表 10 - 2。

表 10 -2　图文沟通、电话沟通、视频沟通的特点

要点	图文沟通	电话沟通	视频沟通
信息载体	图片、文字	声音	图片、文字、声音
特点	可传递检验/检查结果、病例等资料,图片信息真实、准确,咨询记录可长期留存,患者可反复查看。但输入文字信息耗时耗力,传递信息可能存在缺失,直观性差,影响沟通效果	通过声音传递信息,沟通速度快,但方式单一,缺乏眼神交流,存在信息传递不全或错误风险	直观性强,信息量大,接近面对面沟通

2.受制于技术因素

互联网沟通要求药师与患者均具有便利的上网条件,具备一定的网络知识和电脑或手机等使用水平,要求网络运行正常、传输速度足够,否则将影响沟通的效果。老年人、文化程度低的人群或偏远地区可能受到技术限制而无法采用这种沟通方式。

三、互联网药学服务的原则

药师与服务平台应签署相应的服务协议以明确服务内容及双方的权利和责任。互联网药学服务提供者应保存相关工作记录,以作为对服务内容、服务对象、服务质量等进行追溯的凭证,旨在规范管理,保障药师、服务平台及受众各方的权益。互联网科普及咨询服务中的内容不得违反我国现行法律、法规和政策。

（一）互联网药学科普原则

（1）药师通过互联网平台向公众提供用药科普信息时,可采用文字、图片、视频及音频等形式,突出科学性和专业性的同时兼顾通俗性和实用性,发布的药学信息应真实、准确、客观,并具有时效性。

（2）药师不宜向公众发布未经临床研究证实的内容和医学界尚存争议的前沿研究内容，更不得以"标题党"方式吸引公众注意，以避免误导公众。

（3）发布药学资讯及科普内容的互联网服务平台应建立信息发布审核制度，药师撰写的科普作品未经审核不应公开发布。

（二）互联网用药咨询原则

（1）药师在受理咨询、提供咨询建议和推荐时应以患者为中心，以维护患者用药安全合理为第一要务，在药师个人的专业范围提供咨询服务。

（2）咨询服务应基于循证医学的原则，严谨、客观、公正、详尽地回复咨询者。对咨询问题实事求是地回应，不回避，意见和建议应清晰、具体、实用并具有可执行性。

（3）药师应对咨询问题进行专业分析及评估，明确咨询者的咨询需求，对药物治疗问题不做无根据的判断、猜测和解释，对不确定的内容须充分核实后再回复咨询。

（4）药师应拒绝提供以自我伤害及危害他人为目的的用药咨询；药师不应推荐处方药物以及非处方药物的标识外用法。

（5）药师的用药建议与医生提供的治疗方案不一致时，应建议患者与医生进一步沟通以明确治疗方案。

四、风险控制原则

（1）药师应认真负责、严谨理性地回复患者，提高风险防控意识。

（2）互联网咨询服务平台应建立风险防控体系，以监控相关风险、防范药患纠纷和不良事件的发生，同时也应建立质量控制体系，以保证药师咨询服务质量，确保患者的用药安全有效。

（3）药师所提供的药学服务应基于药品说明书、循证医学数据库或专业参考文献资料，对所回复的内容做到有据可查，证据来源真实可靠，内容详实准确可信，注重证据的时效性。

（4）对于诊断性问题及未明确诊断的咨询，应及时联系咨询者取消咨询，并建议咨询者尽快到正规医疗机构就诊。

（5）对于医学界尚存争议的问题，应客观告知争议情况存在，识别咨询者的需求，客观阐述观点，遵循客观公正原则。

（6）药师应明确自己的专业范围和特长，对超出自身专业范围和能力的咨询，应及时进行转诊或取消咨询。

（7）药师在提供互联网用药咨询服务过程中，如果遇到药物警戒事件，应及时记录，并通过国家药品不良反应监测网络进行上报。

（8）遇到危重症、急症、病情复杂的患者等不适合互联网咨询的情况，应取消咨询，告知咨询者尽快去正规医疗机构就诊。

五、互联网咨询服务礼仪及注意事项

（1）药师在咨询服务中应充分理解咨询者需求，注意礼仪规范，使用尊称敬语及中性用语。

（2）药师在与咨询者的对话中应亲切、中肯、实事求是，不轻视、不挖苦、不讽刺、不反问、不质问咨询者。

（3）由于医药科学的复杂性、不确定性及网络咨询的局限性，药师在沟通中应避免使用过度肯定或者否定的语言，避免情绪化的用语。

（4）应注意到药师和咨询者专业信息的不对等性，尽量多使用通俗的语言，少使用医学术语，必须使用时需解释清楚。

（5）应理解患者就同一问题对多个专业人士进行咨询的心理诉求，不贬损同行，并提供符合专业水准的咨询服务。

六、互联网药学服务相关伦理及职业道德

（1）药师应遵守职业道德，尊重患者隐私权和知情权，并确保患者的个人隐私不被泄露。

（2）药师在提供科普与咨询服务过程中，应尽可能规避科普与咨询服务产生的不良后果。

（3）药师应避免通过未经授权及不可追溯的渠道提供咨询服务，以防控风险，保护双方权益。

（4）药师提供互联网用药咨询过程中，不得存在下列行为：①向公众发布未

经研究证实的内容和虚假的信息;②因商业利益,向患者推荐特定品牌的药品或健康相关产品;③向患者推荐治疗药物时,明知存在潜在治疗风险却未提示说明。

七、互联网用药咨询流程

互联网用药咨询包括以下五个步骤,详见表 10 - 3。

（一）患者发起咨询

患者可根据个人喜好选择咨询平台,并进行实名注册,包括姓名、性别、年龄、电话、住址、疾病诊断、用药方案、咨询目的等。

（二）药师接诊

药师接诊前需根据患者的初始资料如年龄、疾病类型、严重程度、是否就诊过等信息,评估患者是否适合网络咨询,当患者病情严重或复杂、病情变化快或患者为新生儿等情况需要医师亲自诊查时,接诊药师应当立即终止互联网咨询活动,并引导患者到实体医疗机构就诊。

对于首诊患者,接诊药师需要收集患者的疾病程度、过敏史、既往治疗史、目前治疗方案等信息,并确认患者的用药问题。对于复诊患者,接诊药师需要确认患者病情有没有变化或是治疗方案的调整情况。

对于首次用药患者,除了上述提到的信息以外,还需要向患者确认以下问题:以前是否使用过该药,患者目前情况和对用药目的的理解,患者对药物治疗方案的理解,患者预期的治疗目标及潜在的用药问题等。

对于复诊/随访患者,除了上述提到的信息以外,还需收集以下信息:患者用药细节(如用法用量是否正确、用药依从性等),药物治疗的有效性和安全性,是否达到患者预期治疗目标等。

（三）解决问题和制订药学监护计划

收集了所有信息后,接诊药师需要先解决患者提出的用药问题及现阶段发现的用药问题,并制订监护计划。

表 10 - 3　互联网用药咨询流程

---

1. 患者发起咨询

· 选择平台
· 实名注册
· 选择药师
· 发起咨询,说明咨询目的

---

2. 药师接诊

退诊	首诊患者	复诊患者
· 病情复杂或紧急,建议医院就诊 · 患者咨询问题超出药师接诊范围	· 收集患者信息 · 药物治疗管理 · 确认患者用药问题	· 确认患者信息 · 确认用药信息
首次用药	**复诊/随访监测**	**自我保健**
· 确认疾病状况、治疗方案、治疗目标信息 · 梳理潜在用药问题	· 用药依从性 · 治疗疗效 · 药物不良反应 · 实际存在及潜在的用药问题	· 患者症状及持续时间 · 是否曾到医院就诊 · 既往治疗措施

---

3. 解决问题和制订药学监护计划

· 解决实际存在的用药问题;预防潜在的问题
· 调整治疗方案
· 制订监测计划

---

4. 用药交代及科普宣教

首诊患者	复诊/随访患者
· 阐述疾病特点 · 交代药品用法用量及注意事项 · 自我监测内容 · 复诊和随访计划	· 用药依从性分析 · 药品不良反应及处理 · 必要时建议到医院就诊 · 复诊和随访计划

---

5. 结束对话

· 总结
· 患者反馈咨询效果
· 鼓励患者提问
· 确定随访计划

为初次用药的患者制订监护计划时,应告知患者在药物治疗过程中可能出现的问题,并且让患者知道应该怎样辨别这些结果。如患者疾病类型有需定期复查的生化指标或影像学检查,应告知患者复查项目及复查周期。例如,患者首次使用吗啡缓释片进行镇痛治疗,药师应告知患者很可能会出现便秘,这是该药品常见的不良反应,确认患者目前的排便状况及患者使用缓泻药的意愿,比如患者会希望提前预防便秘还是在发生便秘时再及时治疗;发生便秘后,是停药还是继续使用;继续使用时,如何进行生活方式的调节;如何选用缓泻剂及缓泻剂的用法用量、起效时间等。

为复诊/随访患者制订监护计划时,与患者讨论后,接诊药师如果认为患者需要改变治疗方案,应明确用什么药物可以替代,然后再和患者讨论替代药物的用药细节。

（四）用药交代及科普宣教

在进行用药交代时,药师需考虑到患者的教育程度、理解能力、语言障碍、个人偏好等,用药交代的内容应包括药品名称、用法用量、用药目的、坚持用药的建议和自我监测、常见及严重不良反应、注意事项和相互作用、储存说明、复诊和随访计划。

（五）结束对话

在结束对话前,应鼓励患者根据已经获得的信息再次提出问题,比如对药物治疗还有什么担心的问题。与传统门诊咨询相比,网络咨询的一个优势就是接诊药师提供的所有信息均有记录,患者可反复查看,从而全面掌握。

▶ **案例分析**

案例一

案例背景　患者女,2 岁零 11 个月,无过敏药物。患者家属陈述孩子发烧了,体温 39℃,今天在某医院看病,医师说是支气管炎,开了布洛芬和头孢地尼。由于忙于照顾哭闹的女儿,她回家后才发现忘记咨询药物怎么使用,但现在出门也不方便,想咨询一下这两个药物该怎么用。

药师:您好,我是药师××,请问您怎么称呼?

王女士:我是孩子的妈妈,姓王。

药师:王女士,您好,药品的用法和剂型、规格有关系,请把布洛芬和头孢地尼的规格信息发给我,或者直接把药品拍照发过来。

王女士:好的,布洛芬混悬液是30mL:0.6g,头孢地尼分散片是每片50mg。

药师:好的,请问宝宝的体重是多少?

王女士:宝宝现在14kg。

药师:好的,建议布洛芬混悬液每次服用4mL,如果宝宝有持续发热,可间隔4~6小时重复用药1次,24小时内用药不超过4次;头孢地尼分散片用法是每次1片,每天3次。宝宝如果是第一次服用头孢地尼分散片的话,服药后注意观察一下宝宝有无过敏反应,如果发现异常情况,应立即停药就诊。

王女士:好的,这个分散片是不是不能直接口服?

药师:根据宝宝的配合情况,头孢地尼分散片可以直接口服,或者加入到水里,药片会分散到水里形成混悬液,给宝宝喝下去。

王女士:好的,谢谢,我现在就给宝宝吃药。可以把两种药一起吃吗?

药师:可以的。如果宝宝服药3~5天后,情况未见好转,或者治疗期间病情有变化,请及时到医院就诊。

王女士:我刚才给宝宝吃药的时候,宝宝不太配合,布洛芬喝进去了,但是头孢地尼分散片给吐了,怎么办?

药师:您观察到有多少被吐出来了?

王女士:大多数被吐出来了。

药师:如果大多数被吐出来了,建议安抚一下宝宝情绪,然后补服1片,用少量的水分散,让宝宝一口喝下去,吃完药再给宝宝喝点水,减少嘴里的苦味。另外,这几天注意测量并记录宝宝的体温,观察精神状态、吃饭情况等,让宝宝多喝水,注意休息,衣服薄厚适当,不要捂出汗,不要用酒精擦拭,必要时可以用温水洗澡,改善体温过高带来的不舒适。

王女士:好的,太感谢您了,不然我都不知道怎么办了。

药师:不客气,用药期间如果有其他问题,您可以再联系我,祝宝宝早日康复。

　　药师证析　本案例是一个常见的儿童用药咨询问题,充分体现了网络咨询的便捷性——不受时间、地点、空间限制,为患者节约了人力、物力、财力成本,也符合现代人快节奏的生活模式。接诊药师在咨询服务中充分理解患者需求,在与患者的对话中亲切、中肯、实事求是、礼仪规范、使用尊称敬语,回答科学严谨,接诊规范。在本案例接诊中,需要注意以下两点。

　　(1)为患者提供药品用法用量时,应尽量给出具体使用剂量,避免需要患者再次计算。比如本案例中,头孢地尼分散片儿童服用常规剂量为每日 9~18mg/kg,接诊药师应主动询问患儿体重,然后计算给药剂量,根据患儿情况给出具体给药方案。

　　(2)为患者提供必要的、详细的用药教育和生活指导,规避常见用药误区。如本案例中,应主动告知头孢类药物的过敏风险、发热常见错误处理方法、病情加重时及时就诊的重要性。

案例二

　　案例背景　患者女,年龄 68 岁,无过敏药物。肝癌晚期,现在服用索拉菲尼 1 个多月了,这几天出现恶心、不想吃饭。现患者家属视频咨询应该怎么办。

药师:(药师接诊后,核实该患者既往在本院肿瘤科就诊,并为患者做过出院用药教育)您好,我是药师××,请问您是患者本人还是家属?

患者家属:×药师,您好,我是患者的儿子,姓赵,出院时您交代过,在家用药时有什么问题可以联系您。

药师：对的,赵先生,您好,您母亲最近有哪些不舒适呢?

赵先生：我母亲这几天开始呕吐,没有食欲,什么都吃不下,感觉全身没有力气。

药师：请问索拉菲尼是按照出院时给您交代的用法规律服用的吗?

赵先生：是的,每次400mg,每天吃2次,没有忘记过。

药师：那您的母亲还有没有其他不舒服的症状?

赵先生：最近感觉我妈皮肤有点蜡黄,也有点痒,不知道是年龄大了还是吃饭不好导致的?

药师：赵先生,根据您描述的情况,您母亲症状有可能是黄疸,建议到医院就诊治疗。

赵先生：情况很严重吗?我母亲在老家,来医院不太方便,有没有其他办法?

药师：建议立即在当地医院或诊所复查一下血常规、肝功能、肾功能,根据检查结果再做决定,好吗?

赵先生：好的,我们今天就去抽血化验。

(赵先生把化验结果拍照传送给药师,药师查看后,发现患者有严重的肝功能损伤和黄疸,立即打视频给赵先生)

药师：赵先生,您好,根据您提供的检查结果,您母亲有严重的肝功能损伤,需要住院治疗,建议暂时停用索拉菲尼,与主管医生取得联系,沟通入院治疗事宜。

赵先生：好的好的,谢谢您,我马上联系。

药师分析 接诊药师应具备识别危急重症情况和超出本人专业范围的咨询,发现此类咨询问题后,应及时联系患者,强调可能存在的疾病风险,为患者安排转诊或告知患者及时线下就诊。本案例中,接诊药师严谨、客观、公正、详尽地回复咨询者,对咨询问题实事求是地回应,不回避,及时发现患者的危重症情况,并为患者提供清晰、具体、实用并具有可执行性的建议,接诊规范。

◆"互联网 + 药学沟通",是指药师以互联网为媒介,运用医学、药学等相关知识和专业技能,通过声音、图片、文字或视频等形式,向患者、社会公众及医务人员提供用药咨询、药学科普等服务。

◆互联网媒介主要包括互联网医院 App、短视频应用 App、即时聊天软件、电子公告等。

◆依托于互联网开展药学服务,是一种非接触式的远程交流,具有方便快捷、低成本、辐射范围广、自由度高等优势。

◆药师与服务平台应签署相应的服务协议,以明确服务内容及双方的权利和责任。互联网药学服务提供者应保存相关工作记录,以作为对服务内容、服务对象、服务质量等进行追溯的凭证,旨在规范管理,保障药师、服务平台及受众各方的权益。互联网科普及咨询服务中的内容不得违反我国现行法律、法规和政策。

◆药师在服务过程中应体现人文关怀,遵守职业道德,尊重患者隐私权和知情权,并确保患者的个人隐私不被泄露。

参考文献

[1]《国务院办公厅关于促进"互联网 + 医疗健康"发展的意见》(国办发〔2018〕26 号).2018〔EB/OL〕.(2018 - 04).

[2]远程医疗服务管理规范(试行),国卫医发〔2018〕25 号.2018〔EB/OL〕.(2018 - 07).

[3]药师提供互联网科普与咨询服务的专家共识,国药协患教发〔2018〕1 号.2018〔EB/OL〕.(2018 - 08).

[4]中国药学会医院药学专业委员会.《医疗机构药学工作质量管理规范》操作手册[M].北京:人民卫生出版社,2016.

[5]中国药师协会药学服务创新工作委员会,中国药师协会居家药学服务分会,中国药学会医院药学专业委员会,等.《互联网药学服务专家共识》,2022

［EB/OL］.（2022 – 04）.

［6］TANG M, REDDY A. Telemedicine and its past, present, and future roles in providing palliative care to advanced cancer patients ［ J ］. Cancers, 2022, 14:1884.

［7］LI Y M,YAN X B,SONG X L. Provision of paid web-based medical consultation in China:Cross-sectional analysis of data from a medical consultation［J］. J Med Internet Res, 2019, 21(6):1.

［8］BUKHARI N, SIDDIQUE M, BILAL N,et al. Pharmacists and telemedicine: an innovative model fulfilling Sustainable Development Goals （SDGs）［J］. J of Pharm Policy and Pract, 2021, 14(1):96.

（李　亚）

第 11 章

其他情境下的药患沟通

第 1 节　临床药学实验室沟通

一、临床药学实验室概述

大型医院药学部门一般均设置有临床药学实验室,为患者提供治疗药物监测(therapeutic drug monitoring,TDM)、药物代谢酶和作用靶点基因检测、肿瘤细胞耐药检测、细菌耐药检测等服务。这些检测项目的开展在制订个体化药物治疗方案、诊断和处理药物过量中毒、判定患者用药依从性、评价药物疗效、提高药物治疗成功率、降低治疗费用、促进合理用药等方面发挥了重要作用。

（一）治疗药物监测

TDM 是运用现代分析技术,对血液或其他体液中的药物及其代谢物浓度进行检测,并根据药动学和药效学理论进行数据分析,制订最佳给药方案,从而提高药物疗效,避免或减少不良反应,达到安全合理应用药物的目的。临床上开展最多的是血液标本检测,因而又常称其为血药浓度监测。

1. 需要进行 TDM 的药物

（1）治疗窗窄的药物:这类药物(如地高辛)的治疗浓度与毒性浓度较为接近,极易中毒,只有通过 TDM 调整剂量,才能保证用药安全有效。

（2）存在影响药物体内过程的病理情况:如当患者肾功能受损时,若使用万古霉素等以肾清除为主且肾毒性较大的药物,则会出现清除率下降和不良反应风险增加的情况,此时应及时监测万古霉素浓度,以免药物蓄积,产生不良反应。

（3）难以获得稳定、可控的血药浓度的药物:如苯妥英钠应用一定剂量后,血药浓度呈非线性急剧增加,有中毒危险,因此需要监测血药浓度。

(4)不同治疗目的需不同血药浓度的药物:如应用地高辛治疗心房扑动时,血药浓度需要达到2ng/mL,且不会引起毒性反应,但在治疗慢性充血性心力衰竭时,该浓度会导致严重的心律紊乱等毒副反应,因此需要借助TDM将地高辛血药浓度准确控制在治疗所需的范围内。

(5)长期用药后不明原因引起药物的疗效降低或毒性增加:如苯巴比妥长期使用易导致机体反应性减弱,药效降低,必须通过逐步增加剂量来达到原来的药效,故应结合血药浓度监测来调整给药剂量,维持治疗效果。

(6)药物中毒症状与剂量不足所造成病情恶化的症状相似,而临床又不能准确明辨:如普鲁卡因胺等抗心律失常药物在血药浓度过高时也会引发心律失常,故应通过监测血药浓度判断导致其不良反应的准确原因。

(7)药物代谢存在较大的个体差异,特别是因遗传因素导致药物代谢存在多态性的药物:如氯吡格雷作为一个前药,进入体内后需要经过肝药酶的两步代谢活化方能生成活性代谢产物,发挥抗血小板作用,其中肝药酶 $CYP2C19$ 发挥了最为重要的作用,但 $CYP2C19$ 具有基因多态性,如果经基因检测,显示患者属于慢代谢型,常规剂量氯吡格雷治疗下患者的心血管事件发生率较正常代谢型患者将上升。因此,应该结合TDM指导个性化给药。

(8)具有非线性药动学特征的药物:如伏立康唑血药浓度与剂量不成比例关系,药动学参数随剂量改变,在调整剂量时容易造成毒性反应,所以要及时监测血药浓度,避免不良反应的发生。

2. TDM 常用的方法

TDM最为常用的方法是酶放大免疫法(enzyme-multiplied immunoassay technique,EMIT)、高效液相色谱(HPLC)法和高效液相色谱串联质谱(HPLC/MS/MS)法。其中,HPLC/MS/MS法以其分离水平和精确的定量为突出优势,但对人员和设备要求较高;EMIT法则以其快速、精确、灵敏、操作者上手较为容易且有商品化试剂盒为其特点。

3. TDM 在临床的应用效果

开展TDM工作,不仅意味着提供准确的检测结果,而且更需要对数值进行分析并做出合理解释。如果仅提供检测服务、出具报告，不对结果做详细解读，TDM 的作用不能充分发挥。

TDM 的临床应用主要体现在以下三个方面。

（1）为临床不同患者个体化给药剂量的制订提供合理依据。例如，抗癫痫药物，随着患者尤其是儿童患者年龄、体重、发病情况的变化，药物剂量需要不断调整。如丙戊酸钠，其药代动力学存在明显的个体差异，对患者进行血药浓度监测，可有效避免因剂量不足而达不到疗效或因剂量过大而导致不良反应的发生，在临床上，医生的给药往往从小剂量开始，在进行血药浓度监测的情况下逐渐加大剂量，直到使患者获得最佳疗效的最低剂量。

（2）提高治疗的成功率。TDM 技术出现以前，临床医生对于某些药物在疗效方面需要反复摸索。例如，伏立康唑的不良反应以消化系统、神经系统以及眼部和附属器官损害等为主，尤其是肝毒性和神经毒性（脑病、肌痉挛、幻觉），在一定程度上限制了伏立康唑的应用；此外，该药物血药浓度个体差异大，食物会降低 22% 的生物利用度，成人体内伏立康唑的清除具有饱和性，呈非线性动力学特征，其最大血药浓度及药时曲线下面积的增加与药物剂量的增加不成比例，药物相互作用广泛；谷浓度低于 $1\mu g/mL$ 时药物起不到应有的作用，高于 $4\sim6\mu g/mL$ 时患者易出现肝毒性和眼部毒性。因此，国内外指南均推荐稳态谷浓度在 $1\sim6\mu g/mL$，可以保证良好的疗效，避免不良反应的发生，提高患者救治成功率。

（3）诊断和处理药物过量中毒。例如，大剂量甲氨蝶呤（MTX）用于治疗儿童急性白血病，但 MTX 大剂量使用容易导致过量中毒，且其在体内代谢具有显著的个体差异，难以通过 MTX 剂量或者患者的体重、年龄等预测 MTX 血药浓度。因此，监测 MTX 的血药浓度以及 MTX 给药剂量个体化，对确保疗效和用药安全具有重要意义。

4. 患者对 TDM 的认知情况

对于 TDM 而言，患者的认知来源于医生、药师、护士对患者的用药教育，如癫痫患者、器官移植患者对 TDM 有较好的认知。以器官移植患者服用的环孢素为例，环孢素是一种强有力的免疫抑制剂，可极大提高移植存活率，减少皮质激素剂量甚至不用，并发症发生率大大下降，已成为预防和治疗排斥反应的首选药物之一。环孢素的临床应用揭开了移植医学的新篇章,但环孢素同时具有肾毒性和肝毒性等不良反应,且吸收、分布、清除有着相当大的个体差异。如何制订一个合理的优化治疗方案,减少排斥反应发生,避免肝、肾毒性,对移植物的存活质量至关重要。医生、药师、患者均知道,器官移植手术成功仅仅是治疗的第一步,今后如何调整好抗排斥药物的用量才是让患者长期、有质量生存的重要保证,因此,医生和患者对免疫抑制剂的 TDM 均非常重视,患者的认知度高、依从性好。

对于其他一些药物,例如抗菌药,患者的认知程度较低,更多的是医生与药师对其 TDM 结果的关注,希望通过 TDM 结合其他检验、检查结果以及患者的症状、体征给出更为合理的治疗措施。

(二)个体化给药基因检测

药物体内代谢、转运,药物作用靶点基因的遗传变异及其表达水平的变化可影响药物的体内浓度和敏感性,导致药物反应出现个体差异。药物基因组学(pharmacogenomics,PGx)是通过关联基因表达或单核苷酸多态性(single nucleotide polymorphism,SNP)与药物的吸收、分布、代谢、排泄过程以及药物受体靶标,研究患者携带的是先天遗传或是后天获得的遗传变异对药物作用影响的学科。个体化给药基因检测(gene test for personal medication,GTPM)是基于现有基因多态性对药物疗效及不良反应风险影响的相关研究,结合受检者基因检测结果,分析多态性位点的差异对药物反应的影响,从而提示无效用药及不良反应风险,为临床医师合理选择药物提供参考建议。

1.需要进行 GTPM 的情况和品种

在临床药物治疗中,需要进行药物代谢酶和作用靶点相关基因检测的情况如下:①与药代动力学相关的基因,包括与药物在体内吸收、分布、代谢以及排泄相关的基因;②与疗效相关的基因;③可促使发生毒性反应或不良反应的相关基因;④可影响疾病易感性或疾病进展的基因。

2.GTPM 常用的方法

用于药物代谢酶和药物作用靶点基因检测的标本类型有多种,包括全血标本、组织标本(新鲜组织、冰冻组织、石蜡包埋组织、穿刺标本)、口腔拭子、骨髓、胸腹水等。用于靶标检测的方法包括 PCR-直接测序法、PCR-焦磷酸测序法、荧光定量 PCR 法、PCR-基因芯片法、PCR-电泳分析、PCR-高分辨率熔解曲线法、等位基因特异性 PCR 法、PCR-限制性片段长度多态性方法、原位杂交(ISH)等多种方法。

3. GTPM 在临床的应用效果

影响临床药物治疗效果的因素是多方面的,遗传因素仅是其中之一,国家药监局批准上市的用于个体化给药目的的基因检测试剂盒多集中于药物代谢酶类和肿瘤靶向类。一些试剂公司为了推广产品,将 GTPM 的意义绝对化、夸大化,违背了医学伦理原则,对行业和学科发展产生了不利影响。例如,目前开展较多的项目——*CYP2C19* 基因检测指导氯吡格雷个体化用药,尽管其多态性与氯吡格雷抗血小板作用间的关系是明确的,但与治疗结局间的关联性尚存在争议,不同临床研究结论也有相矛盾之处,且该项目收费较贵,是否在医保支付范围各地区不一致,定价亦存在一定差异,导致临床医生及患者对其认可度不高。

对于肿瘤靶向药物基因检测,《新型抗肿瘤药物临床应用指导原则(2023 年版)》明确规定:对于明确作用靶点的药物,须遵循靶点检测后方可使用。检测所用的仪器设备、诊断试剂和检测方法应当经过国家药品监督管理部门批准,特别是经过伴随诊断验证的方法,不得在未做相关检查的情况下盲目用药。患者对其认可度较高。

二、临床药学实验室工作特点

临床药学实验室是医院药剂科的重要部门之一,是医院开展临床药学研究的重要平台,是医院实现个体化用药、指导临床合理用药的重要技术支撑。临床药学实验室应有合理的人员配置、适宜的场所、满足检测所需的软硬件设备以及科学完整的管理体系。

药学实验室人员一般应具备以下能力要求:良好的实验室工作能力;药理学、药物分析、药代动力学及分子生物学等专业的实验技能;检测方法建立及质控能力;根据检测结果指导临床合理用药的能力;标本采集、保存和处理的能力;患者沟通交流的能力。实验室人员不仅仅是一个"检测者",更重要的是"透过现象看本质",通过收集患者病史、用药信息、不良反应史、生理生化指标、给药情况、患者的依从性等,根据检测结果制订或调整药物治疗方案、制订药物监测计划,监测药物的疗效和不良反应等。

实验室应设置醒目且易于识别的标识或指示牌,方便患者寻找,应设有患者等候区域,并有相应的信息化系统支撑。

实验室硬件要求包括:一是实验室布局能满足实验要求,有合理的功能分区,如测试区、称量区、样本处理/贮存区、化学试剂区、标物区、办公区等,各区域有足够的分隔,防止相互干扰或交叉污染;二是配备相应的仪器设备,包括HPLC、LC/MS/MS、GC/MS/MS、VIVA-E、PCR 仪、基因芯片识读仪、生物安全柜、超净工作台、高速超低温离心机、-80℃冰箱、精密电子天平、超纯水机等基本设备。实验室的各项规章制度、人员职责和标准操作规程(standard operating procedure,SOP)是检测数据准确、可靠的重要保证。此外,实验室还应每年参加卫健委临床检验中心组织的室间质评,承担 GTPM 的药师应取得临床基因扩增检验上岗证,在试剂的选用方面,需要选择国家药监局批准的能够用于临床检测的试剂,不应使用科研试剂或其他非商品化试剂。

三、药学实验室相关患者特点

药学实验室面对的患者主要包括如下几类:一是儿童患者,尤其是癫痫患儿,需要长期进行抗癫痫治疗,随着患儿年龄、体重的增长,需要不断调整药物剂量;二是老年人、肝肾功能不佳的患者;三是移植术后患者,需要长期甚至终身服用免疫抑制剂;四是疗效不佳的患者,需要了解疗效不佳的原因。

1.儿童患者

儿童正处于生长发育期,药物进入体内后吸收、分布、代谢和排泄过程与成人不同,儿童的表达水平有限,缺乏条理性和准确性,且容易掺杂个人的想象;陪同儿童救治的家人(父母、祖父母、外祖父母等)往往过度保护、宠溺儿童,尤其是孩子病情严重、得不到良好控制的情况下,家人容易焦躁、不理性。

2.老年患者

老年人常常患有多种合并疾病,服用多种药物;老年人脏器功能储备较差,许多药物在老年人体内半衰期延长,发生药物相互作用的不良情况较多;老年患者容易有失落感和孤独感,患病后容易恐惧和焦虑;由于服用药物品种较多,药物不良反应可能较为严重,长期服用可能导致用药依从性变差。

3. 肝、肾功能不佳患者

这类患者更多的关注点在自己的肝、肾功能水平,对于服用药物存在一定的恐惧心理,有些患者不遵从医嘱,私自减少药物剂量、用药次数。

4. 器官移植患者

器官移植术对患者而言是一个重大的应激事件,患者会面临脏器生理排异和心理的双重反应,移植患者的心理反应有 3 个阶段:异体物质期、认同期和同化期。

(1)异体物质期:患者的心理反应主要包括罪恶感、排斥感等,从而产生抑郁情绪。

(2)认同期:患者主要表现为希望详细了解供者的全部历史及特征,一旦获得详情,受者就会极力模仿。此期患者的抑郁、恐惧情绪有所好转,但其心理特征可能受供者的影响而变化。

(3)同化期:在认同的基础上,受者的人格特点可因供者的影响而发生戏剧性变化。如女性患者接受男性器官后,心理活动变得男性化;相反,男性患者人格特点则可能呈女性化倾向。

对于器官移植患者而言,免疫抑制剂药物治疗是移植后患者治疗特别重要的方面,患者需要终身服用免疫抑制剂以预防移植物排异及连续性移植物丢失;此外,器官移植后患者存在多种并发症,如感染、心血管并发症、内分泌和代谢异常、消化系统并发症、肿瘤并发症等。

器官移植术后免疫抑制剂药物和处理各种并发症的药物多样,多药合用在移植人群比较普遍,药物相互作用也非常常见,由此导致患者药物治疗依从性差,不仅影响移植物维持正常功能,也是导致医疗费用增加、患者生命质量降低甚至死亡的重要因素。

5. 肿瘤患者

在传统化疗药物的基础上,以小分子靶向药物(靶向药物)和大分子单克隆抗体类(免疫治疗药物)为代表的新型抗肿瘤药物快速涌现。药物在治愈敏感肿瘤、延缓肿瘤进展、缩小肿瘤病灶、增加手术机会和降低肿瘤复发等方面有着不可替代的作用,但可能会带来一定的不良反应,包括血液毒性(如中性粒细胞减少、血小板减少),消化系统毒性(如恶心、呕吐、腹泻、便秘),特殊器官毒性(如心脏毒性、弥散性肺泡损伤、肝脏毒性、肾脏毒性、神经毒性、女性生殖功能毒性),过敏反应以及皮肤黏膜毒性等。

在临床工作中,肿瘤患者心理表现各异。如焦虑、恐惧型心理患者,表现为精神紧张、惊恐不安、失眠多梦、忧心忡忡,对环境刺激敏感、多虑;悲伤、忧郁型心理患者,表现为对生活失去信心、情绪低落、情感脆弱,整日沉浸在悲伤中不能自拔,对治疗顾虑重重;愤怒、怨恨型心理患者,表现为情绪不稳定、烦躁易怒、容易走极端;厌世、抗拒型心理患者,认为自己病入膏肓、不可救药,心情沉重、消极、冷漠,不配合治疗;稳定、开朗型心理患者,对疾病有正确的认识,能积极配合治疗和护理,情绪稳定。临床中遇到不能正确认识疾病的患者,用药要做好心理干预,让患者意识到药物治疗的重要性,也要让患者明白,药物是一把双刃剑,在控制疾病的同时也会导致各种不良反应,帮助患者调整心态,积极配合治疗。

四、药学实验室沟通环节及要点

药学实验室人员与患者沟通的环节包括:样本留取及注意事项告知、报告发放和解释、提出用药建议、患者随访等。

做好患者教育,让患者了解 TDM 和 GTPM 是治疗管理的重要内容,药学实验室与检验科存在一定的区别,药学实验室从事相关工作的是药师,他们既能够进行准确检测,又熟悉药品特性,药学实验室检测结果报告发送后,药师会与患者、医生、护士做进一步的沟通交流,深入解读实验室检测结果,与医护团队一起完善患者的个体化治疗方案。检验科则仅能提供检测结果,无法与医生和患者就某个特定的检测结果对患者的治疗方案提出更深入和具体的个体化给药方案。

(一)标本留取及注意事项告知

药学实验室最常用的是血标本。采血时机对血药浓度测定值有极大影响。

采血时机应根据具体情况而定,一般是在血药浓度达到稳态后的下一次给药前(即谷浓度)采血样。怀疑用药剂量偏高时应在达到稳态峰值浓度时采血。怀疑患者中毒或在急救时应随时采血。因此,采血时,药师应了解患者的用药情况,确认是否是最佳时机。实验室人员应能方便地联系到患者,对于不合格的标本应能及时重新留样。

1. 采血容器的选择

如果采血是在其他实验室进行,应告知采样者不要用错采血管。对于使用全血监测的药物(如环孢素、他克莫司、甲氨蝶呤等),采血管为 EDTA-2K 抗凝真空管;对于使用血清监测的药物(如丙戊酸钠、卡马西平、苯妥英钠等抗癫痫药以及万古霉素等抗菌药),则使用普通真空干燥管;对于药物代谢酶和作用靶点基因检测,则使用 EDTA-2K 抗凝真空管,玻璃试管最佳。

2. 标本保存和运输

标本采集后应尽快送实验室,不能立即送检的应暂时放置在冰箱保存,根据标本特点及 SOP 的要求,选择适宜的保存温度,切忌在室温中放置过久,某些稳定性较差的标本长时间于室温放置会导致降解,也可能会造成溶血或血液浓缩而影响结果。盛放标本的试管应加塞,最好使用一次性有标记的真空采血管,管口向上、垂直放置,以减少管中内容物振动,防止标本蒸发和外溅等。样本应由专人送至实验室,运送过程中应防止样本容器的破碎和样本的丢失,对于需寄往外地第三方检测机构进行检测的标本,应选择有冷链运输资质的快递公司,提前预约,尽量采取干冰运输,在标本转运箱中放置可自动导出温度记录的电子温度计,以保证运输途中标本始终处于规定的温度环境;样本寄出后应尽快告知临检实验室快递单号及相关信息,以便对样本运输情况进行查询和跟踪。样本要求在尽量短的时间内送达临检实验室。

3. 检测时长

对于 TDM 样本,如果采用 EMIT 方法,由于有商业化的试剂盒且品种检测的标准流程固定,标本的前处理需要 30 分钟,上机检测、出具报告需要 1 小时;如果采用色谱法(HPLC 或 LC/MS/MS),标本前处理及色谱仪平衡需要大约 1.5 小时,检测及出具报告大约每个标本需要 30 分钟。

对于 GTPM 标本,如果采用实时荧光 PCR 法,则标本前处理大约需要 40 分钟,上机检测需要 1 小时 40 分钟,出具报告时长 10 分钟;如果采用基因芯片法,则标本前处理需要 40 分钟,PCR 扩增需要 2 小时,荧光显色需要 2 小时 40 分钟,出具报告需要 10 分钟。

4.沟通事项

根据检测标本及所用方法,与患者沟通等待时长,如果出现标本异常,无法完成检测,应如实告知患者可能的原因,做好解释工作,取得患者的理解与信任。由于检测时间较长,如果患者在实验室外等候结果,需要在实验室旁边安排专门的等候室或等候区域,提供必要的服务设施,如饮水机、一次性水杯、书报杂志,也可以提供易于清洗消毒的玩具,方便儿童患者。

药师应与医护人员保持沟通,向患者做好宣教,让医护人员和患者了解标本采集时间、采集部位、采集标本所用试管、标本保存和运输方法等内容,对于检测结果的准确至关重要。

(二)报告发放和解释

检测结果对于指导合理用药具有重要意义,因此,结果出来后应尽快发放报告,便于患者获取结果。报告可以通过 HIS 通知医生和/或患者,也可以直接向患者发放纸质报告单或者设置自助报告单打印设备。如果检测结果超过危急值,应迅速报告并做好记录。

报告发放时应注意保护患者隐私,如果是现场发放纸质版报告单,则应由专人负责,不应将所有患者报告单叠放在一起任由患者自行翻找,这样易于导致错取,也容易泄露患者隐私,严重时甚至会引发医疗纠纷。

发报告时,药师应明确检测目的,并向患者解释结果的意义:如给药剂量不足,给药剂量过大,未遵从医嘱用药,使用某种药物的预期效果或安全风险等。

药师应该让患者和医生明白,同一药物用于不同治疗目的,血药浓度要求可能不一致,如甲氨蝶呤大剂量应用时需进行血药浓度监测,但急性淋巴细胞白血病患者和骨髓瘤患者的血药浓度参考值范围是不同的。此外,基因多态性是影响药物浓度的重要因素,但并非唯一因素,例如检测 CYP2C19 基因多态性预测氯吡格雷的给药剂量,如果检测结果显示患者是正常基因型,医生给予患者标准剂量的氯吡格雷,但患者出现了血栓的不良事件,医生或患者可能会质疑实验室,这时应该向医生和患者详细解释,氯吡格雷抵抗的因素包括了临床因素(用药剂量、服药依从性、药物间相互作用、吸烟、糖尿病、肥胖、肾功能不全、心绞痛严重程度、合并危险因素、血小板激活状态),细胞因素(血小板激活途径的变异、血小板更新加速)和基因多态性因素($CYP2C19$ 和作用靶点 $P2Y12$)。治疗药物监测决不是一测了之。

（三）提出用药建议

得到监测结果,药师应结合患者临床症状和年龄、体重、身高、合并用药、剂量、服药时间、采血时间、病史、用药史、器官功能状态等情况,对下一步治疗提出建议。TDM 监测结果与给药方案调整建议具体见表 10 – 3。

表 10 – 3　TDM 监测结果与给药方案调整建议

监测结果	用药建议
结果在有效范围内,临床有效,参数与已知的一致	给药方案合适,不需调整
结果小于有效范围,临床有效,参数与已知不一致	给药方案合适,待病情有变化再测
结果小于有效范围,临床无效,参数与已知不一致	根据新参数修改给药方案后再测
结果在有效范围内,临床无效,参数与已知的不一致	根据新参数修改给药方案,慎重提高血药浓度,密切观察临床情况

（四）患者随访

药师对患者做好随访可以使医、护、药一体化医疗服务模式实施得更为完善,将医疗服务延伸至出院后和家庭,使患者的院外康复和继续治疗能得到科学、专业、便捷的技术服务和指导。对于患者随访而言,药师应熟悉如何建立患者档案、随访方式、随访内容及随访时的注意事项。

（1）建立患者随访登记本,内容至少应包括:姓名、年龄、单位、住址、联系电话,临床诊断、目前的药物治疗、随访情况等内容。所有门诊就诊或出院后需院外继续治疗、康复和定期复诊的患者均在随访范围内。

（2）随访方式包括电话随访、接受咨询、上门随诊、书信、微信、手机短信联系等,随访的内容包括:了解患者的治疗效果、病情变化和恢复情况,指导患者如何用药,了解患者是否有不良反应、用药依从性如何,安排患者何时回院复诊等专业技术性指导。

(3)随访时的注意事项:随访时间应根据患者病情和治疗需要而定,治疗用药不良反应较大、病情复杂和危重的患者应随时随访,一般需长期治疗的慢性患者或疾病恢复慢的患者 2~4 周内应随访一次。要想让患者从药物治疗中获益最大,药师必须明确患者对药物治疗的需求:是什么原因导致他们不能坚持药物治疗? 怎样能够促使他们提高用药依从性并改变不良生活习惯? 他们需要我们提供什么样的帮助? 随访情况应及时、完整地记录。

⊙ 案例分析

癫痫是一种常见的、复杂的神经系统疾病,是神经元高度同步化放电所致反复痫性发作的慢性疾病,流行病学调查显示,欧美国家癫痫发病率在(40~73)/10 万,我国流行病学资料显示癫痫发病率相对较低,在(22.39~28.8)/10 万。目前对于新诊断的癫痫患者,药物治疗仍是首选,尽管有 30% 左右的患者经过抗癫痫药物(antiepileptic drugs,AEDs)治疗后疗效欠佳,但仍有 70% 左右的患者通过药物治疗痫性发作可以得到良好控制。癫痫的药物治疗是一个长期的过程,TDM 对于癫痫患儿用药剂量的调整发挥着重要作用。对于癫痫患儿而言,嘱咐其家人遵从医嘱、关注不良反应及药物相互作用显得尤为重要。

首先,严格遵医嘱服药,切勿擅自加量、减量或者合并其他癫痫治疗药物,包括中药。癫痫病患者需要长期的服药治疗,在这期间有的患者或家属担心长期使用 AEDs 后有不良反应,如损害孩子的大脑,故少服或漏服常见;但剂量不足会影响药物的疗效,导致癫痫症状得不到良好控制,甚至发展为难治性癫痫,使患者丧失治疗的信心,一些患者或家属则在出现癫痫发作后自行加大药物剂量,从而出现中毒症状,还有的认为药物疗效不佳而擅自停药等。因此,药师在发药时应该向患者说明遵医嘱服药及血药浓度监测的重要性,使患儿及家属正确对待疾病,不随便用药。

其次,关注药物的不良反应。抗癫痫药物近期药物不良反应有神经系统异常、胃肠系统反应、药疹等。神经系统异常包括嗜睡、疲乏、共济失调、行为障碍、思维障碍、兴奋、自主神经功能失调等,常发生在治疗开始阶段,而且与剂量相关,大多于 2 周内减轻或自行消失,亦可由小剂量开始逐渐增加剂量而减少不良反应。AEDs 引起胃肠系统刺激症状常常也出现在开始治疗时,可表现为恶心、呕吐、纳差、腹泻等,饭中或饭后服药或改用肠溶剂型药物是较好的解决办法。远期药物不良反应包括骨损害、认知功能障碍、肝损害障碍、体重增加或减少等。药师应告知家长,AEDs 对小儿认知功能的影响比成人要明显,认知功能障碍主要集中在神经运动速度、注意力、知觉、记忆力几个方面。传统 AEDs 中丙戊酸钠(VPA)影响最轻,新型 AEDs 较传统 AEDs 对认知功能的损害轻,但有关托吡酯(TPM)影响认知功能的报道较多,目前建议缓慢加量,减少不必要的多药治疗,有条件者应进行血药浓度监测,以尽量减少对认知功能的损害。

再次,注重随诊,尤其在治疗的开始阶段(3 个月以内),经过复诊,加上规范的 TDM,医生可摸索出该患者服用何种 AEDs 疗效最好、最适剂量是多少,还可及时发现患儿及家属不能发现的不良反应,并及时做出相应处理。

　　案例背景　患者,男,16 岁,体重 40kg。4 个月前首次出现癫痫大发作,每日服用苯妥英钠 0.3g,近 1 周来患者出现精神不振、懒言少语、问之不答、纳差、头晕等症状,至医院神经内科就诊。医师考虑为苯妥英钠中毒,建议到药剂科进行 TDM 监测。

患者家长:您好,请问这里是检测服药后浓度的地方吗?

药师:是的,请问您需要咨询什么?

患者家长:医生让我带孩子来测浓度,这是申请单。

药师:您要测的药物是苯妥英钠,我们需要测定的是谷浓度。

患者家长:什么意思? 今天能测不?

药师:(给患者画一条药时曲线并结合曲线进行解释)谷浓度通俗地讲就是给药期间的最低浓度,这个浓度需要您服药前抽血,谷浓度可以告诉我们药物的量有没有达到有效值,如果达到有效值才能发挥良好的抗癫痫效果,这个数值如果过大,超过了一定范围,会引起药物中毒。

患者家长:那孩子今天早上已经吃了药才来医院的。

药师：那今天就测不成了，您先回家，明天早上吃药前再来。

（第二天早上）

患者家长：今天没有让孩子吃药。

药师：好的，我们可以抽血进行检测，我们要抽2mL血，抽完以后您再服药。

患者家长：什么时候来取结果？

药师：2个小时左右，您要是不去其他科室就诊，可以在我们的患者等待区休息一会儿，让孩子把今天的药服了。

（2个小时后）

药师：您孩子血中苯妥英钠的浓度已经达到52.78mg/L了，正常情况下，既能保证疗效又不会引起中毒的浓度是10～20mg/L，您孩子的血药浓度太高了，所以您现在的症状可能是苯妥英钠中毒导致的。

患者家长：那我们怎么办？

药师：您把检查结果拿给医生做参考，可能需要停药，让血药浓度降下来，再测一次，然后降低给药剂量，再测，再结合孩子的病情控制情况、不良反应情况，看看剂量是否合适。

停药5天后，患者再次复查血药浓度，降至39.08mg/L，此时患者精神比前明显好转，能对话。将苯妥英钠剂量降低为每日0.2g，1个月后复诊，患者精神良好，无发作，查血药浓度为15.25mg/L。

药师评析　本案例中，药师能够采用较为通俗的语言给患者解释血药浓度的概念，最好能够再给患者讲解一些苯妥英钠使用时的注意事项、药物相互作用，则更能体现药师的价值。

（1）采血时间和采血部位：采血时间对于TDM的结果十分重要，根据治疗的需求，确定需要测定谷浓度、峰浓度或是任意时间点的浓度。测定谷浓度主要针对多剂量给药，通常在血药浓度达到稳态后采血，以考察此时血药浓度与目标浓度的符合程度，在口服或注射给药时，谷浓度是指下一次给药前采样所测得的浓度。测定峰浓度主要是针对单剂量给药时，半衰期或疗程短的药物，或者发生严重不良反应的情况下，在达其峰值浓度时采血样。单剂量给药时可选择药物在平稳状态时取血，如口服地高辛2

小时达峰浓度,6～8小时后血药浓度平稳,故选择在首次给药后6小时采样。对于静脉途径给药的患者而言,采血部位应为给药对侧的手臂。如果疑似患者出现药物中毒反应或是急救时,可根据需要随时采集血样。

正确的采血时间和采血部位对于保证 TDM 的结果准确非常重要,应做好医生、护士、患者的沟通和教育。例如,需要采谷浓度血样时,一定要嘱咐患者务必在服药前采血,如果服药后采血会造成血药浓度值高于实际值,从而误导医生对患者病情的判断,使得 TDM 的作用大打折扣。

(2)药物浓度达稳态:除非怀疑患者服用抗癫痫药中毒,一般监测血药浓度的目的是为了根据体内药物具体浓度调整个体化给药方案。所以,此时监测的血药浓度是指药物在人体血液中的稳态浓度。在药物未达到稳态血药浓度时进行 TDM,会造成检测数值低于实际应达到的浓度值,不利于对患者的服药剂量做出客观合理的判断。药师重点应向医生及患者讲解稳态浓度的含义。

(3)客观看待血药浓度值:血药浓度测定在抗癫痫治疗中占有重要地位,但是临床医生不能只重视血药浓度的数值而忽略临床实际情况分析,在许多情况下,即使血药浓度低于有效范围也不一定需要立刻调整用药,需要对原因进行分析,如是否是药量不足导致的、是否有其他影响药物浓度的合并用药、患者用药的依从性如何、患者的肝肾功能状态怎样。即使药物浓度未达标,如果患者病情控制良好,也无须加大给药剂量,单纯追求浓度达标。

(4)定期复查:对于长期服药的患者,应每半年至一年监测一次血药浓度。如果患者为儿童,由于身体发育较快,即使治疗顺利,半年前和半年后的药物代谢情况可能有较大的差别,因此每半年监测一次血药浓度是很有必要的。如果患者出现了药物不良反应或者发作频率增加等情况,就更应该及时进行血药浓度监测,以便查找原因。药师重点应向医生及患者讲解长期服用抗癫痫药物的患者除了要做血药浓度检测外还应做何种检查。

⊙ 要点小结

◆治疗药物监测(TDM)和个体化给药基因检测(GTPM)是医院药学服务的重要内容,在体现药师价值、药师参与临床诊疗中具有重要意义。

◆TDM 和 GTPM 实施的必备条件是必须建立一个良好的药学实验室,配备必要的检测仪器设备和场地设施,配备具有相关知识和技能的药物专业技术人员(包括实验室药师、临床药师),对于特殊检测,同时需要具备相应的上岗证书。

◆TDM 和 GTPM 是一项需要密切配合的工作,包括检测药师、临床药师、临床医生、护士和患者,药师需要和各方做好沟通、协调,加强医护以及患者教育,才能使得该项工作发挥最佳作用。

◆TDM 和 GTPM 是一项闭环工作,包括:医生开具检测报告单—护士采集标本—相关人员根据检测项目的 SOP 进行标本运送—实验室药师检测、出具报告—临床药师解读报告—医生调整治疗策略。每个环节均需要做好沟通和衔接,药师、医生、护士、患者均对 TDM 和 GTPM 的重要性、必要性有较为深入的了解,才能让这项工作的作用得到最大程度地发挥。

◆药师与医护和患者就 TDM 和 GTPM 的沟通、交流和教育应覆盖所有环节,包括报告单的开具、采血的时间点与部位、标本存放和运送条件、检测时长、数据处理与分析、结果解释与咨询。

参考文献

[1]李俊. 临床药理学[M]. 北京:人民卫生出版社,2018.

[2]边佳明,陈艳,安广文,等. 中国 187 家医院治疗药物监测和个体化给药基因检测调查[J]. 药学服务与研究,2018,18(3):168-172.

[3]薄娜娜. 血药浓度监测技术进展的研究[J]. 国际检验医学杂志,2015,36(22):3291-3294.

[4]阳国平,郭成贤. 药物基因组学与个体化治疗用药决策[M]. 北京:人民卫生出版社,2016:179-180.

[5]国家卫生计生委医政医管局. 药物代谢酶和药物作用靶点基因检测技术指南(试行). 2015［EB/OL］.（2015 - 07）. http：//www. nhc. gov. cn/yzygj/s3593/201507/fca7d0216fed429cac797cdafa2ba466. shtml.

[6]张翠红. 浅谈肿瘤患者的心理特点及心理护理［J］. 心理医生,2018, 24 (18)：229 -230.

[7]郭铭花,张敬军. 癫痫流行病学调查研究［J］. 中华脑科疾病与康复杂志(电子版),2013,3(5)：338 -340.

(刘琳娜)

第2节　药物临床研究沟通

一、药物临床研究管理现状

药物临床研究或称药物临床试验,有广义和狭义之分。广义的药物临床研究指任何在人体中进行的、以药物作为干预措施,揭示人体与药物相互作用规律的研究,包括以注册为目的的新药临床试验、药物相互作用研究、遗传药理学研究等。狭义的药物临床研究仅指以注册为目的的药物临床试验。本节讨论的重点即狭义的药物临床研究。

(一)新药上市流程

一种新药从最初的立项开始到获得上市批准需要经过多种程序,大致可分为临床前研究、新药临床试验审批(investigational new drug application,INDA)、临床试验和新药上市审批(new drug application,NDA)。上市申请通过后,企业还要继续进行跟踪研究,以评价药物的长期疗效及在广泛人群中应用时的不良反应,即上市后再评价。

由此可见,新药临床试验是药物研发能否成功的关键环节,也是新药上市前的必由之路。所谓药物临床试验是指任何在人体(患者或健康志愿者)进行药物的系统性研究,以证实或揭示试验药物的作用、不良反应及/或试验药物的吸收、分布、代谢和排泄,目的是确定试验药物的疗效与安全性。

药物临床试验分为Ⅰ期临床试验、Ⅱ期临床试验、Ⅲ期临床试验、Ⅳ期临床试验以及生物等效性试验。根据药物特点和研究目的,研究内容包括临床药理学研究、探索性临床试验、确证性临床试验和上市后研究。

Ⅰ期临床试验:初步的临床药理学及人体安全性评价试验。观察人体对于新药的耐受程度和药代动力学,为制订给药方案提供依据。

Ⅱ期临床试验:治疗作用初步评价阶段。其目的是初步评价药物对目标适应证患者的治疗作用和安全性,也包括为后续Ⅲ期临床试验研究设计和给药剂量方案的确定提供依据。此阶段的研究设计可以根据具体的研究目的采用多种形式,包括随机盲法对照临床试验。

Ⅲ期临床试验:治疗作用确证阶段。其目的是进一步验证药物对目标适应证患者的治疗作用和安全性,评价利益与风险关系,最终为药物注册申请的审查提供充分的依据。试验一般应为具有足够样本量的随机盲法对照试验。

Ⅳ期临床试验:新药上市后应用研究阶段。其目的是考察在广泛使用条件下的药物的疗效和不良反应,评价在普通或者特殊人群中使用的利益与风险关系以及改进给药剂量等(不少于 2000 例)。

生物等效性试验:是指用生物利用度研究的方法,以药代动力学参数为指标,比较同一种药物的相同或者不同剂型的制剂,在相同的试验条件下,其活性成分吸收程度和速度有无统计学差异的人体试验。

药物临床试验作为一种临床科研,来自临床又高于临床,且具有很强的法规性,全球多个国家和一些世界性的组织均制订了相应的法规或指导原则,用于规范药物临床试验的全过程,以保证药物临床试验过程规范、结果科学可靠,保护受试者的权益并保障其安全。

(二)我国与药物临床试验相关的法规

我国与药物临床试验密切相关的法规包括《中华人民共和国药品管理法》《中华人民共和国疫苗管理法》《中华人民共和国药品管理法实施条例》《药品注册管理办法》和《药物临床试验质量管理规范》(Good Clinical Practice,GCP)。

《中华人民共和国药品管理法》是我国药品管理领域的最高法律,其中明确规定:开展药物临床试验,应当在具备相应条件的临床试验机构进行。药物临床试验机构实行备案管理。开展药物临床试验,应当符合伦理原则,制订临床试验方案,经伦理委员会审查同意。实施药物临床试验,应当向受试者或者其监护人如实说明和解释临床试验的目的和风险等详细情况,取得受试者或者其监护人自愿签署的知情同意书,并采取有效措施保护受试者合法权益。对正在开展临床试验的用于治疗严重危及生命且尚无有效治疗手段的疾病的药物,经医学观察可能获益,并且符合伦理原则的,经审查、知情同意后可以在开展临床试验的机构内用于其他病情相同的患者。

《药物临床试验质量管理规范》(GCP)是世界上通行的规范药物临床试验的规则。GCP 是对临床试验全过程的标准化、规范化管理的规定,WHO 对 GCP 的定义为"一套临床研究,包括设计、实施、监查、终止、稽查、报告和记录的标准,以保证临床试验科学合理并符合伦理原则,而且试验药物的性质(诊断、治疗和预防)被适当地记录"。国际人用药品注册技术要求协调会(International Conference on Harmonization of Technical Requirements for Registration of Pharmaceuticals of Human Use,ICH)将 GCP 定义为"一套有关临床试验的设计、组织、进行、监查、稽查、记录、分析和报告的标准,该标准可保证试验结果的准确、可靠,并保证受试者的权利、整体性和隐私受到保护"。

我国现行的 GCP 是 2020 年 4 月 23 日经国家药品监督管理局会同国家卫生健康委员会在 2003 版的基础上组织修订,于 2020 年 7 月 1 日起正式实施。2020 版《药物临床试验质量管理规范》是参照 ICH-GCP、结合中国国情制订,内容更丰富、要求更高、各方责任明确、可操作性更强。

我国对 GCP 的定义与 ICH-GCP 原则是一致的,中国的 GCP 明确指出"药物临床试验质量管理规范是药物临床试验全过程的质量标准,包括方案设计、组织实施、监查、稽查、记录、分析、总结和报告"。GCP 共 9 章 83 条,分别为总则、术语及其定义、伦理委员会、研究者、申办者、试验方案、研究者手册、必备文件管理以及附则,内容涵盖了如下方面:细化明确参与各方责任、强化受试者保护、试验用药品全生命周期管理、建立质量管理体系、优化安全性信息报告、规范计算机系统在临床试验中的应用。

GCP 的目的和基本原则是为保证药物临床试验过程规范,数据和结果的科学、真实、可靠,保护受试者的权益和安全。临床试验应当符合《赫尔辛基宣言》原则及相关伦理要求,即公正、尊重人格、力求使受试者最大程度受益和尽可能避免伤害。受试者的权益和安全是考虑的首要因素,优先于对科学和社会的获益。伦理审查与知情同意是保障受试者权益的重要措施。

二、药物临床研究工作特点

临床研究是以疾病的诊断、治疗、预后和病因为主要研究内容,以患者为主要研究对象,以医疗服务机构为主要研究基地,由多学科人员共同参与组织实施的科学研究活动。药物临床研究是临床研究的重要组成部分,亦符合上述定义,只是对疾病的诊断、治疗和预防的措施为药物。

患者既是疾病的载体,也是临床研究的对象。患者在诊疗中所做的各种检查、治疗和随访,既是诊疗工作的内容又是药物临床研究需要做的工作。因此,药物临床研究工作有如下特点。

首先,研究对象的特殊性。药物临床研究的对象是人,研究者必须保护受试者的安全、健康和权益。在临床研究中,研究者承担着双重角色,既是治病救人的医生又是从事科学研究的研究者,而且,患者出于对医生的信任,往往会同意一些对他们个人利益并不很大的临床试验,因此,临床研究工作需要遵循三项基本原则:伦理原则、科学性原则和 GCP 与现行法律法规。作为研究者,必须有高尚的职业道德和严谨的研究作风,在研究方案设计、知情同意书的获取、随访、临床试验数据的获取和不良事件的观察与处理方面做到严谨、详尽、细致。

其次,药物研究工作是多学科、多部门人员共同参与实施的科学研究活动。在研究中心层面,参与药物临床研究的人员包括了临床研究管理人员、研究医生、研究护士、研究技师、药品管理人员、质量控制人员等,所有人员相对独立又相辅相成,缺一不可。

第三,新药的疗效和安全性具有不确定性。药物在动物体内的表现与在人体可能不匹配或表现完全不一致,因此,研究者应对参加新药临床研究的患者受益/风险进行详细评估和考量,并详细告知受试者,在研究过程中采取必要的措施密切观察、及时发现并立即解决患者出现的任何不良事件,不管该不良事件与研究药物是否有关。

第四,研究的目的和结果具有社会公益性。药品是一种人命关天的特殊商品,一个新药的上市在为药企带来经济效益的同时,在解除患者病痛、维持生命健康方面具有不可估量的价值,临床研究获得的结果可以直接或间接使具有相同疾病的人群获益。

严格来讲,没有风险的临床研究是不存在的,临床试验在管理方面注重患者的受益/风险比、知情同意、消除违背个人意愿的治疗和汲取经验教训较一般的医疗行为更深入。临床研究工作必须遵循的原则如下。

(1)临床试验的实施应依据《赫尔辛基宣言》中的伦理原则,同时应符合GCP及现行法律法规。

(2)试验开始前,应权衡可预见的风险和不便,并比较每名受试者的风险与社会预期获得的受益,临床试验只有在预期的受益大于风险时才能够启动和继续。

(3)受试者的权益、安全和健康是首要考虑的,并应胜过科学及社会的利益。

(4)一种试验药物应有充足的临床及非临床资料来支持提出的临床试验。

(5)临床试验应具有良好的科学性,并应在方案中明确、详细地描述。

(6)临床试验的实施应与已被机构审查伦理委员会或独立伦理委员会批准或同意的试验方案相一致。

(7)给予受试者医疗保障及为受试者做出医疗决定的应是合格的医生的责任。

(8)每位参与研究的人员均应在教育、培训和经验方面具有相应的资质,以保证其能够完成临床研究。

(9)应在每位受试者参与试验前获得其自愿给出的书面知情同意。

(10)全部临床试验资料应确保其被准确报告、解释及以适当的方式来记录、处理和保存。

(11)应对可识别受试者的保密性记录进行保护,并遵从现行管理法规中有关隐私权及保密性的规则。

(12)试验用药应根据现行的药品生产质量管理规范(GMP)进行生产、管理和保存,应根据被批准的试验方案使用试验用药。

(13)应建立并实施能够确保试验各方面质量的程序系统。

三、药物临床研究相关人员及患者（受试者）特点

（一）药物临床研究相关人员特点

临床试验直接涉及四个方面的研究相关人员，包括研究者、申办者/合同研究组织（contract research organization，CRO）的监查员、伦理委员会的委员及药品监督管理部门的管理者。

研究者是指在各个研究中心从事临床试验的人员，是临床试验取得成功的关键因素。研究能否高质量顺利完成，在一定程度上取决于研究者，作为临床研究的主力军，研究者一方面要负责受试者的医疗、健康和安全，另一方面要完成临床试验的任务。研究者又根据其职责不同，分为如下几种：主要研究者，这是每个研究中心的总负责，指导和协调其他研究者的工作，其他还包括研究医生、研究护士、药品管理员、资料管理员、质控人员等。

作为研究者，应在研究中心具有行医资格，具有试验方案中所要求的专业知识和经验，熟悉 GCP，有足够的从事临床试验的时间。根据临床研究的特点，研究者应有充足的时间从事如下工作：①了解和熟悉临床试验方案、研究者手册及其他相关文件；②接受并配合申办者/CRO 公司监查员的监查、稽查以及药监部门的检查；③筛选入组符合方案要求的受试者，并做好受试者的知情同意；④根据方案要求对受试者进行相应的治疗、随访，并密切关注受试者的不良事件，最大程度保护受试者，如出现任何不良事件，均要及时处理，同时做好跟踪随访，访视至该不良事件稳定或转归，并做好记录，按照相关法律法规及标准操作规范（standard operating procedure，SOP）要求上报伦理委员会、申办方、药监部门及卫健委等；⑤根据要求记录试验数据，规范保存试验资料和档案，将"没有记录，就没有发生"的理念贯穿临床试验始终；⑥严格管理试验药物，仔细记录试验药物的接收、发放、回收、退回的全过程；⑦保证所获得的受试者数据真实、可靠、可溯源，最大限度地提高临床试验数据的质量，因为可靠和高质量的数据是临床试验是否成功的基石。

总而言之，研究者最根本的职责就是科学、可靠、准确地获得试验数据并评价试验药物的安全性和有效性，同时在试验中保护受试者的安全和权益，用 GCP

和 SOP 规范每位研究者的行为。

（二）患者（受试者）特点

临床试验是为了验证新药、新的医疗器械、体外诊断试剂或是新医疗技术的安全性和有效性，相比一般的已在临床应用的药品、器械或是医疗技术，临床试验的风险不可控和未知，效果不确切，甚至有些风险是远期的。受试人群包括了健康受试者和目标适应证的患者，作为临床试验的对象和参与者，他们面临着较大的甚至未知的风险，因此，保证受试者的知情权非常重要，受试者在临床试验中享有健康权、知情权、自主权、退出权、补偿权、赔偿权、隐私权、保密权等一系列权利，因此，一方面研究者应详细告知受试者整个研究的目的、过程、方法、获益、风险等，二是要让受试者明了自己的权利。

此外，受试者在整个研究中保持良好的依从性才能保证临床研究顺利推进。依从性表现在如下几个方面：一是按要求用药，二是按规定的时间节点随访，三是不使用禁用药物，四是按要求认真填写受试者日记卡，并在随访时将自己的症状、体征如实而不遗漏地告知研究者。

四、药物临床研究相关沟通环节及要点

临床研究一旦启动，研究者就需要面临如下工作：受试者招募，知情同意书的获取，受试者的筛选入组，试验药物的发放、回收，标本的留取，疗效及安全性的观察和收集。

作为研究者，与受试者进行良好沟通非常重要，此时应了解沟通时受试者最需要了解的是什么？受试者最容易误解的是什么？很多情况下，研究者和受试者是第一次见面，是一个互探内心的过程，研究者通过交谈掌握受试者的病史，受试者通过交谈给研究者打分。当研究者和受试者信任度高时，受试者的配合度会好，反之，会产生隔阂。

1. 受试者的招募

临床试验需要有足够数量的受试者，可以在研究者自己的患者信息库中筛查，或是请同行推荐患者，有时由于方案的入组条件较为严苛或是目标受试者较少而难以招募，因此需要进行受试者的招募，但招募患者时，沟通过程不能包括：

采取不恰当的胁迫措施,强调或暗示临床疗效肯定或安全,或是宣称试验药物的疗效或安全性优于或等同于已上市的药物;没有告知受试者试验药物的疗效和安全性还没有被证实,而使用"新治疗""新药物"等举措,让受试者误以为接受的是疗效更好更安全的产品。

2. 受试者的知情告知与同意

让受试者真正理解他将要参加的临床试验的研究背景、研究目的、整个研究的过程、可能进入不同组别及几率、受试者的获益和可能的风险、发生不良事件时的救助和赔偿、参与临床试验是自愿的以及随时退出而医疗待遇不会受到影响非常重要。在试验过程中如何与受试者沟通,以便他们能够良好配合随访、提高用药依从性对于整个研究数据的收集非常关键。在整个研究过程中,研究者应该了解受试者真正的诉求,根据受试者的言谈举止判定其心理特征,从而提高受试者的入组率,并能够让受试者根据方案要求完成所有随访。

研究者要解答受试者对于研究过程和研究药物的相关问题:如试验药物的适应证,之前研究中发现的不良反应,本研究希望入组哪些受试者,是否有对照组,对照组是已上市的阳性药对照还是安慰剂,如果是安慰剂对照应详细解释安慰剂对照的原因以及采用安慰剂对照的同时方案对受试者有哪些保护措施,安慰剂对照是否会对受试者的病情造成延误等,并要告知受试者在整个研究过程中哪些药物不能合并使用,出现了任何不适一定要告知研究者等。

3. 试验用药的管理和发放

作为研究者尤其是药物管理员,应严格记录每名受试者的发药量和发药日期,以及试验药物的回收量和回收日期,同时嘱咐受试者每次随访时应将未服用的药物以及药品的空包装带回,即使遗失也应告知药品管理员。此外,应做好受试者的用药教育,对于有特殊使用要求的药物(如吸入剂、透皮贴剂、缓控释剂等),研究者应详细讲解操作要领并告知其按时按量服用的重要性,应让受试者树立一个观念:按要求正确用药不仅是对自身健康负责,对于整个研究结果的准确也同样重要。

4. 标本的留取

医学检验全程高质量是保证医疗质量的重要环节,临床试验也不例外,标本的采集、保存及处理不当可造成结果的不准确,对受试者的诊断和治疗带来影响。对于不同的标本,尤其是需要受试者自己留取的标本(如尿液、大便、痰液等),应向受试者解释采集标本的目的、正确的采集方法和采集时间,采集后多久必须将标本送至相应的检验部门等,以取得配合,保证标本的质量。

5.临床观察及资料收集

作为一名合格的研究者,首先要了解受试者的基本信息及相关情况,解答受试者对整个研究和研究药物的相关问题,发现并改善受试者用药依从性问题,观察试验药物的疗效及不良事件。

了解受试者的基本信息和相关情况:包括家族史、既往疾病状况及治疗情况;用药史,包括用药(含保健品和中药)的种类、用法用量;过敏史和不良反应史,包括药品和食物;生活习惯,包括吸烟、饮酒、运动及饮食习惯等。全面了解上述信息有助于发现潜在的问题,全面掌握受试者的病情、治疗情况、检查结果等,为后续研究的开展奠定基础。

在询问疗效和不良事件方面,要善于引导受试者谈话,多采用开放式谈话方式,如受试者向研究者谈起前两天发热了,那么研究者应进一步了解是什么原因导致发热,发热的程度如何,发热后有没有服用相应的退热药,现在是否还在发热……这样既可以了解到"发热"这一不良事件的全部信息,又可以让受试者感觉到研究者对他的关心和同情,更好地配合随访和治疗。

此外,研究者应以各种方式(短信、微信、电话、邮件等)提前通知受试者随访的时间点,随访时需要带回的物品(如受试者日记卡、剩余的药物和空包装等)。

在上述沟通过程中,作为研究者,应根据受试者的情况(如是否清醒、是否具有精神疾患、文化程度、理解水平、配合程度等),采取相应的沟通方法。对于神志不清、休克或是有精神疾患的受试者,患者是被动的,研究医生和护士为受试者做治疗,此时是一种支配-服从模式,研究者应具有高度的责任感,加强受试者监护;对于没有上述情况的受试者,研究者应尽量采取指导-合作模式,即研究者以指导者的身份告知受试者应做什么和怎么做;对于随访周期较长的临床研究,研究者可以采取让受试者共同参与的沟通模式,协助受试者进行自我管理。

　　在整个沟通过程中,要善于引导患者谈话,研究者对受试者的尊重、同情和耐心是患者是否愿意与研究者对话的关键。受试者认为自己的病痛很突出,而研究者可能会认为病痛是很正常的事情,如果研究者没有将感情移入受试者一方,就可能缺乏同情心,而受试者一旦感觉到研究者缺乏同情心,就不愿主动交流,研究者就不可能深入了解受试者的相关疗效、不良反应,甚至导致患者不依从性大幅度增高或导致脱落的发生。在沟通时应留意受试者的教育程度、受试者对疾病的认知程度和情绪状态,避免强求受试者接受事实、避免使用对方不易听懂的专业词汇、避免压抑对方的情绪。

　　在知情同意的谈话过程中,要避开公共场所,与受试者和家属在安静和相对私密的环境中谈话,对受试者的痛苦情绪做出应有的反应,善于使用共情。向受试者说明最重要的事情是弄清楚具体的问题和如何解决问题,要强调作为研究者,自己是希望为受试者的健康和治疗付出努力的,也要主动向受试者说明如果不参加该临床研究,受试者还有哪些可以选择的治疗方法和药物等;强调研究团队里的所有研究者都希望给受试者提供最好的医疗服务,建议受试者和家属与研究者一道共同努力,达到最佳的治疗目标。

⊙ 案例分析

　　　　案例背景　某医院开展了一项慢性阻塞性肺疾病的临床试验——"评价罗氟司特片在中国 COPD 患者中的安全性、药代动力学和药效学特征的多中心、随机、双盲临床研究"。

　　研究者:我们现在有一项针对慢性阻塞性肺疾病(COPD)的临床试验,试验药物是口服的罗氟司特片,不知道您愿意参加吗?

　　患者:如果是试验,那岂不是让我当小白鼠?

　　研究者:不是这样的,临床试验从本质上说也是临床医疗的一种,也是临床医生常用的方法,医生希望在患者身上测试新的药物或者新的治疗方法是不是安全有效,其实,我们现在临床上所用的药物也罢、治疗方法也罢,都是以前临床试验的结果。当然,任何一种新药或新的治疗方法在进行临床安全性和有效性评估的时候,患者可能会获益,但也同时存在风险,风险有药物或新的治疗方法本身带来的,也有可能是患者自身因素引起的。临床试验也是分阶段进行的,比如我们会先在健康志愿者身上进行试验,称为Ⅰ期临床研究,这时药物已经在动物体内进行了安全性和有效性测试,但动物的反应和人体不可能完全一致,通过Ⅰ期临床试验我们会获得初步的药物的吸收、分布、代谢和排泄参数,用药剂量,不良反应情况,然后我们会在患者身上进行Ⅱ期临床试验,Ⅱ期临床试验的患者数就要多很多,一般来说我们会有200名以上的患者参加,如果在这些患者身上我们能够证实药物足够安全、有效,我们才会让更多的患者参加进来,进行Ⅲ期临床研究,这时至少会有300名患者参加,如果我们能够通过Ⅲ期临床试验,进一步证实了药物安全、有效,药厂会把数据报到国家药品管理部门,经过审批后,药品生产上市,造福更多的患者。其实,药品上市后,我们依然会密切关注患者对药品的反应,尤其是不良反应,这也是一种临床试验,称为Ⅳ期临床试验。

患者:您这样讲,我大概明白了。那我今天是不是就可以直接领药回家用了?

研究者:还不可以,我们的试验对患者的疾病程度、肝肾功能、合并的疾病等方面都有相应的要求。我们要先和您签署一份知情同意书,您同意参加后,我们给您按照研究方案的要求进行相关的检查,如果所有检查结果都满足方案要求,您才可以进入研究。此外,还必须给您提前说明的是,这个试验分为试验组和对照组,试验组用的是有治疗作用的药物,对照组用的是安慰剂,但是我和您都不知道您会被分进哪一组,这样做的目的是尽可能减少医生和患者对药物疗效和安全性评价的主观影响。

患者:安慰剂是什么意思?是不是根本没有治疗作用的东西?

研究者:是呀,咱们的安慰剂里不含治疗药物罗氟司特成分,但是在外观上做到和治疗药物一模一样,包括大小、颜色、形状、重量、味道和气味,我们分辨不出来。

患者:那我是您的老病号,咱们认识这么久,你能不能想想办法,让我进治疗组?

研究者:那可不行,咱们研究里所有的患者都是随机分组的,就是说您同意参加咱们的研究了,而且筛选也合格了,您能进入哪个组就好像我们抛硬币一样,您有一半的机会进入治疗组,也有一半的机会进入对照组,就是安慰剂组。

　　患者:那这样,我就不想参加了,要是我进了安慰剂组,治疗了半天等于没有治疗,而且,我的病还可能因为使用的是安慰剂给耽误了,变得更加严重!

　　研究者:您不用担心,我们在方案设计的时候考虑到了这方面的问题。我们有急救措施,当您出现了哮喘发作的紧急情况,可以使用我们免费提供的急救药物沙丁胺醇气雾剂,每次使用都必须记录在患者日记卡上。但是,除了我们提供的这种急救药物,在临床试验期间您不允许使用任何其他的短效 β_2-受体激动剂。不过,在参加试验前,如果您已经在规律应用稳定剂量的长效抗胆碱能药物(LAMA,即噻托溴铵)单药治疗至少 6 个月,我们依然允许您自 V0 访视起继续应用相同剂量的长效抗胆碱能药物治疗;如果在参加试验前规律应用稳定剂量的吸入性糖皮质激素(ICS)与长效 β_2-受体激动剂(LABA),而且 LABA 固定剂量复方制剂治疗至少 6 个月,允许自 V0 起继续应用相同剂量的 ICS 和 LABA 固定剂量复方制剂治疗。此外,方案也设计了对患者的保护措施,您如果在试验过程中发生了严重安全性问题,或者试验过程中发现药物治疗效果太差,或者不是因为上述原因只是您不想再参加这个试验了,您可以随时选择退出研究,而且,我们也不会因为您退出了就对您有成见,我们依然会一如既往地关注您的病情。

　　受试者:这么说,我至少不用停止现在的治疗。那你们给我用的药疗效有保证吗?

　　研究者:药物只是在动物体内证明了有效和安全,可是动物和人毕竟不一样;不过和咱们研究药物一样的药物在国外已经上市了,这是咱们国家药厂生产的,还没有在人体内证明安全有效,这也是咱们这个研究的最终目的。

　　受试者:那药不收我钱了吧?

　　研究者:药物不收钱,急救药物也是免费的,研究方案中规定的所有检查,包括血常规、尿常规、血生化检查、凝血功能、心电图、肺功能、尿妊娠试验、胸部 X 射线或 CT 检查也是免费的,此外,每次来医院随访,我们给您发 200 元的交通补贴。

　　受试者:我现在又不怀孕生孩子,干嘛还要进行尿妊娠检查?

　　研究者:这也是临床研究特殊的一个方面,对于育龄女性或绝经时间不足 2 年且没有接受过绝育手术的女性患者都要进行这项检查。

受试者：那我一个月前刚拍了胸片，现在再拍一次，我要多吃放射线的。

研究者：这一点您不用担心，如您在签署知情同意书前 3 个月内已接受过胸部 X 射线或 CT 检查，您就可以不必再进行此项检查，把您的检查报告给我就可以了。

受试者：那太好了，要不我就先把知情同意书签了吧！

研究者：您不用着急，您把知情同意书拿回家，仔细看一下整个研究的过程、您需要配合的事情，和家里人也商量一下，再过来签也不迟。

受试者：好。我还想问一下，要是你这个试验药我用了以后，出现了不良反应怎么办？

研究者：出现任何不良反应，您一定要及时告诉我，我们也会给您发个日记卡，您把您的症状、用了什么药记录下来；如果不良反应很严重，需要进行相关的治疗，需要的费用由发起这项试验研究的药厂来承担。此外，您参加这个研究的资料是完全保密的，您的姓名也不会出现在公开的文件上。我也会把我的手机号留给您，您有什么需要咨询的问题或有什么不舒服的感觉，随时联系我。

受试者：好的，我回去看一下知情同意书，再和您联系决定是否参加这个研究。

　　药师评析　上述案例研究者与患者的沟通到位，将临床研究中遇到的常见问题和临床研究相关的基础知识，如安慰剂对照、研究的目的、隐私、不良事件的处理、受试者伤害的治疗与赔偿、获益等均有详细交代，医生的讲解详细、耐心且易于理解，能够把自己放在和患者相同的位置；但还应进一步告知患者参加临床研究可能有效、可能效果不佳，同时任何一种药物都有不良反应，如果参加这项研究可能的不良反应都有哪些，作为患者应该积极配合哪些事宜，则沟通更为完善。

⊙ 要点小结

　　◆药物临床研究指任何在人体中进行的、以药物作为干预措施，揭示人体与药物相互作用规律的研究，包括以注册为目的的新药临床试验、药物相互作用研究、遗传药理学研究等。以注册为目的的药物临床试验是药物临床研究中对规范性要求最高的药物临床研究。

　　◆药物临床试验是指任何在人体(患者或健康志愿者)进行药物的系统性研究,以证实或揭示试验药物的作用、不良反应及/或试验药物的吸收、分布、代谢和排泄,目的是确定试验药物的疗效与安全性;分为Ⅰ期临床试验、Ⅱ期临床试验、Ⅲ期临床试验、Ⅳ期临床试验以及生物等效性试验。

　　◆药物临床试验遵循《中华人民共和国药品管理法》《中华人民共和国疫苗管理法》《中华人民共和国药品管理法实施条例》《药品注册管理办法》和《药物临床试验质量管理规范》(Good Clinical Practice,GCP)以及《赫尔辛基宣言》。

　　◆药物临床研究相关沟通环节主要包括受试者的招募,受试者的知情告知与同意,受试者的筛选入组,试验用药的管理和发放,标本的留取,临床观察及资料收集。

参考文献

[1]国家药品监督管理局,国家卫生健康委员会. 药物临床试验质量管理规范. 2020[EB/OL].(2020 – 04).

[2]国家市场监督管理总局. 药品注册管理办法. 2020[EB/OL].(2020 – 07).

[3]姚树桥,杨艳杰. 医学心理学[M].7 版.北京:人民卫生出版社,2018.

[4]王雪花. 医患沟通技巧——Calgary Cambridge 指南沟通过程技巧[J]. 中国医学人文,2018,4(8):68 – 70.

[5]SHAH, KANYA. Pharmacist-patient communication techniques[J]. Senior Honors Projects, 2018:637.

　　　　　　　　　　　　　　　　　　　　　　　　　　　　(刘琳娜)

第3节　社会药店沟通

一、我国社会药店发展现状

现今我国社会药房主要有连锁药品超市和传统药店两种模式。传统药店的模式多为一种营销手段，价格竞争常态化；而连锁药品超市多为直营与加盟体系，里面设有专业药房。

在竞争日益激烈的今天，在药品日益供过于求的市场里，药店与药店之间的药品种类和质量差异越来越小，唯有提供各种各样的服务、增加药品的附加值，才能满足患者的更多需求。早期社会药店就有小病当医生、大病当参谋，问病卖药、卖药问病等服务内容，这些服务内容都缺少对患者情况的跟踪；现在一些社会药店在买卖药品之外开展增值服务，如会员服务，通过会员折扣和会员积分吸引会员，并建立起会员信息数据库，许诺会员有更多的健康教育和药师服务。但由此建立的会员数据库内容简单，未能进行有效深入的药学沟通，从而实现会员的增值服务，即药学服务。

社会药店目前的工作重点还是在药品销售方面，药店药师往往从事药品流通过程中的细节工作，未能把工作重心转到以人为中心的沟通、收集、分析和运用中。因此，社会药店有效深入开展药患沟通还需要药店和药学人员的共同转变。在面对患者对用药的主动咨询意识相对薄弱的情况下，社会药店的药师需要有更多的主动意识。

二、我国社会药店药师工作特点

（一）社会药店药师工作内容

现有社会药店药师工作的主要内容为药学咨询。社会药店设置了咨询台，为了满足消费者的更多需求，在经营一些处方药或甲类非处方药时，需要执业药师进行审核，但是药店执业药师在与患者沟通时明显存在用药服务信息提供的缺失，药店服务沟通仅局限于推荐产品、告知用法用量上，呈短暂性特点，且对患者最终用药结果和用药依从性不承担责任。

社会药店的药患沟通包含了患者用药跟踪、收集药物使用情况和药物不良反应信息，以帮助药师开展药学服务。社会药店药学技术人员缺少与临床用药直接相关的知识，思维模式未能很好地转变到药学沟通中，还停留在简单的交易沟通上。

此外，社会药店还存在为药学沟通提供的配套工具不足等缺点，如未能建立完备的患者健康资料档案，未设立药学服务的专用场地、设备等。目前看来，社会药店环境是患者咨询的主要难题，社会药店环境缺少保护患者隐私的地方、缺少特定资源处理解决患者特定的需求，使得患者与药师不能近距离的沟通。药店药师在这样孤立的环境中，无法形成在医院中的完整医疗团队，就会导致误解和低质量的信息交换。

社会药店的药师应该考虑在这种情境下，如何进行一些改造和变换。一方面，药店药师要改变现有的观念，面对患者时多一点耐心、多一份贴心，将药患沟通从简单的药品介绍深入到患者的用药依从性；另一方面，药师要擅于利用现代科技，增加与其他医疗专业人员的频繁交流，以帮助药师们处理患者的需求。

（二）社会药店药师服务礼仪

服务礼仪通常是指在药店服务销售过程中具体运用的礼仪。一般而言，药店服务礼仪主要泛指店长、驻店药师、店员等服务人员在自己的工作岗位上所应当严格遵守的行为规范。

药师服务礼仪是指专业药师与患者之间表现出来的行为举止，可以反映出药师所在社会药店的整体素质和经营管理水平。药师服务礼仪主要表现在药师的职业形象礼仪(整洁的仪容、统一正规的衣风),服务中的文明礼貌礼仪(称呼礼仪、交谈礼仪),与患者的沟通礼仪,服务中的体态礼仪(目光、体姿、手势、致意)等方面。良好的药师服务礼仪是药师自身素质的外在体现,是衡量药师是否具备职业道德的标准之一,是社会药店的形象和门面。态度谦和、礼仪规范的药师能有效增加与患者之间的理解,提高患者的满意度和信任度。

(三)社会药店药师仪容规范

仪容不仅是打扮和美容,同时也包含药店药师的精神面貌,充沛的活力更能给顾客留下美好的印象。药师服饰穿着的基本原则是在选择服饰时,要注意配合时间、地点、场合三个重要因素。在服装统一整洁、身体健康卫生、仪容自然温馨、举止和谐得体的前提下,药师才能与患者更有效地展开药患沟通。

例如,在营业中,药师要站姿端正、精神饱满,不能聚众聊天;微笑迎接顾客,并做到当顾客走近柜台时主动迎宾,静候顾客观看、询问和选择。药师要做到眼到、手到,动作敏捷、递送准确、轻拿轻放,要尽量展示药品的全貌。短缺药品时,应首先表达歉意,并主动询问患者的需求,介绍同类药品。当出现服务差错时,应冷静处理,合理解决。

(四)社会药店的药学服务

药学服务是以患者的利益为活动中心的行为哲学,使患者完全达到治疗效果为目的。在进行药物治疗的同时,药师对患者在心理、生理、经济、生活方式等社会因素方面进行关怀。

现阶段在社会药店中可以从药学服务方面进行的专业沟通有以下几方面:开展药物咨询,保障合理用药,以达到治疗效果;根据药物相互作用的影响,为患者制订个体化给药方案;为患者提供精神、文化、情感等方面的服务,满足患者的健康需求,也就是加强人文关怀。

【对话示例】 王阿姨一个人来药店购买钙片。

患者:请问有钙片么?

药师:阿姨,您需要的是非处方药还是保健品呢?

患者:我就是想要补钙,以防老年骨质疏松。

药师:阿姨,那您需要的应该是非处方药的钙片。您以前吃过么?

患者:以前吃过很多,乱七八糟的也想不起来名字,可能还有保健品,我自己都记不清了。

药师:好的,阿姨。首先我要告诉您的是,钙片也是非处方药,也是药品的一类,您服用钙片来预防骨质疏松是自我保健的一种很好的方式,在给您介绍药品前我需要了解一些其他问题。

患者:嗯,好的,我记住了钙片也是药品,是非处方药品。

药师:是的。您看起来精神很好。您有没有什么慢性病呢,如糖尿病、高血压?

患者:没有,我平时身体还算健康,两年做一次体检,也没有什么大毛病,偶尔感冒发烧。

药师:阿姨,您平时有服用什么其他药品或保健品呢?

患者:之前有服用保健品,还去听课,还买了很多,后来看电视新闻曝光了,说很多都是没有用的,孩子也回来劝说过我,就再也没有服用了。

药师:好的,阿姨,谢谢您提供的信息。这是给您拿的钙片,您先看一下这个盒子,我跟您强调一下,这个药每次只能吃一片,每日 1 次到 2 次。

患者:好的,那我还有什么需要特别注意的么?

药师:阿姨,您的信息我都记录到系统里了,如果您去医院开其他治疗药物的时候,一定要跟医生告知您有坚持服用钙片的习惯。如果您还有其他药品方面的需求,还可以来找我。

患者:好的,你交代得很清楚,谢谢你,我下次还来你这边买药。

药师:谢谢阿姨您的信任。

三、社会药店患者特点

社会药店的患者可分为预防干预和临床干预两种类型,其中预防用药的患者处于低危险状态,来社会药店购买药品需求多为乙类药品或保健品,而临床干预的患者需求多为处方药品。

（一）社会药店患者的职业文化特点

患者的文化背景也能影响咨询的侧重点。不同文化背景的人对他们所患的疾病、治疗目的和药物有效性方面有不同的感觉。例如,有较深文化背景的人,总是怀疑药物不良反应的影响,以及药物的有效性。对这样的患者,药师需要根据患者提供的信息,就药品给予更为详细的内容,并且针对这些患者的用药教育也需要更改,提供更丰富专业的药品知识。

患者的职业和生活方式也应该考虑进去,根据需要调整药物的剂型、给药方案、不良反应。例如,司机在工作时间不能使用引起嗜睡反应的药物。

（二）社会药店患者年龄特点

患者年龄特点也将影响咨询的侧重方面。由于儿童患者在叙述和表达上可能并不十分真实有效,而监护人可能观察不到重要的症状,因此药师在确定问题、解释用药方法、帮助患者等方面花费的时间要比正常患者所花的时间多得多。

老年患者可能用多种药物治疗身体的多种疾病,并且很可能经受一些由于年龄增长引起的生理条件变化而带来的不可预期的药物不良反应。此外,老年患者在生活中积累了大量的经验,这些经验可能是他们以前的用药经验,也可能是听其他人讲过的用药经历,从而会影响他们对新事物的看法和解释。药师可以把患者的经验作为一种资源,和患者的沟通不能只是简单地介绍,而需要采取模拟、讨论等技巧来达到沟通的目的。

（三）社会药店患者的其他特点

药患沟通在一般情况下不会受患者的性别、就业情况或者经济情况的影响,但是,在做一些关于保护患者或防止患者产生困窘情况的讨论时,应该考虑到这些因素。

四、社会药店药患沟通的意义

药学服务是继药品价格战等初层次竞争后的重要竞争手段,而药学服务的体现是以良好的药患沟通为前提的。药患沟通是社会药店反映企业形象、企业文化、药学服务质量的一个反光镜。药患沟通是一种行业独特的行为,沟通质量的好坏,直接关系到药学服务质量的优劣,更可能影响社会药店对外形象和品牌的优劣。做好药患沟通,不仅可以弥补社会药店本身服务的不足,还可以树立社会药店良好的药学服务印象。

> **案例分析**

药师：×女士,您好,今天来是要咨询么?

患者：(情绪低落,语气平淡)不是,我是来取药的。

药师：(积极拿过一张处方,并尝试交流)好的,这个药我请同事去取。您看着今天心情不太好啊。

患者：(不高兴的语气)医生说我血糖控制得不好,需要药物干预了,这就意味着我终身要吃这些药了。这些药的副作用那么多,我看过别人因为这个病引发了各种各样的问题。

药师：(就患者的担忧展开讨论,鼓励她)不必为病情担心,×女士,在您这个年龄患糖尿病的人很多,他们的病情都得到了很好的控制,这并没有什么可担心的。医生给您开药,说明您用饮食控制血糖不起效了,只要您规律地服用药物,病可能就会很好地好转的。

患者：(忧心忡忡)可是一想到服药和副作用就很担心。

药师：(从同事手里接过患者的药,并耐心解答)我可以和您一起理一遍您的疑惑。根据您的处方,这个药每天服用两次,每次 0.5g 即一片,每次要随餐服用。

患者：(急躁地打断)随餐服用?

药师：是的,就是吃饭的时候和药一起服用就好。您不用担心饭前还是饭后,只要吃饭的时候记得服用就可以,是不是好记很多?

患者：(语气渐平和)嗯,是好记一些。

药师：(指向说明书不良反应列表)其次,这个药的常见不良反应在这里,常见的有腹泻、胃胀、乏力、消化不良。

患者：(高兴了一些)就这些么?

药师：这些是常见的,如果您不能耐受,要及时去医院就诊,医生会给您调整用药方案。建议您一定要定期监测血糖来检查药物是否起效或出现低血糖的症状,这里有一个小册子列出了低血糖的症状以及糖尿病饮食的注意事项。

患者：(微笑)你的建议很好,也很全面,我回家还可以多翻看这个小册子。

药师：这都是我应该做的，我希望您可以规律服用，把血糖控制到一个稳定的值内。如果您有任何问题请及时与我们联系。

患者：听起来好像也没有想得那么糟糕，我会坚持的，非常感谢，再见。

　　药师评析　药师努力让患者在沟通中感到舒适和放松，并让她感受到自己是可以参与到治疗中的。药师通过观察患者的肢体语言和精神状态，通过展示真正的关心，让患者透露出自己的顾虑和疑惑，药师通过进一步解答这些问题，建立了有效的药患沟通，取得了患者的信任，为日后深入的药患沟通建立了基础。

五、药店环境下药患沟通环节及要点

（一）药品介绍及推荐

1.药品介绍

药师在介绍药品的时候，除了用法用量和功能主治外，还需结合患者的个体化情况酌情介绍药品可能带来的不良反应，避免患者的用药不当行为。

药师在向患者介绍药品、引导或指明方向时，手指自然并拢，手掌向上斜，以肘关节为轴，指向目标；用轻松自信的语言与患者进行沟通，如果患者在找寻一些特殊药品时，要注意周围环境和语言，避免令患者陷入尴尬的情境。

【对话示例】　张女士第一次来到一家药房，她进来后左顾右盼的样子引起了药师的注意，药师轻轻地走到她身边。

药师：您好，女士，第一次来我们药店么？

患者：嗯，是的。我不太熟悉你们的药品位置。

药师：没有关系，请问您需要哪方面的药品？

患者：嗯，是这样的，我需要避孕药，你能推荐一下么？

药师：好的，女士，请您跟我到这边来，我来详细给您介绍。

患者：好吧。

药师：(轻声地)请问您需要的是紧急避孕药、短效避孕药，还是长效避孕药？

患者：(犹豫地)哦，这么多种类，能具体讲一下么？

药师：(一边从柜台中准确地找到药品并拿出来递给患者，一边向患者简单介绍药品情况)紧急避孕药,一般是房事后 72 小时内服第一片,12 小时后再服 1 片,越早服用效果越好,主要适用于 40 岁以下女性;短效避孕药,从月经来潮当天算起的第 5 天开始服药,每天晚上服 1 片,连续服 22 天,可避孕 1 个月;长效避孕药,一般在月经来潮后,第 5 天服 1 片,20 天以后再服 1 片。您看您更适合哪一类呢?

患者:通过你的简单介绍,我需要紧急避孕药。

药师:好的,女士,这个药一盒一板,一板一片。服用这个药物后可能改变您的月经周期,还可能出现轻度的恶心呕吐、头痛、疲劳等症状,当您不能忍受这些不良反应时,建议您去医院看看;此外,当出现异常出血并且不能自行消失时,也应及时就诊。这些注意事项请您都记下,并留意自己服药后的情况。

患者:(愉快地)好的,谢谢你的用心介绍,我去哪里结账呢?

药师:请您跟我往右边走。

2. 药品推荐

药品推荐通常出现在两种情况时,第一种情况是患者在同类药品中难以选择;第二种情况是患者需要的药品店里没有,药店药师需要推荐同类药品。

不论是以上哪种情况,药师都需要确定患者个体健康的主要需求、愿望和喜好。为了使每一位患者都能达到这一目的,所有咨询的具体细节都需要加以确定。每个患者都有不同的咨询目的,药师需要帮助他们了解病情,了解规律服药的重要性,对患者的需求、偏好和愿望,必须相当快地做出判断,有时可能在没有完整的背景资料下做出判断。对患者个体咨询的具体目的,部分可以通过开放性问题得知,药师也必须知道患者的感受和注意事项,与患者建立联系,以便引导讨论以及根据患者情形确定方案。那些能够理解人们对疾病和用药的感受的药师往往对咨询有更好的思路,可以给患者带来高质量的药学咨询和服务。

【对话示例】　张女士疾步走进药房,径直走到药师面前,手里拿着要购买药品的空盒子。

药师:(微笑地看向对方,并伸出手,准备接过患者递过来的药盒)女士您好,您需要的是这个药么?

患者:(焦躁地指着药盒)是的,请问这个药你们这里有么?

药师:您好,您手里拿的这个药我们没有,但是我们有类似成分和功效的药品,您需要了解一下么?

患者:(勉强地)我上次感冒就是吃这个药,昨晚又出现跟上次一样的症状,你推荐的这个和我购买的一样么?

药师:这个与您上次购买药的成分相近,适用于感冒,只是这个药有两种药片,需要分开服用。

患者:那就是一天服用两次了?

药师:里面有日用片和夜用片两种,日用片白天分两次服用,建议您早上和中午各一片,而夜用片晚上临睡前服用一片即可。

患者:需要饭前还是饭后吃?

药师:都可以,就是服药期间不能饮酒。

患者:好的,谢谢你。

药师:如果服用3天还不见好转,建议您去医院就诊。

患者:好的,那我去结账了。

（二）处方药品的沟通

药店药师也应该根据《处方管理办法》的规定,认真逐项检查患者提供的处方,内容包括处方前记、正文和后记的书写是否清晰、完整,并确认处方的合法性。药师应当对处方用药适宜性进行审核,当处方经药师审核后,认为存在不适宜时,应当拒绝调配,并告知患者请处方医师确认或者重新开具处方,再行调配处方。当按照操作规程审核完处方后,准确调配药品,向患者交付处方药品的同时,还需要向患者进行用药交代。

【对话示例】

药师:(认真核对处方上的姓名)您好,请问您是×××吗?

患者:是的。

药师:您这张处方上有点小问题,我需要跟您确定一下。这里面有两种同一类型控制心率的药,一个长效、一个短效,您确定两个药是同时服用的么?

患者:(拿着处方进行询问)哪个长效、哪个短效呢?

药师:(语气肯定,缓慢地进行解释)琥珀酸美托洛尔和酒石酸美托洛尔,这两个药作用机制一致,不建议联合应用。

患者:(肯定并坚决的语气)医生开的药还能有错?

药师:(耐心沟通)请问您是患者本人吗? 平时有没有服用过这两种药物? 有没有监测自己的心率?

患者:(犹豫)嗯,这不是我本人,你就按照这个处方拿药就行了。

药师:您可能对我们有误解,我们在处方药发放之前也需要审核,我建议您跟处方医师沟通一下再来。

患者:(有点愤怒)你这是在耽误我的时间。

药师:(语气温和,有礼貌)我是为您负责,您最好带着患者本人去处方医师那边复诊并开药。

（三）非处方药品的沟通

非处方药品的使用非常普遍,大多数人都使用过非处方药,无论是慢性疾病的规律治疗还是急性疾病的间歇治疗,都会用到非处方药。最常见的使用非处方药的病症有疼痛、咳嗽、感冒、流涕、过敏、消化不良、便秘、腹泻、轻度感染。非处方药品销量之所以增长,一方面是消费者对自我治疗的认可提高了,另一方面是因为有效的非处方药越来越多。患者自我治疗对于个人健康、保健均有好处,对于轻微的症状和疾病,患者可以很方便、很容易地进行自我治疗,而不用去专业的医疗机构求助,某种程度上减轻了医疗服务的严重负荷。

大多数人认为,非处方药是相对安全的,仅按药品说明书使用就可以了,不需要专业人员的指导。但是这种概念是不完全正确的,因为现在非处方药使用种类多,药物之间可能发生相互作用;患者本身的慢性疾病可能干扰药物的作用;药物剂量过高或长期使用造成身体成瘾性;药物产生不良反应,如过敏等。因为非处方药物的购买地是在药店,所以药店药师是患者们接触到的第一个专业人员,这需要药师们重视使用非处方药患者的药学沟通,以提供更多的药学服务,帮助患者找出最合适的自我治疗方法,并保障消费者的安全用药。

【对话示例】

药师:您好,请问有什么可以帮助您的?

患者:我想买维 A 酸乳膏。

药师:好的,能告诉我您为什么买这个药么?

患者:我最近长了痤疮,听朋友说买这个药搽就可以。

药师:您本人用么?

患者:嗯,我第一次买,这个可以用么?

药师:(将药递给患者,并进行指导)这个您可以使用。因为您是第一次使用,有些用药事项我要跟您交代一下。

患者:好的,你说,我会记住。

药师:首先,用药部位要清洗后才能涂抹在患处;其次,使用期间用药部位要避免日光照射。

患者:呀,那我不能进行户外活动了?

药师:穿保护性服装进行遮挡就好。

患者:好。还有什么要注意的吗?

药师:年龄大的人也可能会长粉刺,您应该用温和的面部洗剂清洗面部。这儿有一些皮肤护理和治疗粉刺的小册子,您拿回去了解一下,可能对您有用。

患者:好啊,我会看看小册子。

药师:药物使用期间您如果出现用药部位灼烧感、瘙痒、红肿等不能耐受的情况,我建议您立即停药并抽时间就诊。

患者:好的,谢谢你。

药师:您最近没有服用其他药物吧?没有怀孕吧?

患者:没有。

药师:那好,如果您回去看小册子有什么问题,或者想与我讨论的,您再来找我就好。

(四)自我保健药品沟通

自我保健是一个非专业人员采取自主或互助的方法实现自我健康目的的活动,在卫生保健系统的初级健康资源水平上,对疾病的预防、检测和治疗做出决定。现实中常见的行为,如乳腺的自我检查、怀孕的自我测试,都是自我保健的一种行为。人们常常把保健药品和保健食品相混淆。保健药品可以在国家药品监督管理局网站上药品项目下进行查询,在其外包装印有批准文号"B+8位数字"，其中 B 代表保健药品。而 2003 年 10 月 10 日后的保健食品则在其外包装上印有国家食品药品监督管理局的批准文号，一般为"国食健字 G×××××××"或"国食健字 J×××××××××"（进口保健食品），并且规定在包装或标签上方必须标有保健品的特殊标识"蓝帽子"。2003 年 10 月 10 日前，保健食品由原卫生部审批，其批准文号的格式一般为"卫食健字（年份）第×××号""卫进食健字（年份）第×××号"和"卫食健进字（年份）第×××号"（进口保健食品）〕。

　　例如，维生素，作为保健药品的维生素类产品，是通过国家食品药品监督管理局审查批准，其必须在制药厂生产，生产过程中的质量控制要达到《药品生产质量管理规范》才可以上市，并有适应证、单一的疗效，还需遵医嘱，其使用说明书较为详细；而作为食品的维生素则可以在食品厂生产，标准比药品生产标准低得多，仅仅检验污染物、细菌等卫生指标，合格即可上市。保健食品是特定人群食用，具有调节机体功能，不以治疗疾病为目的的食品。一些不良商家为了让消费者体验保健食品的功效性，不惜在其中加入药物成分，使得不知情的患者长期应用，很可能会产生不良反应，甚至肝、肾功能受到损害。

▷ 案例分析

　　案例背景　患者，男，32 岁，因过敏性鼻炎来药店购买鼻喷雾剂。

药师：您好，先生，有什么可以帮助您的吗？

患者：最近春季来临，我的过敏性鼻炎又发作了，我想买点鼻喷雾剂。

药师：您之前有用过类似药物么？

患者：有，以前用过，但是不记得名字了。

药师：那您有什么过敏史么？

患者：没有。

药师：您有什么基础疾病或最近有用什么药吗？

患者：除了鼻炎其他都很好。

药师：（找到合适的药品，并拿给患者介绍）根据您所描述的情况，我们这边有个非处方药,是针对这种季节性的过敏性鼻炎,您先看看好么?

患者:(仔细地看)好像就是这个药。

药师:您从事什么职业呢?

患者:办公室的文员。

药师:(耐心交流)这个药运动员慎用,所以我要确定一下。此外,您使用可以,但是孕妇、哺乳期的妇女都应避免使用,儿童也要慎重使用,最好在大人的监护下使用。因为这个药是鼻腔用药,不得接触眼睛,若接触了,要立即用水清洗。

患者:(有点担忧的样子)呀,你说的我都不敢用了。

药师:(微笑平和的语气)您不用担心那么多,这是非处方药,安全性很高的。那您知道这种鼻喷雾剂的使用方法吗?

患者:(期盼的样子)你可以给我讲一下么?

药师:(边讲解边做示范)首先,在使用前你要轻轻地擤鼻子,将鼻腔清理干净;再轻轻晃动鼻腔喷雾,取下盖子,将鼻腔喷雾直立,拇指放在瓶子下面,其他手指放在喷嘴的两侧。

患者:(跟着示范进行模拟)大拇指放在瓶子下面是为了方便用力吧?

药师:(真心称赞)是呀。这个时候你的头稍微向前倾斜,用空出来的手指压住一个鼻孔,将喷嘴放入另一个鼻孔。

患者:(直接将喷嘴插入鼻孔)是这样么?

药师:(微笑地进行纠正)不用放进去那么深,喷嘴远离鼻中隔,朝向同侧眼的内角,鼻子轻吸气,然后用力将鼻腔喷雾按下,从鼻孔中取出喷嘴,并用嘴轻轻呼气,将鼻腔喷雾换至另一只手,换一个鼻孔并重复以上的步骤即可。对,您的这个动作就很正确。

患者:(拿下喷雾剂,并用力地擤鼻子)这个还挺简单的啊。

药师:您切记喷药后不要用力擤鼻子,这样会使药物丢失,使得药效减弱;也不能用力用鼻吸气,这样会使得药物在你的喉咙里而不是在你的鼻子里。特别要注意第一次用药前或隔天使用前,都应先振荡药瓶然后向空气中喷压药剂数次,以获得均匀的喷雾。

患者:你们有没有使用手册啊?

药师:药品说明书里面有使用方法,但是我们为了方便患者了解做了小宣传单,一会可以给您一张,上面有具体的步骤和常见的错误。

患者:(高兴地说)这样真的太方便了,你们的服务真到位!

药师:(谦逊的态度)这是我们药师应该做的,我们对各种外用药物都有宣传小单子,帮助大家了解使用的环节和步骤。

患者:(赞扬地肯定)你们的服务真是周到,下次有什么不懂的还来你们这里。

药师:谢谢您的肯定,有任何用药方面的内容都可以前来咨询。

患者:(愉快)好,再见。

▶ 要点小结

◆社会药店的药患沟通包含了患者用药跟踪,收集药物使用情况和药物不良反应信息。

◆社会药店药学服务包括药物咨询保障合理用药等;为患者提供精神、文化、情感等方面的服务,加强人文关怀。

◆社会药店药患沟通是一种行业独特的行为,沟通质量的好坏直接关系到药学服务质量的优劣,更可能影响社会药店对外形象和品牌的优劣。

参考文献

[1]李功迎.医患行为与医患沟通技巧[M].北京:人民卫生出版社,2012.

[2]李彦,彭熙.医院服务礼仪缺失的表现与现状分析[J].临床医药文献杂志,2017,4(30):5927 - 5928.

[3]池里群.我国当前社会药房药学服务的现状与发展[J].中国医药指南,2011,34:43 - 45.

[4]王健,康震.我国药店药学服务内容与服务补偿探讨[J].中国执业药师,2015,12(9):46 - 54.

[5]蒋皓,倪永兵.新医改背景下推进零售药店药学服务探讨[J].南京医科大学学报,2011,11(4):292 - 294.

(陈　曦)

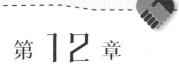

第 **12** 章

药师与特殊
人群的沟通

第 1 节 药师与理解障碍患者的沟通

一、理解障碍人群的范围及特点

理解障碍人群包括低文化水平人群、智力障碍人群、精神障碍人群（如阿尔茨海默病患者）、残障患者（如视觉或听觉障碍患者）、非汉语人群（外国人或汉语知识不足的我国少数民族）等。患者因各种原因导致认知能力障碍，表现为记忆、语言、视空间、执行、计算、理解、判断等认知功能中的一项或多项受损，影响个体用药。

有理解障碍的患者用药是存在一定危险的，比如根据自我经验或网络经验自我用药、误解标签上的有效期或副作用、误读说明书中的用法用量、弄混药名相似的药物，以及用药依从性不足等。在 1992 年 Schering 实验室进行的一项调查中，19% 的患者承认没有准确地按照处方用药，有 8.7% 的患者未取处方所开药品。文献报道的药物治疗不坚持率差异很大（在 13% ~93% ，平均为 40% ）。诸多问题导致理解障碍人群在合理用药过程中困难重重。

中国人口众多，教育发展不平衡，存在大量文化水平低下人群。2020 年 4 月 28 日，中国互联网络信息中心（CNNIC）发布第 45 次《中国互联网络发展状况统计报告》，截至 2020 年 3 月，我国非网民规模为 4.96 亿，其中城镇地区非网民占比为 40.2% ，农村地区非网民占比为 59.8% ，非网民仍以农村地区人群为主。使用技能缺乏、文化程度限制和年龄因素是非网民不上网的主要原因。文化水平低下人群由于不识字、理解力差等特点，必然会导致用药风险。

我国精神障碍的终生患病率为 7.4% ，其中抑郁症的患病率为 3.4% ，药物是目前治疗抑郁症和双相障碍的最为主要的方式。国外有研究指出,约有一半的抑郁症患者在初始治疗 3 个月后停止用药;国内研究报告,抑郁症、双相障碍患者对药物治疗的不依从率分别为 44.6%。对药物治疗的依从性不足,将导致疾病的复发风险、疾病危害、病死率以及医疗负担的增加。阿尔茨海默病(Alzheimer disease, AD)是一种严重损害老年人学习、记忆功能的退行性神经病变,是老年期痴呆的一种常见类型。随着社会文明程度的提高,人终预期寿命的延长,AD 发病率和死亡率逐渐提高。在 65 岁以上人群中,平均每增加 4.2 岁,AD 发病率增加 1 倍。AD 是继心脏病、癌症之后,与卒中成为全球第 3 位的致死性疾病。老年 AD 患者不仅生活能力低下,而且心理障碍更为突出。因此,药师应重视 AD 患者的用药管理,辅助患者提高用药的依从性与准确性,逐步提高临床治愈率,减轻 AD 患者的痛苦。

随着人口老龄化程度加剧,慢性病患者健康状况不断恶化,残疾人数持续增加。由于这种巨大的人口负担,残疾也被视为较为严重的全球公共卫生负担。其中,视觉或听觉障碍人群在沟通中存在明显的障碍。根据新思界产业研究中心发布的《2021—2025 年全球盲人智能助视器行业深度市场调研及重点区域研究报告》显示,中国是盲人数量最多的国家。2017 年国家统计局发布,中国视障人士有 1700 万,听力障碍人士 2780 万,各类残障人士接近 1 亿。对于这个特殊群体的用药咨询,更需要通过合理的方式来进行沟通,解决视觉或听觉障碍人群在药物识别、用药提醒、用药依从性等方面存在的难题。

二、与理解障碍患者沟通的基本要求

1. 善于识别存在理解障碍的患者

在理解障碍人群中,残障者、非汉语人群相对容易识别,低文化水平人群以农村地区居多;智力障碍人群因为智力低下,有的表现出沟通迟钝、言语不清晰,甚至会表现出身体体型、骨骼上的问题,比如眼距过宽、双眼斜吊、眼珠上下斜翻、塌鼻梁、舌头喜欢放到嘴边、流口水等。阿尔茨海默病患者会表现出记忆力下降、失语、失认、言语增多、易激惹,严重者甚至四肢强直、肢体瘫痪。药师要在第一时间识别出存在理解障碍的患者,选择合适的方式进行沟通。

2. 角色互换, 尊重和理解患者, 注意沟通细节

理解障碍患者多具有沮丧、焦虑、恐惧、失去自尊或愤怒等感觉, 这要求药师更要发自内心的尊重、理解并关心障碍患者, 注意沟通的方式、态度、用词、动作等细节。

(1) 选择相对独立环境, 充分保护患者的隐私: 在和患者谈话之前, 药师应该充分考虑到要保护理解患者的隐私。所有的咨询应该在一定程度上保密, 让药师和患者可以在一种放松的气氛中互动, 而不是让患者暴露在公开场合, 过度紧张, 精神无法集中, 这样可以确保获得可靠的患者信息。

(2) 态度柔和, 使用谈话式语调, 建立信任: 理解障碍人群多存在一定的自卑、紧张、恐惧心态, 他们更希望能在一种包容、轻松的氛围里完成沟通。药师可以通过谈话式的语调、礼貌的语言, 有效减轻患者的紧张感和自卑感, 与患者建立和睦的、发展帮助的关系, 在取得患者信任的基础上, 再开展用药沟通工作。

(3) 多种沟通形式结合, 力求记住沟通内容: 沟通内容可选择纸质材料、语音材料、视频材料等多种形式相结合, 表达内容通俗易懂。重视家属或陪护人员的参与, 发挥他们的作用。药师要有足够的耐心, 让患者明白用药注意事项。根据患者情况, 适当配合辅助工具或设备, 如个人记事本(如血糖记录本)、计时器、专用药盒、提示器、翻译器、演示器具、闹钟等。

(4) 及时随访, 评估用药沟通效果、预防用药差错: 理解障碍患者可能在用药咨询现场学会了相关内容, 但在回家后, 可能因为各种原因, 患者对用药指导遗忘或实施不全面, 导致不合理用药。建议药师及时随访, 一般在 24 小时内对理解障碍人群进行首次随访, 并于 3 天、1 周后进行多次随访, 了解患者用药的准确性, 评估用药指导效果, 及早发现问题、解决问题, 对提高理解障碍人群的合理用药起到有效的保障作用。

三、药师与理解力人群的沟通流程及要点

(一) 与低文化水平人群的沟通流程及要点

1. 咨询前, 核对患者信息, 了解背景情况

核对患者身份、诊断、医嘱信息, 尽可能地了解患者的病史、文化背景、家庭

情况等。

2. 咨询时，注意服务态度，完善咨询细节

（1）自我介绍，询问需求：微笑是最美好的语言，说声"你好"可消除患者的紧张的心情。介绍自己的称呼和工作经验，与患者建立信任。要充分了解患者的病史以及本次治疗的主要内容和目的，从患者感兴趣的事物或问题入手。

（2）详细的用药指导：根据患者的诊断，告知患者或者陪护本处方的用法、用量、疗程及注意事项。对存在其他疾病需要联合用药的，告知是否存在联合用药的不良反应。

（3）及时评价效果及反馈意见：建议患者或陪人准备好记事本，记录好上述信息，并要求复述。必要时（如患者不会写字），药师代替患者完成文字记录或录音。

（4）其他注意事项：①掌握和运用语言沟通。说话语速要放慢，语调柔和，用词简明、清晰，要有耐心，如果患者一次没有听懂，可以慢慢重复两三遍，将医嘱记录、说明书、个人记事本相结合，图形、表格、标签、图片、药品包装盒等相结合，给患者或陪护讲解清楚，并要求复述或提问，直到他们明白为止。②注意非语言沟通。非语言沟通包括语音、语调、语速、动作和表情。语调温和，语速应缓慢，声音过大会让患者感到紧张、害怕。动作和表情要保持自然，不要夸张。应保持情绪稳定，耐心、注意力集中，亲切地尊称患者。③尽量选择封闭式的沟通方式，减少患者因认知障碍而出现的沟通困难，甚至激惹患者。

3. 咨询后，落实随访工作，确保可持续性

借助医、药、护多方力量，落实对理解障碍人群的随访工作。对于存在理解障碍的患者，要建立用药咨询及随访的电子档案。通过电话、微信等网络方式对患者本人或者陪护进行随访。了解患者近期的用药及健康状况，了解患者用药依从情况、疗效、不良反应等，提高用药的准确率。询问患者需要咨询的问题，辅助建立随访电子档案等。

理解障碍人群沟通流程及要点见图 12 - 1。

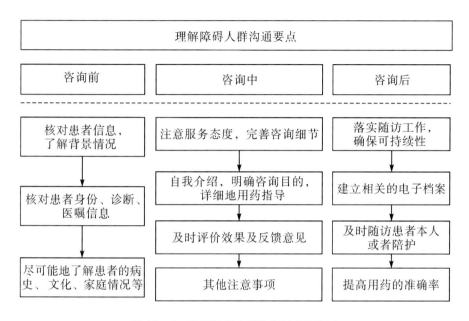

图 12 - 1　理解障碍人群沟通流程及要点

（二）与阿尔茨海默病患者的沟通流程及要点

药师应增强对老年 AD 患者的用药咨询,可采用集体健康教育和个体化咨询的方式。

1. 集体健康教育方式

教育方式包括:明确告知 AD 患者的用药目的以及患者或家属的收益期望,AD 的分类、预后,用药疗程、不良反应等。对于长期照顾 AD 患者的陪护人员要给予足够关心、支持和帮助,提高其用药专业知识的同时还要增强其心理承受能力。对照顾者进行疾病用药知识的教育和指导,帮助其掌握处理突发事件的技能,提高用药依从性,增强心理安全感,防止焦虑、抑郁等心理问题的发生。

2. 个体化咨询流程

AD 患者咨询流程及要点参考理解障碍人群。此外。还有其他注意内容,如AD 患者随访方面,要充分依托陪护,辅助陪护建立用药记录登记表或 APP,落实对 AD 患者的随访工作。及时了解患者近期的用药及健康状况,了解患者用药依从情况、疗效、不良反应等,提高用药的准确率,并防止呛咳、误吸、误服。

（三）与视力障碍患者的沟通流程及要点

1. 视力障碍患者的特点

视力障碍人群多存在视觉障碍和理解障碍的双重障碍的特点。多数视觉障碍时间较长的患者,由于获取知识困难、医学健康知识背景较差,会对用药指导的具体内容存在理解障碍。

2. 药师要充分理解视力障碍患者的困难,给予足够的尊重

药师在开始咨询前,要第一时间发现患者存在视力障碍,上前引导患者坐下,并询问有什么需求、有没有陪护;不能使用过激或歧视性词语,避免患者产生恐惧、紧张等不良情绪。

3. 根据视力障碍患者的个人情况来选择合适的方法

（1）关注视力障碍患者的用药习惯,提高用药依从性:视力障碍患者由于获取知识的途径有限,整体文化程度较低,所以他们用药过程中,如果没有他人辅助,经常凭借个人经验用药。药师在给予用药建议时,要根据患者的个人情况,把患者的经验或习惯作为一种基础,采用双向交流法,在患者个人习惯的基础上选择合适的方法,提高他们的依从性。例如,盲人如喜欢中医,可以根据他们的习惯为他们推荐适合的中成药,提高患者用药的依从性,从而提高药物疗效。

（2）通过辅助工具或陪护人员,提高视力障碍患者用药的准确性、安全性:对于弱视患者,可以用颜色鲜亮的不干胶标记药物包装盒来进行区分;对于掌握盲文的患者,可以准备盲文说明书或标签,或根据包装盒大小来区分药物等。但这些方式都有可能存在安全隐患,最好是有陪护人员定期将患者每天的用药按照服药时间和剂量提前摆放到用药分装盒中,并定期补充;或者培训患者简单的盲文,并通过盲文压点机制作盲文贴纸贴于药盒表面,这是最安全、方便、有效的方式。盲文医嘱示意图见图 12-2。

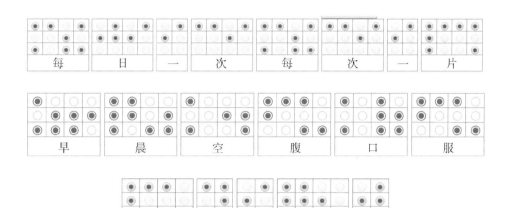

图 12 - 2　盲文医嘱示意图

（四）与听力障碍患者的沟通要点

1. 听力障碍患者的特点

听力障碍人群具有听力障碍和语言障碍的特点。当药师发现患者是听力障碍人群，要立刻想到不能用声音进行沟通，要选择文字等其他方式。

2. 充分理解听力障碍患者的困难，给予足够的尊重

药师在开始咨询前，要第一时间发现患者存在听力障碍，选择合适的交流方式、交流位置，询问其有什么需求；要有耐心，避免过激词语、表情和动作的使用，导致患者产生不安、紧张等不良情绪。

3. 对于听力障碍患者，要重视非语言交流

对于听力障碍患者，要以文字形式为主，通过手指定位医嘱、说明书、个人记事本上的文字信息，来询问患者是否理解相关用药指导内容；如果工作需要经常和听力障碍患者沟通，建议药师学习一些基本的手语，例如药品的剂量、使用方法等，如果患者和药师都懂手语，也可以通过手语进行交流；对于识别文字存在障碍的听力障碍患者（如存在听力障碍的儿童），要通过图形、标签、图片、药品包装盒等方式，给患者或陪护讲解清楚。

（五）非汉语人群沟通要点

汉语是医患沟通时最基本和运用最普遍的语言，但由于汉语学习程度不同，

不懂汉语的外国人仍然为数不少,一旦生病就医,需要用汉语交流时,医患沟通不畅或根本无法沟通的情况自然不可避免。

1. 做好医护人员英语的教育培训工作

对于存在对外服务任务的医疗机构,应该重视常用外语的学习。建议门诊药房要配备常用药物、医嘱的英文翻译说明,对一线服务的人员进行英语常用术语或沟通流程的短期培训,沟通基本顺畅后才能进入工作岗位工作。常用处方医嘱英文翻译见表12-1。

表12-1 常用处方医嘱的英文翻译

序号	中文	英文
1	一天1次	quaque die（qd）
2	一天2次	bis in die（bid）
3	一天3次	ter in die（tid）
4	一天4次	quater in die（qid）
5	每小时1次	quaque hora（qh）
6	每4小时1次	quaque quarta hora（q4h）
7	每晚1次	quaque nocte（qn）
8	每晨1次	quaque mane（qm）
9	饭前(给药)	ante cibum（ac）
10	饭后(给药)	post cibum（pc）
11	临睡时	hora somni（hs）
12	必要时	pro re nata（prn）
13	必要时只用1次	si opus sit（sos）
14	上午	ante meridiem（am）
15	下午	post meridiem（pm）
16	即刻	statim（st）
17	皮内注射	intradermal injection

续表 12 - 1

序号	中文	英文
18	皮下注射	subcutaneous（hypodermic）injection
19	肌肉注射	intramuscular injection（i. m）
20	静脉注射	intravenous injection（i. v）
21	静脉滴入	intravenous drip（ivgtt）
22	关节内注射	intraarticular injection
23	鞘内注射	intrathecal injection
24	口服	per os（P. O,by mouth）
25	吸入	inhalation
26	保温	keep warm
27	冰帽降温	lower temperature by ice-cap
28	涂擦	inunction
29	直肠灌注	by rectum
30	尿酸	uric acid
31	白细胞数	WBC（white blood count）
32	红细胞数	RBC（red blood count）
33	血小板计数	Plt（platelet count）
34	胃镜检查	gastroscopy
35	内窥镜检查	endoscopy
36	动（静）脉造影	arterio（veno）graphy
37	妊娠试验	pregnance test
38	钡灌肠	barium enema

序号	中文	英文
39	冠脉造影术	coronary angiography
40	口服糖耐量试验	OGTT（oral glucose tolerance test）
41	血脂(甘油三酯,胆固醇,高密度脂蛋白,低密度脂蛋白)	blood lipid（TG，TC，HDL，LDL）
42	计算机断层摄影	CT（computerized-tomography）
43	核磁共振成像	MRI（magnetic resonance imaging）
44	清淡饮食	light diet
45	软食	soft diet
46	普食	full（home）diet
47	高蛋白饮食	high protein（protein-rich）diet
48	低嘌呤饮食	low purine diet
49	糖尿病饮食	diabetic diet
50	禁食	fasting（NPO，nothing by mouth）
51	绝对卧床休息	absolute rest
52	卧床休息	stay on the bed（yest in bed）
53	急诊	emergent
54	诊断	diagnosis
55	过敏	allergies
56	冷(热)敷	cold（hot）compress
57	用硫酸镁湿敷	wet（hydropathic）compress by $MgSO_4$
58	坐浴	sitz bath
59	青霉素(普鲁卡因,碘)皮试	pencillin（procaine，iodine）skin test

2.医院设立外语翻译或药师学会翻译的常用软件

在需用英文沟通患者比较频繁的药店,应当从招纳掌握常用外语的药师作为专职或兼职的人员,随时为需要服务的患者提供语言翻译服务;偶尔需要外语服务的药店,则需要掌握常用药物、医嘱的英文。对于其他语种,例如日语、韩语等,则可使用翻译软件。

> **案例分析**

案例一　视觉障碍人群用药咨询

　　案例背景　患者柴×,55 岁,糖尿病视网膜病,导致双眼失明 5 年。目前诊断:2 型糖尿病;糖尿病周围神经病变;糖尿病周围血管病变;高脂血症。用药情况:盐酸二甲双胍片 0.5g,口服,3 次/日。阿卡波糖片 50mg,口服,3 次/日。阿托伐他汀钙片 20mg,口服,1 次/日。阿司匹林肠溶片 0.1g,口服,1 次/日。

药师:柴阿姨您好,我是这次负责为您发药的药师小王(左手扶着盲人右手前臂,引导盲人就坐),您请这边坐。小心! 您面前有个桌子。

患者:好的,谢谢你,王药师。

药师:柴阿姨,我看您取的药还比较多,而且都是些治疗慢性病的药,我在指导患者慢病用药方面有 10 多年的工作经验了,尤其对于盲人朋友的用药指导都是我在做。您这来一次也挺不容易的,我想了解一下您在用药方面有没有什么疑问或者不方便的地方呢? 我这次尽量给您都一一解决。

患者:哦,太好了,王药师,我确实有很多不方便的地方。你也看到了,我这每天要吃四五种药呢,有些药一天还要吃好几次,家人在的时候还能帮助我,但总有我一个人的时候,我总是不太放心自己吃的药到底对不对。

药师:好的,阿姨,我知道了,我们药店在盲人患者用药上也有一些研究,请问您认识盲文吗?

患者:盲文我还是学习了的,大部分都认识。

药师:好的,那就好办了。普通患者来取药时我们会在药盒子上写上使用方法,但是针对咱们盲人患者呢,我们一方面写在盒子上,方便您的陪人识别,另一方面有专用的盲文打印机,可以将药品的名称、用法用量打印出来,贴在每个药的盒子上,您看这样可以解决您的问题吗?

患者:这个方法太好了,现在有打印出来的吗?

药师:可以的,请您稍等两分钟。阿姨,您试着摸一下这盒药的盲文吧。

患者:嗯,这是盐酸二甲双胍片,一天三次,一次一片,饭后吃。呀,这个太方便了,每次吃药我只需要摸一下上面的盲文就可以了,再也不担心吃错了,太好了。

药师:对的,您识别得非常准确。阿姨,您摸摸其他药盒上的盲文贴,我们都贴好了。这个阿卡波糖片一日三次,一次一片,饭前吃,您也可以吃第一口饭的时候一起吃。阿托伐他汀钙片,一日一次,一次一片,每天固定一个时间吃就行,为了方便记忆,这里给您写的是晚上吃。阿司匹林肠溶片,一日一次,一次一片,每天早上吃,一定要注意空腹吃,咱们可以在早饭前一小时左右吃。

患者:好的,我都摸出来了,写得很清楚,非常感谢,那以后我在你们医院买的药都可以给我贴上这个盲文吗?

药师:当然可以,只要您的家人来我们药房取药时,说明一下您的特殊情况,这里的药师都会帮您打印好,贴上去的。

患者:那太好了,儿子,记住了吗,下次来取药一定要记得和药师说。

药师:阿姨,咱们老年人很多都有糖尿病、高血脂这些慢性病,这些疾病只要坚持规律用药、注意定期监测,是可以控制得非常好的。如果您不方便来医院的话,可以给我们药物咨询门诊打电话,我们有药师回答您的问题,帮您解决大部分问题,这样也可以减少您来医院的次数。

患者:是的,我这平时出门一趟真的太不容易了,孩子也要跟着我浪费大半天的时间,我一定会认真地按照你们写的这些用法来用药的,少给你们医务工作者和孩子们添麻烦,这次真是太感谢了。

药师:不客气的,为患者服务是我们应该做的,您可以给我留下联系方式,以后我们每过一段时间会跟您联系回访,如果您的药物使用有什么变化,或者需要同时服用其他药物也都可以联系我,这是我的电话。

患者:好的,好的。儿子,把药师电话一定要记好了,再有问题咱们就可以打电话了。

　　药师：那阿姨您慢走,欢迎随时联系我们。

　　患者：谢谢,再见啊!

　　药师：不客气的,阿姨再见!

　　药师：(记录该患者的情况,记录下次监测随访时间。)

　　药师评析　从背景描述中可以看出,该患者为视觉障碍人群中的盲人患者,需长期服用降糖、调血脂药物。患者失明,子女不能做到 24 小时贴身陪护。药师看到患者后,立即起身将患者引导到咨询处坐下,将患者的手放到扶手上,告知面前是桌子等引导盲人的细节。在交流时候,语言缓慢、温和,称呼盲人为"盲人朋友",表明自己有多年的盲人用药指导经验。沟通中,药师进一步了解到患者有基本的盲文识别能力后,制作了盲文用药指导贴纸,并贴于对应的药品包装盒上;让患者识别后说出其对应的内容,确认准确无误后,告知其他用药注意事项,同时将相关内容也告知患者陪护,最大限度地提高用药的准确率和依从性,避免不良事件的发生。

案例二　低文化程度患者用药咨询

　　案例背景　患者李×,女性,48 岁,系某建筑工地工人,小学文化程度。目前诊断:细菌性阴道炎、外阴炎。用药情况:肤疾洗剂 100mL,外洗,一日 2 次。康妇消炎栓,外用,一次 1 粒,一日 2 次。阴道用乳杆菌活菌胶囊,外用,一次 1 粒,一日 1 次。

　　药师：李大姐,您好!现在发药窗口人比较多,请您到前面 8 号药物咨询窗口,我给您详细地讲解一下这几个药的用法。(妥善安排自己窗口的发药工作后,指引患者到药物咨询窗口,并请患者进来坐下)

　　患者：好,好,谢谢!

　　药师：李大姐,我是药师小龚,刚才听您在发药窗口问这几个药的用法,除了用法您还有其他疑问或者困难吗?我给您一起详细的解释。

　　患者：我就是不太认识字,看不懂上面写的啥,所以就想问一下你们这些药咋用。别的注意事项我也不懂,你看有啥需要提醒的就告诉我。

药师:我明白了,大姐。数字和简单的字您能认识吧?

患者:能认识。

药师:好的,我一会给您讲完用法,再给您在盒子上把使用方法和顺序标一下,您回去一看就明白了。您看这样可以吗?

患者:太好了。麻烦你了。

药师:大夫给您开的这三种药,肤疾洗剂、康妇消炎栓、阴道用乳杆菌活菌胶囊,这些都是妇科的外用药。切记都是外用的,不是口服。我现在按使用顺序来给您一一讲解。首先,是这个肤疾洗剂。我把药盒打开给您讲,这样更直观一点,您看可以吗?

患者:能行。

药师:(打开药盒,拿出药瓶和雄黄粉)大姐,您看,这里面有一瓶药水和一袋药粉,第一次使用前,要把药粉先全部加到这瓶药水里,摇匀。(找一个常见的330mL矿泉水瓶子举例)找一个这种大小的矿泉水瓶,把它洗干净,倒半瓶盖药,用1瓶子温开水溶解;如果是1瓶盖药,就加2瓶子温开水,按照这个比例来配药。每天早一次、晚一次,外洗。注意每次使用前都要先摇匀,再稀释。用完后拧紧瓶盖,放在家里晒不到太阳、凉快的地方保存。我给您把药放回盒子里,写上"①,一日2次",表示每次用药时,第一个用这个,一日2次,您就知道是早、晚各用一次。您觉得我这样解释清楚了吗?您能重复一遍吗?

患者:先把药粉加到药水里,摇匀,再加水,一瓶盖加两瓶水,早、晚各洗一次。

药师:好的,您说得很对。如果后面用药时有任何问题,比如忘记用法等,都可以随时拨打我们的咨询电话××××。我们有工作人员为您解答。

患者:太好了。

药师:那咱们再看下一个药,康妇消炎栓。这个药是直肠给药,就是塞进肛门里,深度大概就是到第一个指关节(同时在手指第一关节处比划一下)。每天2次,早、晚各用一次,一次1粒。您用药前,去上个厕所,尽量排空大便,然后用刚才那个肤疾洗剂清洗外阴,拿一粒这个康妇消炎栓,脱去外包装,戴上指套,放一粒到肛门里。如果放了药有想上厕所的感觉,是药物刺激导致的正常反应,稍微忍耐一下,过上 1 个小时等药物吸收了再去。这个药用完后和肤疾洗剂一起放到阴凉处保存。我给您在盒子上写上序号"②,一日 2 次,一次 1 粒",您看这样可以吗? 切记是塞肛门的,不是口服的,深度一个指头。

患者:能行,每天早、晚洗完了,戴上指套,往肛门里放 1 个,深度一个指头。

药师:是的,就按您说的这样用。下面这个阴道用乳杆菌活菌胶囊,只需要在晚上用 1 次,一次用 1 粒就行。您在晚上睡前,用完刚才那两个药,仰面躺在床上,戴上指套把一粒药放到阴道深处,之后就可以睡了。药可以完全被吸收,不用再把胶囊拿出来。我给您在盒子上标上"③,晚,1 粒。"这样您就知道这个是每天晚上第 3 个使用的,每次 1 粒。还有这个药比较特殊,是需要放在冰箱里,2~8℃冷藏保存的,您回去一定要记得先把它放在冰箱里面。切记是塞阴道的,不是口服的,2~8℃冷藏。

患者:行,我记住了,每天晚上用完那两个药,阴道再放 1 粒这个。剩的药物放冰箱里。

药师:对的,大姐,我还要提醒您注意的就是在用药期间要注意个人卫生,勤换内裤,避免夫妻生活,饮食清淡,注意休息。

患者:行,我知道咧。

药师:您看还有其他不清楚的地方吗?

患者:没有了,你一讲我就明白了。

药师:好的,我给您把我们药物咨询的电话写在您的病历上,您治疗过程中如果有什么用药方面的疑问,可以随时打电话联系我们。

患者:好的,谢谢,谢谢!

药师:不客气,大姐,您慢走!

药师:(记录该患者的情况,记录下次监测随访时间。)

　　药师评析　从背景描述中可以看出,该患者为理解障碍人群中的低文化水平患者。患者取药时,就药物用法向药师提出疑问,表现出紧张和疑惑的心态。药师通过观察,发现周围取药患者较多,考虑到保护患者隐私及方便向患者详细讲解方面,起身将患者引导到药物咨询处坐下,交流时态度热情、随和,用药交代时将专业术语进行口语化转化,使用身边常见、易得物品进行举例讲解。由于患者文化程度较低,只认识简单的字,药师将三种药的使用、储存方法逐一仔细讲解,并将药品的使用次数、时间、顺序、注意事项分别标注在药盒上,方便患者能够完全掌握药品的使用方法及储存条件,最大限度地提高用药准确性和依从性,避免不良反应的发生。

要点小结

◆ 低文化水平人群、智力障碍人群、精神障碍人群、残障患者、非汉语人群等理解障碍人群众多,诸多问题导致理解障碍人群在合理用药过程中困难重重,用药效果受到明显影响。

◆ 理解障碍人群多具有沮丧、焦虑、恐惧、自卑感,药师要善于识别存在理解障碍的患者,尊重理解障碍患者。

◆ 沟通要选择在相对独立环境,充分保护患者的隐私;态度温和,做好解释,建立信任;多形式结合,沟通内容简单易懂;及时随访,评估用药指导效果,预防用药差错。

参考文献

[1]段京莉. 药剂师与患者沟通指南[M]. 北京:人民军医出版社,2012:163-164.

[2]US Department of Lalbor. Office of Disability Empolment Policy. Communicating with and about people with disabilities. 2005[EB/OL]. (2005-06). www. dol. gov/odep/pubs/fact/comucate. htm.

[3]US Census Bureau, Census 2000, Summary File. Disablility status:2000-Census 2000 brief. 2005[EB/OL]. (2005-03). www. census. gov/hhes/www/disable/disabstat2k/tablel. html.

[4]LERDKRAI C, GARASCHUK O. Role of presynaptic calcium stores for neural network dysfunction in Alzheimer's disease[J]. Neural Regen Res, 2018,13(6):977-978.

[5]杨杨,胡昌清,王刚. 精神科门诊服药依从性现状调查[J]. 中国医学创新,

2015，12（20）：56 −58.

［6］World Health Organization. Adherence to long-term therapies：evidence for action ［M］. Geneva：World Health Organization，2003.

［7］YAU W Y，CHAN M C，WING Y K，et al. Noncontinuous use of antidepressant in adults with major depressive disorders：a retrospective cohort study［J］. Brain Behav，2014，4（3）：390 −397.

［8］FIRTH N C，STARTIN C M，HITHERSAY R，et al. Aging related cognitive changes associated with Alzheimer's disease in Down syndrome［J］. Ann Clin Transl Neurol，2018，5（6）：741 −751.

［9］YONG K X X，MCCARTHY I D，POOLE T，et al. Navigational cue effects in Alzheimer's disease and posterior cortical atrophy［J］. Ann Clin Transl Neurol，2018. 5（6）：697 −709.

［10］HUANG Y Q，WANG Y，WANG H，et al. Prevalence of mental disorders in China：a cross-sectional epidemiological study［J］. Lancet Psychiatry，2019，6 （3）：211 −224.

［11］World Health Organization. WHO global disability action plan 2014 −2021. 2020 ［EB/OL］. （2020 −09）. https：//www. who. int/disabilities/actionplan/en/.

［12］CIEZA A，SABARIEGO C，BICKENBACH J，et al. Rethinking disability［J］. BMC Medicine，2018，16（1）：14.

［13］TROEGER C，COLOMBARA D V，RAO P C，et al. Global disability-adjusted life-year estimates of long-term health burden and under nutrition attributable to diarrhoeal diseases in children younger than 5 years［J］. Lancet Global Health，2018，6（3）：e255 −269.

［14］RAMSEY T，SVIDER P F，FOLBE A J. Health burden and socioeconomic disparities from hearing loss：a global perspective［J］. Otology ＆ Neurotology，2018，39（1）：12 −16.

（郭振军　左　燕）

第 2 节　药师与儿童患者的沟通

我国儿科患者众多,相较成人而言,儿童专科医药资源短缺。据《中国卫生健康统计年鉴 2021》的数据显示,截至 2020 年底,中国的儿科医生约有 16.8 万名;第七次全国人口普查数据显示,全国共有 2.5 亿名 14 岁以下儿童,每 1000 名儿童仅拥有 0.67 位儿科医生。国家卫健委药政司 2011—2012 年开展的《儿童用药现状调查分析》显示,15 家样本儿童医院使用药品品种数 1098 种,儿童专用药仅有 45 种,占比 4.1%;包含儿童用法用量的药品共 455 种,占比 41.44%;因此儿童专用药与包含儿童用法用量的药品总占比不足 50%。随着我国生育政策的调整,儿科病患数量将进一步增加,儿科医药资源短缺情况也将随之加剧。儿科也俗称哑科,儿童患者的表达能力有限、配合度差,患儿家长存在普遍性焦虑,若沟通不到位,极易引发矛盾纠纷,因此有效的药患沟通是儿科诊疗过程中重要的环节。

一、儿童患者范围及特点

儿童生长发育是一个连续渐进的动态过程,在这个过程中,随着机体的成熟,儿童的生理及心理等表现出与其年龄相关的规律。

（一）人群分期

1. 婴儿期

自出生到 1 周岁之前为婴儿期,其中,胎儿自娩出时开始至 28 天之前为新生儿期。

婴儿期是儿童生长发育旺盛阶段,在该时期婴儿要经历从母乳或奶类为主要食物来源到进食各种食物的过渡,因此消化系统常常要适应从无到有的过程,较易发生消化功能紊乱。同时,婴儿体内来自母体的抗体逐渐减少,而自身的免疫功能尚未成熟,易发生各种传染及感染性疾病。

2. 幼儿期

为自 1 周岁至 3 周岁之前。

幼儿期儿童的体格生长发育速度较前稍减慢,智力发育迅速,运动能力增强,而消化系统功能仍不成熟,幼儿对危险的识别及自我保护能力相对较弱,因此意外伤害及消化系统疾病发生率较高。

3. 学龄前期

学龄前期为自 3 周岁至 6 或 7 岁入小学前。

该阶段儿童的体格生长发育速度减慢,处于稳步增长状态;智能迅速发育,逐渐接触社会事务,具备自理能力和初步社交能力。

4. 学龄期

学龄期为自入小学开始至青春期前。

此期儿童的体格生长速度相对缓慢,除生殖系统外,各系统器官外形均已接近成人,智能发育更加成熟。

5. 青春期

青春期的年龄范围为 10~20 岁。

在此期间,儿童的体格生长发育出现第二次高峰,同时生殖系统的发育也加速并趋于成熟。

(二)生理特点

新生儿及婴幼儿胃容积随生长发育逐渐增大,胃酸分泌逐渐增多,胃酸直至 3 岁左右可稳定在成人水平。胃肠道蠕动能力差,胃排空时间为 6~8 小时,直至 6~8 月后接近成人水平。皮肤、黏膜面积相对较大,皮肤角化层薄,黏膜娇嫩。肺泡毛细血管丰富,吸收面积大、速度快。婴幼儿臀部肌肉纤维软弱,局部血流及肌肉容量少。低龄儿咀嚼吞咽功能不成熟等。儿童患者具有许多不同于成人患者的生理特点。

(三)心理特点

婴幼儿期是儿童生理发育和心理发育最为迅速的时期,生理发育改变着婴幼儿与外界环境的关系,对心理发育有极大的促进作用,言语、知觉、记忆力、思维意志、情绪均得到迅速发展,逐渐认识到自己的存在,并表现出自我意识。学龄前期儿童,语言发展迅速,能够自主表达并与人交流,心理逐渐成熟,开始形成最初人格。学龄期儿童由于进入学校学习,促进了心理过程和社会性的全面发展,但情绪控制相对较弱,容易受到外界环境变换而表现出情绪的快速变化。随着年龄增长,心智逐渐成熟,情绪控制逐渐稳定。患病后的儿童情绪变化最为突出,由于疾病带来的痛苦以及对治疗的不理解,患儿常常表现出哭闹、恐惧、抗拒、焦虑、愤怒等情况,患儿对家长的依赖程度也显著增强。

青春期少年生理发育迅速且变化大,是由不成熟状态向成熟状态过渡的时期,是既具有独立性和自觉性又具有极大依赖性的特殊时期。青春期少年情绪发展不稳定,内心敏感且情绪复杂,喜怒无常,也是最需要认真沟通的儿童年龄段。

二、与儿童患者沟通的要点

（一）注重亲和力，激发儿童的沟通意愿，提高沟通效果

面对低年龄段的患儿,药师可以通过亲切的称呼、轻柔的动作、温和的语气、温暖的目光、充满爱意的面部表情拉近与患儿的关系,或者通过和患儿聊一些孩子感兴趣的话题,给患儿准备一些小玩具以吸引患儿的注意力等,安抚好患儿情绪。

对于有一定认知的学龄期患儿,尤其是一些慢性病患儿,若出现对疾病的恐惧、对治疗的抗拒时,药师可以从患儿角度出发,弯腰或者俯身使用平视角度与患儿沟通,鼓励患儿正确认识疾病,勇敢面对治疗,用热情积极的语言鼓励患儿,消除其对疾病的恐惧,正确帮助其治疗。

（二）善于利用辅助工具

儿童患者用药大部分是根据患儿的公斤体重计算给药剂量,往往会出现一次服用半片或 3/4 片、几毫升等情况,患儿家长就会对如何记住用药剂量、如何分割药片或者准确量取药液产生困惑。

药师在调剂药品时,一方面进行口头用药交代,另一方面针对儿科特殊性还应进行书面标签提示工作,将每种药物的用药剂量及频次打印在标签上、粘贴于药盒,同时将门诊处方用药指导单交于患儿家长,尽可能减少文字书写,避免书写或阅读错误,便于患儿家长查看。医嘱标签见图 12 -3,冷藏保存标签见图 12 -4。

图 12 - 3　医嘱标签　　图 12 - 4　冷藏保存标签

对于药片切割及药液量取,药师可建议家长购买一些定量辅助工具,比如专业的药片切割、研磨工具,可以帮助家长便捷切割、研磨药片,但应告知家长特殊剂型(如肠衣片、缓控释片等制剂)禁止切割、研磨服用。液体制剂可使用剂量校准过的量器(如定量调羹、注射器等)量取定量的药液服用。药片切割、研磨工具分别见图 12 - 5、图 12 - 6。

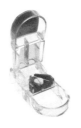
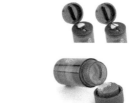

图 12 - 5　药片切割工具　　图 12 - 6　药片研磨工具

对于哮喘患儿,需要长期使用气雾剂尤其是经口腔吸入的气雾剂。年长儿经过训练,能掌握吸入要领;低龄儿童、对吸气和吸药同步有困难者,可以借助储雾罐。药师可以通过演示示范的方式,指导儿童和家长正确使用各种给药装置,并请儿童和家长重复使用步骤直至全部正确为止。

（三）掌握患儿家长的心理状况，重视与家长的沟通

当今社会孩子往往是一个家庭的中心,孩子的疾病会直接导致整个家庭处于焦虑的情绪之中。孩子患病哭闹、难受,家长随之紧张不安,并且患儿家长来自于社会各个阶层,文化程度参差不齐,配合治疗的行为各异,因此,患儿家长便成为药患沟通中的关键因素,从某种程度而言,与患儿的沟通实际上是与其家长的沟通。

首先,家长的焦虑情绪一方面可能由于孩子生病,对疾病茫然未知,因而焦虑、无所适从;另一方面情绪变化与患儿疾病转归密切相关,家长希望了解到孩子的疾病状况、最佳治疗方案等信息。作为药师,我们可以配合医生将患儿疾病的信息、常规治疗方式、药物治疗选择等信息用通俗易懂的语言向家长解释说

明,取得其信任。

其次,药师在与患儿家长沟通的过程中能够识别出主导患儿起居饮食的主要负责人。因为患儿就医往往有多位家长陪伴,但是患儿的饮食起居可能只有一位或两位家长主要负责,药师应该着重向主要负责患儿饮食起居的家长进行宣教,保证用药安全。

再次,药师向家长传递正确的医嘱信息,保证家长明确理解并且能够正确为患儿执行医嘱。如果患儿需要住院,药师应告知住院期间及出院后的饮食注意及用药注意等信息;如果患儿需要门诊治疗,药师应告知门诊治疗期间用药注意事项等;如果患儿仅需回家服药,药师应告知如何正确服药及饮食注意等信息。

药师与患儿家长的良好沟通,使其能够正确认识疾病,提高患儿用药依从性,家长的配合对患儿的治疗有极大的帮助。

（四）掌握沟通的主要内容

1. 选择适合儿童的药物制剂

对于儿科患者,一般情况下应优先使用儿童专科剂型,比如一些口味较好、制剂规格较小、便于服用的口服液体制剂,避免使用胶囊、泡腾片等有一定吞咽风险的制剂。在优选儿科剂型的前提下,应向患儿家长教会正确的服药方法,如混悬剂使用前应摇匀,再量取准确剂量;口服滴剂避免与滴鼻剂、滴眼剂混淆;滴眼剂、栓剂的使用方法等。

如果选择成人口服剂型,往往味道苦涩,制剂规格过大,不利于患儿接受,且具有一定吞咽风险,容易引发服药依从性差,加剧医患矛盾。因此,药师也应向临床医护人员及患者家长做儿童专科制剂使用的宣教工作。但是由于临床制剂的局限性,使得医生在诊疗过程中不得不用成人剂型,药师应做好患者的用药教育。

如果没有儿童剂型不得不选用成人剂型时,药师应详细告知患儿家长该药品需分剂量服用,切忌随意调整给药剂量。如遇到单次给药剂量需要分割的半片或1/4片等情况,可着重告知家长准确分割药片方法,借助药片切割或研磨装置进行分割,保证患儿服药剂量的准确性。另外,成人剂型药品未添加矫味剂,部分药品对于患儿服用口味较难接受,药师应告知家长如何处理。不建议家长自行添加至牛奶等餐食中喂服药品,以免影响患儿正常饮食。

为确保患儿家长准确接收信息,药师在与患儿家长沟通后,可以请患儿家长复述一遍用药交代,如果发现信息不足或遗漏,药师可再次补充,保证沟通效果。

2. 关注儿童用药包装及规格

为防止儿童误服药品,药师应提醒患儿家长将药品放置于儿童接触不到的位置。自主购药时优选带有儿童安全瓶盖(child - resistant cap,RCR)的药品。儿童安全瓶盖是开启时需要按压并同时旋转才能打开的瓶盖,这种瓶盖一般在儿科专科制剂中使用,药师应指导患儿家长正确使用。

药物治疗中可根据不同患儿年龄,选用不同规格药品,如维生素 AD 滴剂,分为 1 岁以上及 1 岁以下两种制剂规格;孟鲁司特钠咀嚼片分为 2 至 5 岁、6 至 14 岁及 15 岁以上三种制剂规格等,可实现根据患儿年龄段精确用药。

3. 正确面对儿童药品不良反应

药物治疗过程中可能会发生药物不良反应,尤其对于儿童这个特殊群体,相较成人而言更容易发生药物不良反应。因为儿童生理状态特性,处于不同的生长发育期,机体各器官系统功能尚未发育成熟,代谢、排泄能力相对较弱。

有患儿家长常常因为在说明书上或者媒体报道中知悉的某种药品的不良反应就拒绝使用该药品,认为该药品不适合孩子服用。还有些患儿家长因服药时出现不良反应,导致紧张、恐慌,抗拒服药甚至怀疑药品质量。儿童表达能力较弱,是否能够准确表述自身感受也是不良反应判断中的影响因素之一。药师应告知患儿家长正确服用药品可能会出现的不良反应,如果发生一般的不良反应切莫惊慌,立即停药并咨询医生或者药师。

保证正确的用药方式可降低不良反应的发生率。如有家长反映孩子在使用阿托品滴眼液时,常会出现口舌干燥的情况。阿托品滴眼液是眼用制剂,用于眼科检查所需的扩瞳作用,由于在滴眼时方法不当,未能及时压迫目内眦导致药物进入口腔,药物经胃肠道吸收后出现了减少腺体分泌的作用,患儿会出现口舌干燥等症状,引起家长的担忧。因此,药师会建议儿童使用阿托品眼用凝胶,减少不良反应的发生。

关注患儿体质的个体差异,有些患儿虽未发现对某种药物过敏,但是家长反映患儿对某些特定的水果、食物表现出皮肤泛红、出疹等过敏现象,因此在用药时家长会担心儿童对新开具的药物产生过敏反应。药师要仔细聆听家长的描述并建议家长在就诊时,向医生提供患儿明确的食物、药物过敏史,对首次使用的药物仔细观察孩子的反应,有问题及时就医。

综上所述,药师在与儿科患者及家长交流沟通中面临诸多困难与挑战,需要药师具有综合专业知识与沟通技能,为患儿及家长答疑解惑,提高患儿用药依从性,保证安全用药。儿科药患沟通流程见图 12 - 7。

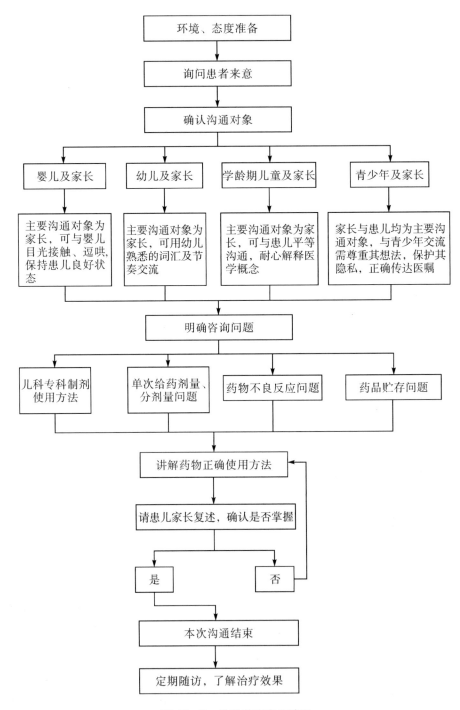

图 12-7　儿科药患沟通流程

> 案例分析

案例一

　　案例背景　11月龄患儿因发热来门诊就诊,家长取药后不清楚药品使用方法,前来用药咨询。

　　患者家长:(焦急不悦,手持布洛芬混悬滴剂)您好,您好,你们这个药怎么打不开啊? 光转着瓶盖'砰砰'响,怎么回事啊? 孩子还发烧着呢!

　　药师:(微笑,目光接触)家长,您好,您这个药物是布洛芬混悬滴剂,这个药品包装的瓶盖是安全瓶盖,为防止孩子随意打开的。您开盖的时候,应向下按压同时旋转瓶盖,就可以打开了,像我这样您再试试。

　　家长:(按照药师指导操作)对的,对的,打开了,谢谢啊,我第一次用这个药,不清楚咋用,孩子小又发烧也太着急了。"

　　药师:家长,您要注意的是布洛芬混悬滴剂是退热药,孩子体温超过38.5℃才可服用,是按需服用的药物,24小时内服药不能超过4次。注意服药后给孩子补水,防止脱水。

　　患儿家长:(情绪平复)好的,谢谢。这里还有个吸管是干什么的?

　　药师:(看了患儿的病历)现在您孩子是上呼吸道感染引起的发热,11个月的孩子,体重7.5kg,按照医嘱,孩子一次只需要吃一滴管就可以了。您看到药盒里面的这根滴管是用来量取药液的,每次量取一滴管喂给孩子就可以了。因为布洛芬混悬滴剂是混悬剂型,在量取前您先将药瓶摇一摇,药液摇匀后再量取。

　　患儿家长:好的,用前摇一摇,每次量取一滴管口服,明白了,谢谢啊。

　　药师:不客气,这是我们应该做的。这是儿童发热如何处置的健康宣教单,具体讲解了孩子发烧时的注意事项和就医指导,您可以学习一下。如果您还有什么问题,请及时与我们联系。单子上有我们的联系方式。

　　患儿家长:(满意)好的,非常感谢。

　　药师评析　这是一例患儿家长咨询药品包装打开方式和用法的案例,整个过程中药师与患儿家长的沟通良好。首先,药师发现患儿家长因为打不开药瓶而着急,难免产生愤怒情绪,从而质疑药品质量而迁怒于药师。药师使用微笑、积极的目光接触等非语言沟通元素,让患者的急切心情平复下来,并操作示范让患儿及时服用药品,缓解家长焦虑心情的同时解决了眼前问题,双方建立了良好的信任关系。接着,药师讲解了药品的包装特点、用药注意事项,提高了患儿家长对儿童专用药品的了解与重视。最后,提供健康宣教单进行科普宣教,提高大众的健康意识。

发热是儿科常见的就医主诉之一,是各种原发疾病导致的常见临床症状,也是导致家长紧张、焦虑的主要原因。患儿家长受传统思想影响较大,认为发热会对患儿机体产生较大损伤,甚至会影响大脑智力发育等,因此家长常出现焦躁、恐慌等情绪而影响正常沟通。药师在面对类似发热等急症时,多一些耐心、细心、同理心,急患者所急,让患儿家长感受到药师与其在共同面对问题、共同努力,形成良好的沟通。

案例二

案例背景　8岁癫痫患儿,因癫痫抽搐频繁发作入院治疗。临床药师常规药学查房。

药师:您好,家长,我是神经内科病区的临床药师。现在可以跟您沟通一下孩子的用药情况吗?

患儿家长:可以。

药师:孩子对哪种药物过敏吗?

患儿家长:目前为止还没有发现药物过敏。

药师:好的,孩子在入院前服用过什么药物吗?

患儿家长:唉,这个说来话长啊,其实孩子再次入院都怪我。我姑娘今年8岁了,她4岁时发现抽搐去医院确诊的癫痫,住院治疗了一段时间后回家按时服药。到她6岁的时候我看孩子不再发作了,担心一直吃西药对她身体不好,就自己给孩子停药了。开始孩子也没啥反应,但是慢慢地又出现癫痫发作,这段时间发作越来越频繁,都影响到孩子学习了,孩子也有点自卑,害怕上学,造成了心理问题。这都怪我。

药师:孩子妈妈,您也别难过,孩子生病家长肯定压力大,都是为了孩子健康,到了医院就不用担心了。那孩子现在服用的药品您清楚吗?

患儿家长:入院后做了相关的检查再次确诊了癫痫,强直发作。孩子今年8岁了,体重23公斤,医生让吃的丙戊酸钠口服液,一天两次,一次10毫升。不知道以后还要不要调整?

药师:好的,您先按照现在医生给孩子的医嘱吃药,一天两次的意思是每12小时一次,如果您早上8点给孩子吃药,那么下午8点吃第二次药,每次用量杯量取10毫升服用。在孩子吃药期间要注意孩子的饮食和休息,多关注孩子的心理健康,多跟孩子聊天缓解孩子压抑的心情,您也不必过于自责,您的情绪直接影响孩子的情绪。这是一张癫痫患儿的用药教育单,上面具体介绍了在用药期间的注意事项及我们的联系电话。

患儿家长:好的,谢谢。这些注意事项我还是比较熟悉的,毕竟孩子也病了这么多年,我会注意的。

药师:好的,您真是负责的妈妈。我会每天来病区进行药学查房,后续用药如果有变化我们再沟通。

药师:(面向患儿)小朋友,按时吃药,疾病不可怕,我们一定战胜它! 加油哦! 期待你早日回归校园,和同学们一起开心学习! 有问题你也可以给阿姨打电话哦。

患儿:(微笑着与药师击掌)加油!

患儿家长: 好的,谢谢您。

药师评析　该案例为癫痫患儿日常药学查房时的沟通。药师主要是与患儿家长进行沟通,给予家长倾诉时间,药师主动倾听,让患儿家长感受到药师的关怀,站在家长的角度给予鼓励,从而拉近药师与患儿家长的距离。慢性病患儿家长对患儿疾病和药物比较熟悉,属于执行力和依从性较好的家长,咨询的问题相对较深较广,药师需具备丰富的专业知识和前沿信息。儿童慢性病药学服务除了关注疗效,还应关注儿童在成长过程中用药剂量的调整,这点尤为重要。慢性病患儿及家长心理变化也是药患沟通的重点,药师在沟通中增加了人文关怀,与患儿互动交流,鼓励患儿及家长积极面对疾病、增强信心,和孩子一起努力成长。

药师在与慢性病患儿及其家长沟通时,可根据这类人群的特点进行。由于患儿长期患病,可能导致其心理负担过重,易产生焦虑、愤怒或者内向寡言的行为,药师可作为倾听者给予其诉说的途径,站在患方角度给予宽慰鼓励,帮助其释放心理压力,取得患儿及家长的信任。患儿在逐步成长的过程中,建议家长应在关注疾病治疗的同时,倾注多一些时间与精力关心患儿心理健康,尊重患儿为独立个体,鼓励其表达内心想法,同患儿一起面对疾病。药师在沟通交流中可与患儿单独交谈,在保护患儿隐私前提下,以患儿的语言节奏与其对话交流,可加入互动击掌、握手等非语言沟通元素,给予患儿鼓励,增加其战胜疾病的信心。"久病成医"的患儿家长有可能拒绝药师服务,对此药师可以通过精湛的专业知识改变他们的认知。在与慢性病患儿的长期随访沟通中,药师会积累大量慢性病患儿的用药特点,也更能设身处地地为慢性病患儿服务,进一步提高慢性病患儿的药学服务质量。

❯ 要点小结

◆ 儿童患者有明确的年龄范围,按照年龄段可分为婴儿期、幼儿期、学龄前期、学龄期、青春期,不同年龄段的患儿有着不同的生理心理状态。

◆ 药师与患儿沟通应具有亲和力,运用非语言沟通元素(如目光、表情、动作等),激发患儿沟通意愿,同时更应注重与患儿家长有效沟通。

◆ 与患儿家长沟通可利用通俗易懂的语言解释专业生涩的医学名词,通过辅助工具帮助患儿及家长正确接收医嘱信息。

◆ 儿科药患沟通应对患儿倾注更多的人文关怀,关注不同生理阶段儿童的特点,进行具体化的讲解说明。

◆ 儿科专科药师在药患交流工作中应积极主动、总结积累,在提高专业工作能力的基础上,增强沟通技能,为患儿提供高质量的药学服务。

参考文献

[1]国家卫生和计生委员会.2017中国卫生和计划生育统计年鉴[M].北京:中国协和医科大学出版社,2017.

[2]王卫平.儿科学[M].8版.北京:人民卫生出版社,2014.

[3]闫素英.药学服务与沟通技能[M].北京:人民卫生出版社,2015.

[4]段京莉.药剂师与患者沟通指南[M].北京:人民军医出版社,2012.

[5]张晓乐,刘芳.用药错误[M].北京:人民卫生出版社,2017.

[6]李业昆,何辉.有效沟通[M].北京:电子工业出版社,2016.

[7]冯文.我国儿科医疗服务状况分析[J].中国医院,2012,16:19–21.

[8]张爱珍.语言行为在儿科医患沟通中的重要性[J].基层医学论坛,2014,18:2587–2588.

[9]魏秀娟.从心理学角度探讨儿科医患沟通的策略和方法[J].临床心身疾病杂志,2015,21:437.

[10]曹宏,周朋.重建新型医患关系——儿科医患沟通的途径与技巧[J].中医儿科杂志,2010,6:56.

[11]黄贝茹,黄钢花.2016—2017年我国儿童药品不良反应分析[J].中国新药杂志,2019,28(6):758–762.

[12]EL-RACHIDI S, LAROCHELLE J M, MORGAN J A. Pharmacists and Pediatric Medication Adherence:Bridging the Gap[J]. Hospital Pharmacy, 2017, 52(2):124–131.

[13]VIEIRA J, DE M G, DA F, et al. Serious Adverse Drug Reactions and Safety Signals in Children:A Nationwide Database Study[J]. Front Pharmacol,2020,11(6):964.

（成 华 李 洋）

第3节 药师与老年患者的沟通

一、老年人群的范围及特点

（一）老年人群的范围

联合国世界卫生组织对年龄的划分做了新的规定,将 18~44 岁的人群称为青年人,45~59 岁的人群称为中年人,60~74 岁的人群称为年轻老年人,75 以上称为老年人,90 岁以上称为长寿老人。根据我国的实际情况,规定 45~59 岁为初老期,60~79 岁为老年期,80 岁以上为长寿期。按照国际规定,65 周岁以上的人确定为老年人;当 60 岁以上人口占人口总数的 10% 或者 65 岁以上人口占人口总数的 7%,则意味着这一国家和地区开始进入老龄化社会。21 世纪以来,我国人口老龄化的程度不断增加,已经成为我国当前最重要、最突出的基本国情之一。预计到 2030 年,中国 65 岁以上人口将达到 2.3 亿,全球范围内 60 岁以上的人口将达到 20 亿,占总人口数量的 20%,且主要分布于不发达国家。

（二）老年人群的特点

1. 老年人群的生理特点

通常进入老年期,老年人生理上会表现出新陈代谢放缓、抵抗力及生理机能下降等特征。头发、眉毛、胡须变得花白也是老年人最明显的特征之一,部分老年人会出现皮肤长老年斑以及记忆力减退等现象。衰老和疾病导致老年人感觉及认知功能的减退,出现判断力受限,导致老年人的沟通能力下降。由于老年人皮肤感受外界环境的细胞数量减少,导致身体对冷、热、痛等反应迟钝。皮肤老化是最容易且最早观察到的现象。老年人的听力随着年龄的增长会逐年下降，因为听神经的退行性改变，以及受内耳微小循环供血改变的影响，时常有耳鸣出现，以及双耳听力下降。随着年龄的增长，老年人眼部老化导致视力减退，看近物的能力下降，出现远视、散光、对光反应及调试能力下降等，对蓝色、绿色等低色调的颜色感觉减退，视野明显缩小，由于玻璃体的改变可出现飞蚊症。随着各器官功能退化，老年人也会出现一些非特异性的症状和体征。心脏疾病、恶性肿瘤以及脑血管疾病成为老年人死亡的主要原因。

2. 老年人群的心理特点

老年人群具有心理压力大、认知功能及智力下降，以及失落孤独感、紧张、恐惧等心理，导致他们有时不敢与陌生人沟通，内心世界存在偏见，容易产生误解。退休后因社会接触减少而出现对生活热情下降、价值观多样性，尤其是丧偶者孤独感增加。进入老年期感觉功能与记忆功能均减退，容易出现误听、误判、误解、自尊心受损，同时离退休后的角色改变，导致老年人心理上的不平衡，因而产生一系列情绪反应，因此老年人不仅需要同情，更需要他人的理解和尊重，只有认识到这一点，才能顺利与老年人建立良好的沟通关系。

二、药师与老年患者的沟通特点

（1）老年患者常常罹患多种疾病而出现多药同用的问题，多药同用将老年患者置于药物相互作用以及不良反应增加的风险中，与药师的有效沟通需求更高。

（2）老年患者的听力、视力、理解力、记忆力、行动力等都下降，增加了有效沟通的难度，需要反复沟通、定期随访。

（3）老年患者孤独感特别突出，药师与老年患者的沟通本身就是一种治疗，对老年患者的心理健康具有一定的积极作用，因此沟通一定要耐心、细致。

（4）老年患者用药很多情况下需要家人或陪护人员的协助，因此与陪护人员之间的沟通同等重要。

三、药师与老年患者沟通要点

（一）语言沟通

药师以平等方式与老年患者谈话，不要在视线范围内与其他工作人员或其亲友轻声耳语,以防止老年患者产生不适当的联想。恰当运用语言表达技巧,让老年患者听懂和理解谈话内容,是确保有效沟通的基础和前提。

1. 语言通俗易懂

语言必须简洁、明确,切忌含糊不清或使用过多的医学术语。老年患者不懂时可多重复几遍,重复后仍没明白可适当调节气氛改变话题,稍后再用不同的方式进行沟通。与老年患者沟通时要给予充分的时间与耐心,老人未完全表达时避免做片面或苍促的回复。

2. 内容表达切题

与老年患者沟通时语句要简短、扼要,尽量使用全名或增加相关说明,避免使用代名词以及抽象语句。药师针对老年患者提出的问题,应给予正面、详细的回答,说话简短得体,抓住主要问题,不要答非所问。不完全了解谈话内容时,应坦然澄清,勿妄下结论和轻易回答。当老年患者表达出不恰当或不正确的信息与意见时,千万不可辩白或当场使他困窘,不要坚持把沟通信息传达清楚方才罢休。

3. 注意语音、语调、语速等

一般情况下使用普通话,可根据沟通对象实际情况使用方言以增加亲切感;音量要恰当,与听力障碍老年患者沟通时,可适度提高音量;音色要甜美柔和,增加亲切感;说话速度缓慢且清楚,语调以平调和降调为主,提供老年患者足够的时间理解信息和作出反应。沟通过程中,应学习适应“沟通性沉默”。降低说话音调,可稍增加音量,但仍要注意控制音量以免被误认为生气或躁怒,反而引发老人的不悦与反感。

4. 酌情应用口头语言及书面语言

对于性格内向的老年患者,为了克服其记忆力减退的问题,应用口头语言及书面语言可起到提醒功能,增加老年患者的安全感。同时,药师可使用安慰性、鼓励性语言,以此拉近与老年患者之间的心理距离,促进沟通交流的顺利进行。

5. 注意一般性言语的修养

一般性言语修养,包括道德性、礼貌性、主动性、情感性、规范性、保护性等。

(1)道德性:“医乃仁术”,言语道德是医德的重要组成方面,药师要学习语言伦理学知识,自觉地加强语言道德修养。

(2)礼貌性:礼貌性语言是任何社会中的言行准则,历来受到人们的重视。

(3)主动性:作为沟通主体的药师在双方交流时,应该采取更为积极主动的交流姿态,以弥补双方沟通中客观上存在的不平等。药师要启发、诱导患者表达,使其更加轻松、顺畅地进行语言沟通。

(4)情感性:药学人员在与老年患者交谈时,要使其感到温暖。

(5)规范性:医疗语言是一种特色鲜明的职业性语言,有着与众不同的明确语境,规范性也是区别于其他语域的一个明显特征。

(6)保护性:药师要特别注意采取保护性的沟通手段,如避重就轻、委婉含蓄、保护隐私、善意欺骗等,最大限度地保护患者的心理和生理健康。

6. 注意专业性言语的修养

(1)科学性:药师确保言语的内容正确、积极,坚持实事求是、客观辩证、准确性,应表意准确、不含糊。语言表达方式多种多样,没有固定的模式,根据不同的对象、目的和情景采取不同的表达方式。

(2)模糊性:老年患者疾病的复杂和不确定性决定了医学语言具有指向不具体、不明确的特点,做答复要留有余地,当说则说,不当说则不说,当准则准,不当准则模糊。

(3)幽默性:医疗场所是一个严肃、拘谨的环境。患者紧张、焦虑甚至恐惧等不良情绪直接影响沟通效果,适时的运用幽默,幽默能调动患者的积极情绪,取得事半功倍的效果。

7. 电话访问

电话沟通可以克服时空距离,有效追踪老年患者现况;能快速对老年患者的情绪及用药情况进行了解,若有可视电话,就更能确认老年患者真实的健康及用药状况,并及时进行沟通、咨询。当电话访问对象有听力障碍、失语症或定向力混乱时,需要家属协助,更要有耐心并采用有效的方法。电话访问时应避开用餐与睡眠时间。

(二)非语言沟通

非语言沟通对于因认知障碍无法表达和理解谈话内容的老年患者非常重

要。要达到持续有效的沟通,分享和了解老年患者的思考、需要与感觉,必须强化非语言沟通方式。非语言沟通具有较强的表现力和吸引力,又可跨越语言不通的障碍,在与老年患者的交流和沟通上显得比语言沟通更富有感染力,促进药师与老年患者的情感共鸣。

1. 触摸

触摸是非语言沟通交流的特殊形式,包括抚摸、握手、依偎、搀扶等。触摸可表达对老年患者的关爱,帮助老年患者了解周围环境,肯定其存在价值。老年患者常有沮丧、焦虑等心理状态,而此时通过一个细微的动作,如帮助老年患者梳理凌乱的头发,握住老年患者的手耐心倾听或许比语言沟通更为有效。触摸时一定要观察老年患者的反应,确定适宜的位置,确定老年患者知道触摸者的存在方可触摸;对老年患者的触摸予以正确的反应。触摸要尊重老人的尊严与其文化及社会背景,不同社会文化对触摸礼仪的使用相距甚远,药师要适宜地运用触摸的沟通方式,给予老年患者关怀般的触摸。

2. 身体姿势

每当言语无法清楚表达时,身体姿势都能适时有效的辅助表达。在与老年患者沟通过程中,可通过点头或轻拍对方肩膀以表示认同或支持,并能适时吸引老年患者对沟通者的专注力。药师与老年患者沟通时要注意手势大方得体,不宜指手画脚、手舞足蹈等,应采取轻松自如的姿态。如沟通者风风火火、动作粗暴,会给老年患者带来厌烦和恐惧心理。对使用轮椅代步的老年患者注意不要俯身或利用轮椅支撑身体来进行沟通,而应蹲坐在轮椅旁边,以利于交流。若老年患者不能口头清楚表达时鼓励他们用身体语言来表达,再给予反馈,便于达到双向沟通。常见的有效的身体姿势有:挥手问好或再见;伸手指出物品所在地或伸手指认自己或他人;模仿和加大动作,以指出日常功能活动(如指导患者学会使用吸入剂药物)等。

3. 面部表情

面部表情是沟通双方判断对方态度、情绪的主要线索。与老年患者沟通的过程中,合理运用自己的面部表情,使之与老年患者的情绪体验相一致,能有效促进相互关系,并能有效控制自我反应的情绪,留意自己与老年患者的面部表情与身体语言。如微笑能使老年患者消除陌生感,增加信任感及安全感。强化老人的认知而非回忆能力,适时提示老年患者努力却回想不起的句子,若老年患者面露不悦则结束或改变话题。微笑一定要真诚、自然、适度、适宜,是发自内心的微笑。

4. 倾听

当老年患者由于各种原因产生不解、误会或由于言语障碍表述不清时,药师都应该耐心、认真聆听,切忌注意力不集中,更不要争辩,在聆听全部叙述后再追问有没有其他问题,心平气和地给予解释或回答往往会收到良好的效果。注意一定是为了了解老年患者而倾听,而不是为回答问题而倾听。有效倾听是有效地用脑、眼、耳与心的过程。倾听时应注意保持对老年患者所说的话有兴趣,以增加其专注与记忆。要利用对所传达信息的注意力和开放情绪去感受对方所想要传达的感觉,并配合适宜的沟通环境,避免环境中的噪音、强光等其他干扰因素或转移到利于沟通的场所。

学会运用倾听的技巧做出恰当的反应,如,鼓励:在倾听过程中,为让老年患者知道你在认真听他讲话,要恰当地运用一些点头、微笑或简短的词语来鼓励他讲下去。重复:将老年患者的话特别是关键内容重复一遍,但不加以评论,以表明完全听懂他所讲的内容,有助于交谈顺利进行。情感反应:即对自己的情感和对老年患者的情感理解做出的反应。在交谈过程中,如老年患者讲的某一段话对自己有所启迪时,可用语言或非语言暗示反馈自己的情感。总结:在交谈中,将老年患者所讲的内容给予综合分析并加以概括,总结可在交谈过程中进行,也可用于交谈结束时。适时进行提问,对于不清楚的谈话内容可向老年患者提出问题,以求得更具体更明确的信息。如用开放式问题提问时,要注意观察对方的反应,如偏离主题,可用提醒的方法来引导老年患者朝主题方向谈下去。

5. 眼神

眼神是脸部表情的精华所在,保持目光的接触非常重要。沟通时保持面对老年患者,以利于读唇语并有眼睛的接触。认知障碍的老人往往有知觉缺损而对所处情境难以了解,因此,需要提供简要的线索和保持目光接触,必要时正面触摸老年患者以取得他的注意力,这些可以产生许多积极的效应。药师热情的目光可以使孤独的老年患者得到温暖,鼓励的目光可以帮助沮丧的老年患者重建自信,专注的目光可以给自卑的老年患者带去尊重。和老年患者目光接触的时间应占谈话时间的30%~60%,只有这样才能获得对方的信赖和喜欢。

（三）沟通距离

对老年患者,沟通距离可近些,以示尊重或亲密,具体应根据老年患者的特点因人而异。对于孤独的老年患者,缩短沟通距离至0.46m以内,有利于情感沟通;但对一些敏感、沟通层次较低的老年患者,人际距离应当疏远些,以0.46~1.2m为宜,给对方足够的个人空间,否则会使老年患者有不安全感、紧迫感,甚至产生厌恶、愤怒、反抗。

四、药师与老年患者沟通的原则

1. 重视与家属沟通

尊重老年患者的家属,通过与老年患者的有效沟通,了解老年患者及其家属需求的支持,家属应该是最了解患者尤其是高龄患者的人。药师在处理与家属关系时要善于共情,应做到和气耐心、充满热情,力求减轻或解除家属的心理及思想负担。

2. 保护老年患者隐私

隐私是指沟通环境的私密性和沟通事项的隐私性。注意保守老年患者及其家庭的秘密及隐私,不要随意议论他们的病情及其家庭私事。

3. 全面了解老年患者

不同老年患者存在不同的生活习惯、有着不同的信仰及人生价值观等,因此他们表达其思想感情和意见的方式不同,如果不了解这些情况沟通起来可能会造成很多误解,致使不能顺利进行沟通。

4. 创造良好的环境,营造和谐的沟通氛围

了解老年患者家庭生活环境和个性特点,给予老年患者细致周到的沟通交流。沟通时要保证老年患者处于一个舒适的体位、安静的环境,并给予充分的时间。

5.建立良好的第一印象

沟通时药师善意的微笑、良好的精神面貌、和蔼亲切的谈吐、正确的姿态、得体的着装、优雅的举止以及对老年患者得体的称谓等,这些在沟通过程中均有利于与老年患者建立良好的信任关系。药师与老年患者初次交谈时注意讲话的方式和态度,多用建议和商量的语气,勿用命令、强迫式语气;在回答与老年患者用药有关问题时,要用通俗易懂的话语解释,不可让人觉得心不在焉或者很着急的样子。另外,药师要通过积极向上的语言和行动,感染和鼓励老年患者。

▶ 案例分析

案例一

　　　案例背景　患者,女性,76 岁。诊断为高血压合并糖尿病,20 余年,此患者年轻时是单位的宣传干事,服药依从性很差。医嘱:氨氯地平片 5mg,qd,早上口服;吲达帕胺片 2.5mg,qd,早上口服;氯化钾缓释片 0.5g,bid,饭后口服;辛伐他汀片 20mg,qn。低盐低脂饮食,适量活动。此患者按照医嘱进行服药,一周后头晕明显好转,随后自行随意停药,隔一天或者两天服一次。自觉头晕时自行加量服药,导致血糖、血压忽高忽低,引发心绞痛发作及视网膜病变。为此,李药师对老年患者的用药进行指导。

(病房中刘阿姨的女儿正在为母亲吃药的事情训斥母亲。)

患者家属:老娘你就是不听话,你要是不按医生说的吃药,医院就让你出院,以后你也不要叫我了,我也就不管你了。这么大年龄,让我们少操点心好吗?

(刘阿姨双手不停地互相摩擦,一脸的沮丧,眼泪快要流出来了。桌子上刘阿姨的各种药物打开了包装,好几种片剂药物裸放在桌子上,阳光直射在上面。这时药师小李打开了门进了病房,听到她女儿在训斥刘阿姨。)

药师:(接过话茬)阿姨,你要听你女儿的话,否则以后没人管你怎么办?

(刘阿姨眼泪止不住哗哗地流了出来,沉默不语哭得更伤心了。)

(见到此场景后,药师小李给刘阿姨的女儿交代了药物的注意事项、服药目的、明确剂量、疗程,叮嘱减量、停药要遵医嘱,禁忌盲目服用药物等,然后匆匆离开了病房。)

药师评析 在本案例中药师小李用自己所学的专业知识,给家属做了详细的药物指导。患者本人有一定的文化,可以接受和理解医务人员的解释,药师小李首先应该善于共情,可以向刘阿姨先做自我介绍后安抚患者,待患者情绪稳定后,直接给患者本人做药物知识的指导,增强患者对药师的信任,便于以后更好的沟通。在这次沟通交流的过程中,应注意一些技巧。

(1)在进门前要先敲门,经得同意方可进门。听到女儿训斥刘阿姨之后,应该先调和母女间紧张的气氛,而后安抚患者,可以抚摸阿姨的手或者轻拍阿姨的肩膀,这样说:"阿姨,您女儿肯定是在开玩笑的,说的是气话,她怎么可能不管您呢? 她是您的女儿,打断的骨头连在一起的筋。您别在意她的气话。"

(2)等患者情绪缓和后,给患者本人及家属一起做用药指导。可以对刘阿姨说:"我是您的指导药师李××,今天和您聊聊您吃药的事。关于您所服药物,今天您想谈些什么呢? 由您做主好了。""您告诉我您现在最想说些什么吗?"鼓励患者展开开放性沟通话题:"您口服几种药物的效果如何? 为什么想着自行停药?""关于停药这件事您是怎么想的? 您可否再讲详细点?"

(3)等患者敞开心扉说完自己的想法后,可以说:"您说得非常好,但是从医学的角度讲不符合要求,高血压一旦诊断后是要终生服药的。如果血压一直偏高,虽然短期您没有头晕等不适,但身体的靶器官——心、脑、肾在长期的高压下会受到损伤。我相信您知道不按时服药的弊端后,为了您的健康您一定能做到遵照医嘱按时服药,期间不随便停药,动态观察血压。我安排您女儿每天督促、提醒您吃药,共同来促进您的健康好吗?"

(4)药师小李详细地讲解了药物的作用、目的、停药的利害关系等,然后将服药的时间、注意事项等写在卡片上,并询问老人能否看清、看懂,然后放于醒目的地方,并告诉患者和家属药物不吃时外包装暂时不要打开,要避光以免阳光照射导致药效减弱。

(5)嘱咐患者吃药的同时要监测血压,随时与医生报告血压控制情况,在医生的指导下调整药物,切不可自行随意调整。沟通结束后与患者及其家属愉快地告别,留下联系方式并提醒家属会定期随访,有什么事情随时沟通联系。

案例二

　　案例背景　患者,男性,65 岁。因急性胃炎发作入住于某医院消化科,护士遵医嘱为患者输注某质子泵抑制剂药品 20mg + 0.9% 氯化钠注射液 100mL,输液治疗期间,患者发现液体中有芝麻大小的黑点若干个,非常紧张,立刻自行关掉输液器的止水阀,用传呼器叫来护士,吵闹着说是医院输液质量有问题——输液中有杂质存在,要求护士给予合理的说法,护士查看后给患者解释说可能是脱落的药瓶胶塞,但患者仍坚持说是输液质量有问题,与护士一直纠缠不休,影响到邻床的患者。这时护士联系静配中心的药师小王,小王了解情况之后,立刻来到病区和患者进行以下沟通。

患者:(衣衫单薄坐在床边)唉!

药师小王:叔叔您好,您先上床躺着盖上被子别感冒了,防止感冒后病情再次加重(一边说话一边协助患者躺在床上)。我叫王 XX,是静配中心的药师,您所输注的药品是在我们静配中心配制的,我先查看一下。

患者:(嘴里不停地在说)啥服务态度? 你们咋加的药品,肯定是药品质量的问题。

药师小王:(查看完之后,嘱咐护士先离开病房)王叔叔您先消消气听我解释,输液袋中的黑点是怎么回事。

患者:有什么好解释的,你们的服务质量也太差了,呼叫器叫了半天护士才过来,刚才我输液管的回血已经回出来好多了,护士也不见及时过来。

护士:叔叔,这医院不是给您一个人开的,我一个人要护理十余名患者,不可能时刻在您身边,再说了我们也给您宣教了,自己不能随意调节输液器的止水阀。

患者:小护士说话怎么这么难听,把你们领导叫过来。

药师小王:王叔叔,您先消消气,的确护士在您呼叫器呼叫后来得有点晚,但是她确实很忙,十余名患者都在输液、都要管理,可能是护士巡回不及时,现在已经给您把输液管回血的问题妥善地处理了。希望您能理解,包容一下。

患者:(沉默。)

药师小王:王叔,咱们是来治病的,不是来生气的,您身体要紧,消消气。

患者:这小伙子说的话我爱听。

药师小王:王叔,现在我来解释您输液瓶中的黑点问题,您仔细看看我手中的药瓶的瓶塞和您液体中的黑点颜色是否一样？它是在调配药品过程中，因多种原因导致西林瓶的胶塞脱落。

（这时小王拿出了一个30mL的注射器、一支废弃的某质子泵抑制剂、1支20mg的西林药瓶，给患者演示调配加药的过程。）

药师小王：您看现在就有一个胶塞进入瓶中，您输液瓶中的黑点就是西林瓶胶塞的脱屑。您再看看我们所用输液管末端的设置，它是一个过滤器，可以有效过滤直径在5 μm以上的微粒。这种胶塞脱落现象在别的患者那里也出现过。

（这时患者脸上的疑虑有所消失，小王拿出《药典》给患者解释。）

小王：王叔，您若还有疑问，我们可以当场封存液体，去相关部门做鉴定。

患者：（疑虑完全打消了）那就听你们专业人员的吧，继续输液。

小王：王叔，非常感谢您对此次事件的关注，我们以后配药时要求选用圆锥形注射器以减少胶塞的脱落，同时做好检查工作，我们也会尽快联系厂家，对瓶塞的质量做进一步改进。您以后若有什么问题随时联系我们，这是我的联系电话，我给您写在这里。

药师评析　在本案例中，药师与患者沟通前，在电话中与护士已经进行了有效的沟通，初步判断输液中的黑点为西林瓶胶塞，在与患者沟通之前做了充分的准备工作。沟通前向老年患者自我介绍、给予人文关怀，也让患者了解到药师的专业身份，无形中取得患者的一些信任；同时运用自己所学的专业知识，有理有据、自信果断地向患者解释，增强了患者对药师的信任，树立了药师在患者心目中的威信，避免了药患纠纷的发生，又将药师的人文关怀体现得淋漓尽致。

➤ 要点小结

◆ 老年患者特有的生理及心理特点显示老年患者不仅需要同情，更需要他人的理解和尊重，只有认识到这一点，才能顺利与老年患者建立良好的沟通关系。

◆ 药师与老年患者的沟通特点：对有效沟通需求更高，要善于共情，反复沟通，定期随访，与陪护人员之间的沟通同等重要。

◆ 药师与老年患者沟通要点包括语言沟通、非语言沟通及距离沟通等。

◆ 药师与老年患者的沟通原则:重视与家属沟通、保护老年患者隐私、全面了解老年患者、创造良好的环境、建立良好的第一印象等。

参考文献

[1]闫素英. 药学服务与沟通技能[M].北京:人民卫生出版社,2015.

[2]胡秀英,肖惠敏.老年护理学[M].北京:人民卫生出版社,2022.

[3]霓红刚,彭琼,贾德利. 老年人沟通技巧[M]. 北京:北京师范大学出版社,2015.

[4]张振香,张艳. 养老护理员必读[M]. 北京:人民卫生出版社,2016.

[5]王斌. 人际沟通[M].2 版.北京:人民卫生出版社,2011.

[6]张赞宁. 论医患关系的法律属性[J]. 医学与哲学,2001(4):3 – 7.

[7]范利,王陇德,冷晓. 中国老年医疗照护[M]. 北京:人民卫生出版社,2017.

[8]李功迎. 医患行为与医患沟通技巧[M]. 北京:人民卫生出版社,2012.

[9]史瑞芬,刘义兰. 护士人文修养[M]. 北京:人民卫生出版社,2020.

[10]SUN Y P, WANG Y, YING Y L, et al. The effect of medication education from clinical pharmacists on the elderly hypertension patients with hypercholesterol-emia[J]. Drug Evaluation, 2013.

[11]ALEEM A, AMIN F, ASIM M H, et. al. Impact of pharmacist-led interventions in improving adherence to glaucoma medications in the geriatric population[J]. European journal of hospital pharmacy:science and practice, 2021.

[12]KIM M Y, OH S. Nurses' Perspectives on Health Education and Health Literacy of Older Patient[J]. Int J Environ Res Public Health, 2020,17(18).

[13]吴欣娟. 老年专科护理[M].北京:人民卫生出版社,2019.

（封卫毅　张晓霞）

第4节　药师与重症患者的沟通

重症患者大多需要入住重症医学科或监护病房,有时无法用语言流畅的沟通,且患者会因为病情危重或无家属陪伴出现较大的心理负担。因此,药师在针对重症患者的药学服务中,一定要注意患者的特殊属性和沟通方式。

一、重症患者人群范围及特点

重症患者是指病情危重,随时可能发生生命危险的患者,这类患者往往发病急骤、病情危重、变化迅速,稍有不慎常常造成不可弥补的后果。重症患者主要有以下特点。

(1)重症患者以老年人居多,病死率高,治疗费用高。重症患者经常需要接受机械通气,无法表达自己的想法和诉求。

(2)重症患者大多因本身基础疾病或需要药物镇静而伴有意识不清或昏迷,因此对患者的治疗往往需要向家属充分告知后商定。家属的理解能力高低、配合与否很大程度上会影响患者疾病是否得到有效治疗。

(3)重症患者往往情绪不稳定,对疾病的担心和经济困难会成为患者和家属巨大的心理负担。患者及其家属内心的焦躁、恐惧、无助无处排解,易出现谵妄、焦虑等 ICU 综合征。

(4)重症患者在用药方面也不同于其他患者:一般以静脉给药为主;常伴有一个或多个脏器不同程度的功能障碍,用药常需个体化并进行治疗药物监测;基础疾病较多,使用的药物品种也多,发生药物相互作用的机率大,更需要良好的药学监护;更易发生药品不良反应;对于意识障碍或无法使用语言的重症患者,药师不易进行用药反应的监测和监护。

二、与重症患者沟通的原则

（一）平等原则

无论患者社会地位、职业收入、个人素养如何，也无论患者患有何种疾病，作为医务工作者都应该把患者作为一个有独立人格的人来对待，以人为本，要平等地、公平地对待每一位需要提供药学服务的患者。

（二）尊重原则

尊重患者，充分体现患者至上的服务理念，就要有长幼之分，尊老爱幼。目前，在临床一线工作的药师群体大多还都很年轻，对待患者要像对待自己的亲朋好友一样，讲礼仪、懂礼貌。

（三）知情原则

重症患者及其家属往往对于疾病及其预后、疾病诊疗现状的理解存在局限性，或者是因为家庭内部矛盾或经济问题，特别是在治疗疗效不满意时，容易激化或转移矛盾而产生纠纷。因此，一定要在平等尊重的基础上，及时给予充分知情，才能降低因为沟通不足产生的医疗风险。

（四）鼓励原则

重症患者常常会因为疾病而在医务工作者面前自卑，对外来刺激较敏感、自控能力下降，刺激性语言能导致病情恶化，因此药师应鼓励他们，引导他们从疾病的阴影中解脱出来，并给予同情、关心和尊重，创造一种积极向上的氛围。

（五）保密原则

患者出于治疗疾病不得不暴露某些个人的隐私，这就要求药师要有良好的职业道德。治病救人是医德，为患者保密更是医德的范畴。绝不能讨论患者的隐私，更不能作为谈资、笑料向别人传扬。

三、与重症患者沟通的关键点

重症患者病情危重，存在一定程度的交流障碍，患者及家属精神焦虑，因此，与普通患者相比，药师应注意以下的沟通关键点。

（一）关注患者及家属的心理活动，稳定患者的情绪

药师应帮助患者正确认识和对待疾病，增强患者的信心，鼓励其积极配合治疗，消除患者焦虑、恐惧的心理。药师应当关心家属的感受，充分理解患者家属的心情，适时对家属进行心理指导，营造良好的心理状态，有利于治疗工作的正常进行。药师在与患者交流中，用词应婉转，注重使用安慰、解释性语言。要注意语调柔和，以稳定患者及家属紧张、焦虑的情绪，减轻其心理负担，从而主动配合诊疗与护理。

（二）尊重患者及家属的知情同意权，正确引导其对治疗的期望值

尊重患者的知情同意权应贯穿于沟通的每一个环节。有些患者及家属对治疗的期望值高，对疾病预后十分担心，产生对治疗效果的不满，认为医院没有尽力等，容易出现纠纷。此时应坦诚告知，说明疾病可能的后果，降低患者及家属对治疗的期望值，有利于改善医患关系。

（三）根据情况采用语言或非语言沟通的方式

对于无语言障碍的患者，药师可以与患者进行语言交流。对于意识清楚但因经口或经鼻气管插管而不能表达的患者，或者失去了语言表达能力的患者，药师可以采取自制卡片、书写小黑板、沟通卡（如疼痛强度沟通卡，如图 12 - 8 所示）、肢体、手势或摇铃等方式进行交流，可以为患者做一些简单词语的卡片，让患者指出他的需求，还可以给具有书写能力的患者提供纸笔，让患者写下他的要求与想法。要学会通过患者表情、手势、体动和口型的观察来判断患者所要表达的意图；还要善于抓住有利的时机，在患者病情有所好转时候，与其进行沟通。

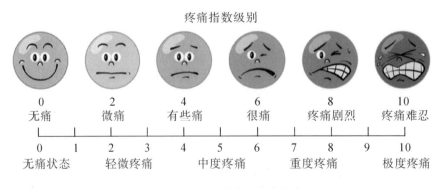

图 12 - 8　患者疼痛强度沟通卡

（四）重视与家属的沟通

　　重症患者病情危重,病死率较普通病房高。与一般患者相比,重症患者的家属担心患者的预后,承受着更大的压力,也会有很多疑问。这时要鼓励家属提出他们的问题,认真倾听并给予解答,告知家属医务人员会尽最大努力治疗,减少家属的担忧,增强他们的信心。当病情变化或无好转时,要开导患者家属不要失去信心;当死亡不可避免时,及时与家属进行沟通,应理解患者家属的情绪并给予适当的人文关怀。重症患者住院费用高,经济负担重,需要根据家属的心理做好沟通。对于经济状况紧张的家庭,尽可能降低医疗费用,确保家属充分的知情同意权。

⊙ **案例分析**

　　案例背景　患者,李××,男性,82 岁。主要诊断:①肺曲霉病;②脑梗死;③高血压。患者左侧肢体瘫痪,存在语言交流障碍,因肺部侵袭性真菌感染入住呼吸内科监护室,留置鼻空肠管,每日管饲流质饮食 4 次,管饲药物厄贝沙坦、阿司匹林肠溶片、伏立康唑片。患者情绪不稳定,近几日时有谵妄发生,不停地抓扯胃管,不配合治疗。

　　沟通过程及结果　临床药师通过查房时接触到该病例,及时查阅病例资料,与医护充分沟通了解病情变化后,又与患者及家属面对面交流,详细询问发病过程、既往病史、用药史及生活习惯等,根据自身具备的药物治疗知识,分析该患者高龄、多年的高血压病史,肝、肾功能均有所衰退,使药物的动力学和药效学均与健康成年人有一定的不同,怀疑患者出现了药源性药物不良反应(ADR)。药师在征得医师同意后,告知了患者及家属可以通过伏立康唑的血药浓度监测,协助判断原给药剂量是否合理,患者的谵妄是否为不良反应,可以为患者制订个体化用药方案,及时调整给药剂量及间隔时间,从而提高药物治疗的疗效,减轻毒副作用。患者及家属在充分知情后同意了药师的建议。此后,经实验室检测,患者的伏立康唑血药谷浓度确实超过了正常范围,药师建议医师减少该患者的单次给药剂量。临床药师为患者建立了药历,并继续参与每日查房,详细观察、对比、记录了患者改变用药方案后的疗效及 ADR 的变化,同时在后续监护中与患者多次就病情变化和药物治疗转归过程等进行交流。因为患者无法进行有效的语言沟通,给患者准备了一块小白板,通过书写文字和图片与老人进行交流,询问他的生理和心理需求,告知他要树立正确的用药观念和重获健康的信心,获得了患者及家属的认可和信赖。

    药师评析 针对重症患者,有效的沟通要求药师掌握一定的心理学知识,使药师可以以良好的个人素质和形象取信于患者,以高度的责任心主动和患者进行交流,这样才能进行有效的情感沟通。药师必须以患者为中心,因地制宜、因人而异地应用恰当的沟通技巧和方式,以达到良好的治疗效果。

⊘ 要点小结

    ◆ 药师在沟通前要准确界定重症患者的人群范围,并详细了解目标患者的诊疗状况及生理病理特点。

    ◆ 药师与重症患者的沟通中要遵循平等、尊重、知情、鼓励和保密等原则。

    ◆ 药师需要根据患者的具体情况采用语言或非语言的方式进行沟通,并重视与患者家属的有效沟通。

参考文献

[1]BUCKLEY T A, CHENG A Y, GOMERSALL C D. Quality of life in long-term survivors of intensive care[J]. Ann Acad Med Singapore, 2001, 30(3): 287.

[2]MIYAZAKI N, SEKINE Y, AOYAMA T, et al. Development and evaluation of pharmaceutical services in the ICU/CCU by medical staffs[J]. Journal of the Pharmaceutical Society of Japan, 2004, 124(5): 279.

[3]曲振瑞. ICU 危重症患者的心理评估及心理护理干预[J]. 中国误诊学杂志, 2005, 5(14): 273.

[4]李斌,孙晓阳,王锦帆. 医患沟通障碍因素研究综述[J]. 中国卫生事业管理, 2009, 5: 302.

[5]蔡艺辉. 探讨 ICU 的人文关怀护理[J]. 中国伤残医学, 2008, 16(5): 110.

[6]郭素云,叶德琴. ICU 气管插管清醒患者应用非语言沟通宣教图册的效果 [J]. 护理研究, 2014, 28(12): 4567.

[7]王桑. 非语言沟通在喉癌术后患者中的应用[J]. 内蒙古中医药, 2011 (14): 141.

[8]李惠君,郭媛. 医患沟通技能训练[M]. 北京:人民卫生出版社,2015.

(李 茁 左 燕)

第5节　药师与终末期患者的沟通

在临床工作中,我们经常会碰到患者对治疗方案不理解,对药物有效性及安全性存在疑惑或担忧,导致其拒绝或无法完全配合治疗。面对生命的终点,仅仅依靠医疗技术、护理和用药是远远不够的,这时,有效的沟通显得尤为重要。在西方国家,临终关怀是由医药护理人员、社会学者及心理学者等多种专业人员共同参与和完成的,药患之间的沟通是其中不可或缺的一环。而在我国,药师与患者尤其是终末期患者的沟通尚未普及。国外经验表明,高质量的临终关怀需要药师大量的活动。积极参与临终关怀事业,与终末期患者进行沟通将是我国药学工作者重要的职责,也是药学服务的重要内容。

一、终末期人群范围及特点

终末期患者是指医学上已经判定在当前医学技术水平条件下治愈无望、估计6个月内将要死亡的人。具体包括:①恶性肿瘤晚期患者;②脑卒中并危及生命者;③衰老并伴有多种慢性疾病、极度衰弱且无法挽回,行将死亡者;④严重心肺疾病失代偿期,病情危重者;⑤多器官功能衰竭,病情危重者;⑥其他处于濒死状态者。

终末期患者从生理到心理会出现一系列变化,在与其沟通前,应了解整个变化过程,根据不同的阶段特点采取相应的沟通方式或语言。终末期患者的生理及心理特点变化如下。

（一）终末期患者生理特点

（1）循环功能衰竭:主要表现为脉搏细速、不规则或测不到;血压逐渐降低,甚至测不到;皮肤苍白、湿冷、大量出汗;四肢发绀、形成斑点。

(2)呼吸困难:主要表现为呼吸的频率或快或慢,出现张口呼吸、潮式呼吸或间停呼吸。

(3)胃肠蠕动减弱:主要表现包括食欲不振、恶心、呕吐、腹胀、口渴、脱水等。

(4)肌张力丧失:主要表现为不能进行自主的身体活动,无法通过自己维持良好、舒适的姿势,可能伴随吞咽困难、大小便失禁等一系列情况。

(二)终末期患者心理特点

终末期患者得知病情后一般会经历否认期—愤怒期—协议期—抑郁期—接受期等一系列的心理变化。

1.否认期

大多情况下,患者在得知自身病情的最初反应都是不相信自己得了绝症或病情恶化,容易逃避现实,甚至怀疑医生的诊断。

2.愤怒期

经过最初的否认期,患者承认了自己的病情,但在已知死亡临近的情况下,多数患者会气愤命运的不公。有的患者可能会将这种愤怒的情绪发泄出来,出现情绪焦躁、易激动、难控制的表现,往往会对自己身边的亲人、医护人员无理取闹,甚至拒绝治疗和检查;有的患者则会将愤怒压抑在心里,最终导致抑郁。

3.协议期

在愤怒期过后,患者将不得不接受病情诊断,但此时仍期待医生能够延续自己的生命甚至出现奇迹,可能经常表现出内心忐忑不安,时而烦躁,时而安静。

4.抑郁期

在患者明白自己已治疗无望、时日无多时,几乎无一例外会感到悲伤、抑郁。患者此时最需要的是家人与医护人员给予的精神支持和鼓励,家人及医务人员应该多陪伴患者,预防患者自杀,并尽量满足患者的合理要求。

5.接受期

这是终末期患者最后的心理阶段,患者在心理上已经接受事实,情绪平稳、安宁并开始安排自己的后事。

上述是大多数人在终末期的心路历程,但五个阶段不一定按照顺序出现,也可能表现得不太完全或典型。此外,由于教育背景及人生阅历不同,每位患者的反应程度也不尽相同。

（三）终末期患者家属的心理特点

在与终末期患者的沟通中,家属往往也是参与者和沟通对象,因此,了解终末期患者家属的心理特点也很有必要。一般来说,终末期患者家属的心理变化可分为以下四期。

1.震撼和不知所措

家属对突然得到的亲人即将死亡的坏消息感到震惊、无法接受,也无法处理与之相关的问题或作出适当的决定。

2.情绪反复无常和内疚、罪恶感

在恢复正常的理性思维能力后,家属会反省自己的行为,对以往的一些过错感到愧疚,认为亲人的濒死源于自身的疏忽和漠视,负罪感较强。

3.失落与孤独

当确认亲人逝去已成定局,自己的过失也无法弥补时,心中的苦楚无处倾诉,家属的心理状态将逐渐转变为失落和孤独。

4.解脱和重组生活

在经历了失落与孤独后,大多数患者家属将逐步进入认知阶段,恢复对失落事件的认知,开始学会接受;此后为修复重建阶段,家属将以理智面对失落,开始以大众能接受的方式表达内心的悲伤和感受。

二、药师面对终末期患者时的职责

及时的药患沟通有利于医药人员间、医患间及药患间建立良好的关系,保证患者对治疗方案及用药得到细致、全面的了解,对提高医疗质量、药学服务效果,增加患者对医药的信任度等有着重要的意义。高质量的药患沟通需要药师在前期进行大量的准备工作,要求药师具有临床、药学、教育、管理和支持的相关技能。与终末期患者沟通的药师主要职能包括特殊药品管理、治疗方案制订、药物不良反应预警与上报、疼痛管理与治疗、用药宣教、情感交流等。

1. 熟悉相关药品管理政策及法规

参与终末期患者治疗的药师,需掌握患者可能涉及的特殊药品的监管或报销政策等。确保患者合理合法地使用特殊管理药品,并享有应有的医疗保险报销政策,减轻患者医疗负担。

2. 参与治疗方案制订

作为治疗团队的一员,药师应全面掌握患者的疾病进展及用药情况,及时为患者提供个体化的、具有良好的成本效益的药物治疗方案,如止痛治疗等。当治疗方案需要调整时,药师应就调整原因、具体调整计划等及时与患者和/或患者家属进行沟通。在与终末期患者沟通时,应充分了解患者诉求,在尊重患者选择的基础上对治疗方案进行调整。

3. 进行医嘱重整及审核

药师应及时进行医嘱重整及审核,监控所有药品的安全性和有效性,对无效、无用或非必需的医嘱进行简化,监测药物的疗效、相互作用及不良反应等,警惕药害事件的发生。

4. 用药咨询及宣教

接受终末期患者的用药咨询,并对患者进行用药教育。药师需了解、掌握各种量表工具,如 PHQ-9 抑郁症筛查量表、疼痛评估表等,通过评估了解患者疾病及精神状况,针对不同的患者采取不同的方式进行沟通。及时给予通俗易懂的解答,收集有关药物、饮食和替代辅助疗法的文献资料,对患者进行相关的用药生活指导。

5. 帮助患者提高用药依从性

终末期的患者往往会因为对未来丧失信心而影响规律用药甚至放弃治疗,药师应通过沟通充分了解患者及家属的疑虑及想法,帮助患者规律用药,提高生活质量,打消用药疑虑。例如癌症晚期患者,药师应对患者及家属充分解释关于成瘾性、依赖性和耐受性之间的区别,打消患者和家属因惧怕成瘾性而对阿片类镇痛药产生顾虑,从而有效控制疼痛,提高患者生活质量。

6. 及时的情感交流

终末期患者除治疗需求外,还有情感需求,需要感知被了解和理解。因此,情感交流也是药患沟通的重要组成部分。研究发现,沟通的质量与治疗依从性、患者满意度及治疗结局等存在相关性,及时恰当的情感交流可以帮助终末期患者的心理顺利进入接受期。加强沟通与交流,既能有效地了解患者的需求,又是疏导患者心理的一种有效手段,还可以减少医患间不必要的误会。调查显示,50%的终末期患者认为在院期间缺乏有效的沟通与交流,81%以上的患者希望进行有效的沟通与交流。

三、与终末期患者沟通的技巧和流程

药师在沟通期间需要注意到终末期患者情绪的变化,在患者情绪比较激动时要允许其适当发泄,理解患者的恐惧和痛苦,无论是在语言上还是行为上都要让患者感受到关怀,给患者带来温暖。

（一）沟通要点

在整个沟通过程中,真诚、尊重和移情是沟通最重要的 3 个要点。

1. 真诚

在沟通过程中,药师应该以一个真实的自我去和患者相处,要发自内心地帮助患者。当患者体验到药师的真诚时,便会主动地向其敞开心扉,去表露和倾诉自己的问题和需求。

2. 尊重

沟通时不仅需要从心理上尊重患者,更需要从沟通的过程中表现出对患者的尊重。表达尊重主要体现在对患者的关注、倾听和适当的反应。关注是指药师在沟通过程中全身心地投入并且有目光的交流;倾听是指全神贯注地接收和感受对方在交谈时发出的全部信息,并做出全面的理解;反应是把客观事物的实质表现出来,是一种帮助患者领悟自己真实情感的交谈技巧。

3. 移情

移情与同情不同,同情是对他人困境的自我情感的表现。而移情是从他人的角度去感受和理解对方的感情。也就是说,药师在与患者沟通中要采取换位思考的方式与患者交谈,无条件地接受肯定患者的内心感受。

（二）沟通技巧

与终末期患者及家属进行沟通时,需保持平缓的语速,语调应平和,以免因语气或语速问题引起患者及家属的紧张。交流方式及语言应结合患者及家属的教育背景、生活经历、心理阶段等因素灵活选择,适当地进行开导、鼓励、询问及指导等。与终末期患者的沟通有以下几个技巧。

1. 倾听

耐心倾听是接受患者及家属所要表达的信息,协助其解决潜在的担心与焦虑的关键。首先应表情放松,耐心倾听患者诉说,给患者较多的时间充分表达和倾诉内心的感受,这样他们会感到很舒适;同时,在倾听过程中要适当给予反馈性回应,可以采取重复、重申患者的观点以表明对其话语正在仔细聆听并理解,使患者感受到药师的尊重。

2. 提问

沟通时,可以通过提问的方式来了解患者及家属存在的顾虑、感受及需求。建议采用开放式提问和封闭式提问交替进行的方式。开放式提问主要是引导患者说出自己的想法和感受,封闭式提问是以事实为基础,直接获得需要的特定信息,用于了解患者对医疗服务的需求等。

3. 反馈

在沟通中,要适时地向患者及家属提出问题,并给予建议及指导,帮助其了解治疗现状,解除用药顾虑,纠正消极的观点,使其以更积极的态度面对现实,提高治疗依从性。在反馈时需注意,不要一味地使用"没事""好好休息""别太伤心"等毫无内容的词语来否认患者的担忧及病情的严重性,忽略对方的真实感受;其次,切忌使用较极端的话语使患者及家属陷入绝望;此外,在沟通过程中,要能敏锐地发现患者及家属对目前治疗的担忧和疑惑,及时进行解答。可以通过接受、移情和关心来回应患者的感受和困境。

与终末期患者的沟通,除了言语上的交流,肢体语言、视觉沟通、触觉沟通也非常重要。

（三）沟通的基本流程

与终末期患者沟通的基本流程如下。

（1）掌握患者的基本信息，了解患者对疾病认知的程度，判断患者可能有哪些用药需求，目前存在哪些用药问题。

（2）制订沟通计划和目的，从患者存在的用药问题或需求入手。

（3）确认沟通的主要目标对象及沟通地点。

（4）沟通正式开始前应先自我介绍，确保沟通对象了解本次沟通的内容和重点。使用通俗易懂的语言，分步骤对患者或其家属进行讲解，确认沟通对象接收信息的程度是否达到本次沟通目的。

（5）与沟通对象就沟通结果达成一致意见，然后共同遵循。

（6）就用药问题定期随访，关注患者后续用药需求。

⊙ 案例分析

　　案例背景　张×，男性。诊断急性淋巴细胞白血病 1 年余，转移性骨痛 3 月。1 周前因全身疼痛难以缓解入住某医院血液内科。患者入院后要求姑息治疗，给予化疗后疼痛稍有缓解，腹部膨隆，肝、脾明显增大，四肢活动受限，拒碰，已处于血液肿瘤终末期。患者目前口服硫酸吗啡缓释片，早、晚各 30mg，因疼痛仍未控制而寻求医师及药师的帮助。

　　药师：你好，我来了解一下你目前的治疗情况。

　　患者：医生，我自从住进医院这两天疼的情况比之前好一点了，但还是疼的晚上睡不好，还有什么好的解决办法？

　　家属：是啊医生，他自从开始出现全身疼之后一直睡不好，脾气也很差，有没有什么好办法？

　　药师：你的病已经到了晚期，有疼痛是很正常的现象，也没有其他好办法了，只能吃药止疼。

　　患者：那我现在吃了不管用怎么办？还有比这更好的药吗？

　　药师：这已经是最好的止疼药了，你的疼痛也比之前好转了，我跟医生商量一下后续的治疗方案。

　　（经过药师与医师的沟通，在吗啡缓释片的基础上为患者开具吗啡普通片。）

药师：你好,我跟你的主管医生沟通之后决定给你加一种止疼药,是盐酸吗啡片,出现疼痛就吃 1 片。

患者：这不还是一样的药么,这能有效吗?

药师：虽然是同一种,但这种药起效更快,而且一起吃已经是给你加量了,止疼效果会更好,你先试试。

家属：好的,医生,有什么需要注意的吗?

药师：他之前不是一直在吃吗啡缓释片吗,这两个药是一样的。

两天后患者因吗啡过量出现呼吸抑制,因家属未及时察觉并告知医务人员导致抢救时机延误,最终抢救无效死亡。

药师评析 *本案例中药师的做法存在以下问题。*

(1)药师缺乏沟通技巧,未与患者建立良好的关系:药师与患者沟通首先要建立信任和谐的关系,应在沟通前先呼唤患者的名字并向患者介绍自己;进入正题前,可先从简短的一般性对话开始,取得患者的信任,努力让患者感到放松和舒适;应及时解释此次沟通的原因,让患者尽快参与其中。

(2)药师沟通过程中并未考虑患者处于疾病终末期这一特殊时期,言语有失恰当:终末期患者在得知病情后一般会经历否认期—愤怒期—协议期—抑郁期—接受期等一系列阶段性的心理变化,药师需在沟通过程中尽快了解患者的心理阶段。面对临终患者,药师应采取换位思考的方式,理解患者的痛苦和需求。本案例中,药师沟通时并未真正关注患者的心理感受,语言简单直接、过于冷漠,未给予适当的关心及安慰。

(3)药师未与患者进行面对面有效沟通:在沟通过程中药师应多花时间解释、倾听,并回应患者的担忧及疑虑,确保了解患者真正的需求。该案例中患者的问题明显与疼痛控制有关,但药师以正常现象为由并未给予重视,忽略了患者实际的需求。

(4)未履行药师职责,未对患者进行规范的癌痛评估并给予个体化止痛方案:该患者的主要诉求是控制疼痛,药师应根据国家卫健委《癌症疼痛诊疗规范》(2018 版)对患者进行癌痛全面评估,包括疼痛病因和类型、疼痛发作情况、止痛治疗情况、重要器官功能情况、心理精神情况、家庭及社会支持情况以及既往史等。应重视和鼓励患者表达对止痛治疗的需求和顾虑,并且根据患者病情和意愿,制订患者功能和生活质量最优化目标,进行个体化的疼痛治疗。

(5)未履行药师职责,未及时向患者及家属告知服用吗啡片后可能出现的严重不良反应及注意事项。药师在沟通过程中,除如实向患者交代病情及治疗方案外,还应告知其可能存在的用药风险。应告知患者如何观察不良反应,如何减少不良反应的发生,一旦发生不良反应如何处理。

❯ 要点小结

◆终末期患者包括:①恶性肿瘤晚期患者;②脑卒中并危及生命者;③衰老并伴有多种慢性疾病、极度衰弱且无法挽回,行将死亡者;④严重心肺疾病失代偿期、病情危重者;⑤多器官功能衰竭,病情危重者;⑥其他处于濒死状态者。

◆终末期患者生理特点包括:循环功能衰竭、呼吸困难、胃肠蠕动减弱、肌张力丧失等。

◆终末期患者得知病情后一般会经历否认期—愤怒期—协议期—抑郁期—接受期等一系列的心理变化,对处于不同时期的患者,需要采取不同的沟通方式。

◆与终末期患者沟通,要求药师具有临床、药学、教育、管理和支持的相关技能。药师主要职能包括特殊药品管理、治疗方案制订、药物不良反应预警与上报、疼痛管理与治疗、用药宣教等。

◆与终末期患者沟通的要点:真诚、尊重、移情。

◆与终末期患者沟通的技巧:倾听、提问、反馈。

参考文献

[1] BOLAND G, NOORDMAN J, SCHULZE L, et al. Instrumental and affective communication with patients with limited health literacy in the palliative phase of cancer or COPD[J]. BMC Palliative Care, 2020, 19(152).

[2] ATAYEE R S, SAM A M, EDMONDS K P. Patterns of palliative care pharmacist

interventions and outcomes as part of inpatient palliative care consult service[J].
Journal of Palliative Medicine, 2018, 93.

[3] RAY. ASHP Guidelines on Pharmacist's Role in Palliative and Hospice Care[J].
American Journal of Health-system Pharmacy: AJHP, 2016, 73(19): 1482 – 1482.

[4] VAN V, EPSTEIN A S. Current state of the art and science of patient-clinician
communication in progressive disease: patients' need to know and need to feel
known[J]. Journal of Clinical Oncology, 2014, 32(31): 3474 – 3478.

[5] HASKARD K B, DIMATTEO M R, HERITAGE J. Affective and instrumental
communication in primary care interactions: predicting the satisfaction of nursing
staff and patients[J]. Health Commun, 2009, 24(1): 21 – 32.

[6] 王娟. 药患沟通的方法及重要性的探讨[J]. 养生保健指南:医药研究,2016,
3: 156.

[7] 陈德芝. 临终关怀:为临终患者提供生理和心理的全面照护——上海临终关
怀(舒缓疗护)伦理与实践国际研讨会撷英[J]. 医学与哲学 A,2014,35(6):
95 – 97.

[8] 傅翔,王卓. 姑息和临终关怀中的药师职能[J]. 药学服务与研究,2004, 4:
312 – 314.

[9] 朱冠芹. 临终患者对沟通与交流需求的调查分析与对策[J]. 山东医学高等
专科学校学报,2009, 31(4): 281 – 282.

（余静洁）

第6节　药师与不同文化背景患者的沟通

一、文化的定义

广义的文化是指人类创造的一切物质产品和精神产品的总和,狭义的文化专指语言及一切意识形态在内的精神产品。文化是一种精神力量,是一种社会现象,不同的社会、不同的时期有不同的文化,文化的核心问题是人。不同民族不同地域,其文化千差万别。心态文化是人们的社会心理和社会意识形态,包括人们的社会价值观念、审美情趣、思维方式,这是文化的核心,也是文化的精华部分。在医疗工作中关注患者心态文化才能建立良好的医患沟通,医患沟通是增加患者及其家属对医护人员的信任、获得支持,减少医患纠纷发生的关键。

文化不是一个固定的概念,是动态变化的,是生活非常重要的一部分。它不仅会影响个体对自己和他人的感觉,而且会影响个体对工作中所接触的对象的感觉与认知。当我们意识到人们所拥有的全部文化身份时,会发现由于种族、民族、语言、信仰、性别、年龄等在每一个人身上的相互交叉而产生的困惑。了解文化背景的特点就能与他们进行良好沟通。

当今社会处在一个飞速发展的时代,互联网让世界的每个角落都联系起来,便利的交通让地球已经真正变成了一个地球村。不同语言和文化背景的人之间的沟通日益增加,随着对外开放、国际交流、民族融合,进口药品、少数民族医药等涌现出诸多跨文化的交融,这种现象的存在对医疗卫生工作者也会产生根本的影响。

二、不同文化背景患者人群的差异和特点

学会与不同文化背景的患者沟通非常重要。有文献显示,医务人员在跨文化交流沟通中对少数民族患者、低文化教育背景患者缺乏耐心,非常容易忽视他们的感受与需求,尤其在语言不通的时候,很难和患者产生良好的交流沟通,患者无法获得足够的信息,甚至对用药依从性产生影响。由于种族、民族、信仰等导致不同文化背景人群存在以下差异和特点。

（一）语言的差异

语言差异不仅仅体现在国度不同、语种不同。以我国为例,我国是一个多民族国家,各民族、地区都有各自独特的方言,甚至一个省会城市都有多种方言,因语言不同而产生交流困难的现象比比皆是。因此,当遇到语言交流困难时,就需要翻译。如果遇到使用方言的患者,通常情况下翻译是患者的亲属;如果是语种的差异,就需要找专业的翻译人员完成交流。由于信息的传递会逐级衰减,在需要翻译协助药患沟通时,需要注意以下几点。

（1）翻译的角色就是语言翻译,尽可能不夹杂翻译本人的意见与判断,避免越俎代庖。

（2）翻译结束后,让患者复述沟通内容,了解患者是否准确理解了沟通内容。

（3）如果能用文字表达尽量使用文字表达,使信息传递准确。

（4）在翻译沟通过程中,注意患者的肢体语言,是否听懂、借此观察患者是否满意。

（二）肢体语言的差异

肢体语言是指能够传递某种特定信息的面部表情、手势语,以及其他身体部位动作。例如,跷二郎腿在美国文化中是一种放松的姿态,而在中国、韩国是一种社交失礼。当语言不通时我们更喜欢用手势表达,例如,在我们对眼前的事情表示满意或者眼前的工作结束了,常常会做 OK 的手势,而对巴西人而言,OK 的手势被认为是粗俗的、淫秽的。当然,随着社会的发展,国与国之间的交流不断加强,文化呈动态发展,许多肢体语言在各国也得到认同。

（三）中西医药文化的差异

中西文化差异导致中、西医思维方式不同。中医药是根植于博大精深、源远流长的中国传统文化基础之上的伟大创造,更多地具备了社会人文学科的属性。中医受惠于中国古代"天人相应"思想的中医整体观,注重平衡。中医药文化有着古老悠久的中医药体系,与西医有着截然不同的展现。在中医有血热、血凉、血虚、气滞、血瘀等学说,治疗方法是通过中医的望、闻、问、切,开具一人一方,调节全身气血以达到对因治疗疾病。如果患者是中医药的坚定信奉者,在对他做用药教育时首先要倾听患者对自己服用中草药方剂的描述,在认同患者对中医药的认知后,才能继续沟通用药教育,建立其对药师的信任,从而提高用药依从性。

（四）饮食文化差异

游牧民族和高原地区少数民族喜食奶制品、风干或烟熏的肉制品,常见的有奶酪、奶豆腐、奶皮、奶渣、酸奶等;北方寒冷地区,人们每日有饮酒习惯等。如果患者正在进行抗抑郁(单胺氧化酶抑制剂)、抗感染等治疗,药师与患者沟通中应尽量多了解患者的饮食文化习俗,提醒对方关注食物与药物的相互作用。

（五）不同教育、经济背景患者人群的差异

教育背景大致可以分为两层,知识结构高层次与知识结构低层次。此处的知识结构层次不单单与所获得的学历教育相关,还与居住环境、家庭成员关系等因素相关,这些因素决定了他们对提供的医学信息的理解程度和接受程度。

美国一项研究对患者因阶级不同而产生的交流障碍进行了调查,研究发现,相对于中产阶级和工人阶级的患者,处于知识结构高层次的中产阶级患者受到的医疗接待时间、照顾会更多一些,医务人员也会更为耐心一些解答问题,这种现象在阶级意识越强的社会越明显。但无论患者处于哪个阶级,作为医务人员在医学院接受的是平等的良好教育,这种跨文化的交流同样值得关注。

综上所述,文化差异受不同的宗教信仰、历史背景、自然环境、社会心理等因素的影响,是世界各民族文化中共有的社会现象,值得深入研究和探讨。

三、药师与不同文化背景患者沟通的原则

有效沟通是建立在双方具备相同的认知观点上进行的。当与来自自己所在的种族或文化的人交流时,通常沟通是没有什么问题的。然而,当与来自不同种族或背景的人沟通时,可能把对方的语言或行为理解成反常、怪异。我们必须意识到可能需要一种完全不同的观点来进行沟通。此时沟通中需要注意以下几方面。

(1)谨慎的咨询患者的文化背景,避免先入为主,控制自己的假设。

(2)关注对方的知识结构因素,认识到与沟通对象文化背景的差异性。

(3)学会倾听,给自己留有充分的时间思考判断。

(4)尊重患者的文化差异和信仰,肯定患者的文化特点,与患者产生共情。

(5)注意自己的言行举止,在不了解对方文化背景时避免过多使用肢体语言。

(6)注重学习,提高对不同文化背景人群的了解,减少误解。

(7)时刻提醒自己同一个文化群体中的不同人也可能具有不同的文化特点。

四、药师与不同文化背景患者的沟通

(一) LEARN 模式

与不同文化背景的患者沟通时,药师要提高患者用药依从性,可以借鉴 LEARN 框架来探索和理解患者的信念。

L:具有同理心的倾听(listen with empathy);

E:探索和理解患者的信仰(explore and understand patient beliefs);

A:承认药师与患者的信仰存在差异并尊重患者的信仰(acknowledge differences between patient and provider beliefs);

R:推荐治疗方式(recommend treatment);

N:协商协议(negotiate an agreement)。

(二) 不同背景患者沟通的要点

与不同背景患者沟通的要点见表12-2。

表 12 - 2　与不同背景患者沟通的要点

特殊背景	沟通要点
否认健康状况	①探讨患者接受病情的准备程度； ②提供条件教育； ③解释药物如何改善病情； ④在首次开药或续药后 1~2 周内通过电话或办公室访问进行跟踪
文化或宗教障碍	①运用 LEARN 模式探究和理解患者的信念； ②在首次开药或续药后 1~2 周内通过电话或办公室访问进行跟踪； ③在首次开药或续药后 1~2 周内通过电话或办公室访问进行跟踪并对初始方案进行矫正
健康素养低	①解释药物如何改善病情； ②为不会说或听不懂英语的患者提供翻译； ③使用低年级阅读水平准备的书面材料； ④使用非技术语言,放慢语速； ⑤以有组织的方式提供信息； ⑥使用视觉辅助工具； ⑦用回教法评估患者的理解能力

案例分析

　　案例背景　某医院内科,患者张×,38 岁。诊断为上呼吸道感染。医师开具处方:黄连上清片。

　　沟通过程及结果　患者取药后仔细阅读了药品说明书,返回药房告知药师:患者属于胃阳虚弱体质,易感冒多汗,平日常饮肉桂茶温阳降压作为保健,禁忌服用含有黄连、黄芩、麻黄等寒性、发汗功效成份的中草药。而黄连上清片中含有黄连、黄芩等成份,患者提出退药并至医生处更换医嘱。药师在了解了患者的特殊用药背景后,协助患者与医生沟通,更换了药品并告知如再次就医时一定提前告知医生用药禁忌。

　　药师评析　随着社会发展,人员的流动半径越来越大。尤其在国家法定节假日期间,因旅游引发身体不适导致就医的情况非常突出。此患者一家三口由广东省至陕西省旅游,因疲劳、天气变化等因素生病就医。医生按诊疗规范为其开具了中成药。

　　我国地域广阔,各民族有各自的风俗习惯与民族医药文化,少数民族地区自古以来就有使用民间传统中草药、民族药及中西医结合用药的习惯。即使同为汉族人群,由于地域的不同也可能具有不同的文化习俗。当前很多中草药已经深深融入地方的饮食文化中,甚至作为茶饮、煲汤用。因此很多人对一些常见的轻微身体不适会自主服用一些中草药,这在南方地区表现得尤为突出。

　　民族习俗和传统是历史悠久、渊源流长的,但是文化却是日新月异、不断演变的。这些改变大都由经济发展、文化传媒导向等社会因素推动产生转变,因此,无论药师的文化还是患者的文化都会对相互之间的沟通产生影响,要关注这些文化差异在沟通中的存在,积极处理这些文化差异带来的额外沟通,并在与不同文化背景患者的沟通中感受文化的博大精深。

▷ 要点小结

　　◆文化是通过一些因素的综合(包括共同的历史、地理环境、语言、社会地位和信仰)而结合到一起的一群人创造和共享的永恒变动的价值观、传统习俗、社会及政治关系和世界观。

　　◆文化差异在人们的文化身份中表现得很明显,影响个人所选择的价值观,由于种族、民族、信仰等导致不同文化背景人群存在差异和特点。

　　◆关注同一文化背景下的个体文化差异,每一个个体都具有独立的文化特点。

　　◆药师在与不同文化背景患者沟通时,容易产生障碍,以自身的文化认知对待患者。建议药师在与不同文化背景患者沟通时关注以下几点:①拓宽个人知识面,多了解不同民族、种族人群的文化差异;关注同一文化背景下个体的文化差异性。②改变自己的认知,控制自己的假设。③避免草率地下结论。④加强个人专业知识技能的提高,让不同文化背景的患者信服、接受;针对一些常见的不同文化、信仰人群的特殊治疗用药,尽可能根据不同治疗目的准备备选方案。⑤耐心是美德,学会倾听。⑥在工作中总结经验,学会融会贯通。

参考文献

[1]程宇. 新形势下医学生跨文化交际能力培养的迫切性及对策[J]. 医学教育研究与实践,2019, 27(5): 789 – 792.

[2]李默扬,任益炯. 临床试验中儿童知情同意的国内外研究比较[J]. 解放军医院管理杂志,2019, 26(11): 1036 – 1038.

[3]SAUNDRA HYBELS. 有效沟通[M].11 版.北京:电子工业出版社,2016.

[4]张元元,闫毓芳. 浅谈中西方文化中禁忌之异同[J]. 中北大学学报,2012, 28(2): 100 – 103.

[5]王岳,官锐园. 医患沟通艺术[M]. 北京:北京大学医学出版社, 2019.

[6]ROBERTS M E, WHEELER K J, NEIHEISEL M B. Medication adherence Part three: Strategies for improving adherence[J]. Journal of the American Association of Nurse Practitioners, 2014, 26(5): 281 – 287.

（成　华）

第7节 药师与患者家属或监护人的沟通

建立一种以治疗关系为基础的、与患者家属或监护人的有效沟通，首先在于要为患者创造舒适的环境，利于双方的顺畅沟通；其次，用同理心、共情力以及和谐的气氛共同构建出舒适的环境。同理心是沟通过程中理解对方的感受，是站在对方的角度理解；共情力是设身处地体验对方处境，从而达到感受和理解对方感情的能力。我们能很容易感受到别人的快乐，但却未必能很清晰地感知到别人的痛苦。高共情力能有效帮助临床药师拉近与患者家属及监护人的距离，走进对方心里，充分取得对方信任，了解对方需求，有利于提供高质量的药学服务。

和谐的沟通气氛表现为真诚、友好且无拘束的沟通。临床药师可以真诚地表达自己的建议，患者家属及监护人亦能真诚地反馈患者的感受与需求。临床药师在开展日常工作中经常需要与患者家属及监护人进行沟通，沟通的目标主要包含以下三方面的内容：①挖掘必要信息、利于用药决策；②医、药、患三方达成共同治疗目标并顺利实施；③构建和谐药患关系，提升药学服务满意度。

任何成功的沟通必须做到知己知彼与换位思考，临床药师与患者家属的沟通亦是如此。知己，即药师充分运用自己全面、扎实的药学专业理论知识和临床工作经验，对患者病情判断、药物治疗方案制订、药学随访及预后作出准确的分析与评估，这样方可取得患者家属及监护人的支持、信任与配合；知彼，即要了解患者家属及监护人在治疗过程中的身心状态，对患者病情及治疗效果的认知与预期；换位思考，即药师需设身处地地从患者家属及监护人的角度出发，在不影响常规医疗诊治活动开展的前提下，发现问题、分析问题并解决问题，以达到最佳沟通效果，从而促进医疗活动的开展，保障患者用药安全、有效、经济。了解患者家属及监护人特点、掌握沟通技巧与方法、明确与重点对象沟通时的注意事项,是药师在沟通中应具备的基本技能。

一、患者家属及监护人范围及特点

(一)患者家属

临床工作中的经验提示,患者家属可以广义理解为患者亲属的范畴。亲属是基于婚姻、血缘和法律拟制而形成的社会关系。我国法律所调整的亲属关系包括夫妻、父母、子女、兄弟姊妹、祖父母和外祖父母、孙子女和外孙子女、儿媳和公婆、女婿和岳父母、以及其他三代以内的旁系血亲,如伯伯、叔叔、姑母、舅舅、阿姨、侄子女、甥子女、堂兄弟姊妹、表兄弟姊妹等。

但需要注意的是,亲属不等同于家庭成员,有亲属关系的人可能分属于多个不同的家庭;家庭成员并不绝对有亲属关系。我国法定亲属关系分类如下。

(1)患者直系亲属:是指和患者有直接血统关系或者婚姻关系的人,如父、母、夫、妻、子、女等。

(2)患者旁系亲属:是指非直系血亲而在血缘上和患者同出一源的亲属。所谓三代内的旁系血亲,是指从自己上溯至同一血源的亲属,再向下数两代。例如,患者与兄弟姐妹及其伯叔姑、姨舅之间就属旁系血亲。三代以内旁系血亲是指同源于祖(外祖)父母的旁系血亲。按照《中华人民共和国民法典》的计算方法,三代以内旁系血亲是指伯、叔、姑、舅、姨、侄子(女)、外甥、外甥女、堂兄弟姐妹、姑舅表兄弟姐妹、姨表兄弟姐妹等。双胞胎、多胞胎也属于旁系血亲。

(二)患者监护人

监护人,是指对无民事行为能力人和限制民事行为能力人的人身、财产和其他一切合法权益负有监护职责的人,包括:①法定监护人;②指定监护人;③遗嘱监护人;④委托监护人。

上述监护人又可根据被监护人的年龄及精神状态分为未成年人的监护人和精神患者的监护人。监护人需具有监护能力,符合法定资格,并可尽监护职责,否则要承担相应的法律责任。

与监护职责相适应,监护人主要具有以下权利:

（1）有权保护被监护人的身体健康。

（2）有权照顾被监护人的生活。

（3）有权管理和保护被监护人的财产，并代理被监护人进行民事活动。

（4）有权对被监护人进行管理和教育。

（5）有权代理被监护人进行诉讼。

监护人依法行使以上监护权利，任何组织或个人均无权干涉。作为患者监护人，在照顾患者身体健康、日常生活以及代理患者民事活动等方面起到至关重要的作用。需要注意的是，患者监护人可能来自于患者亲属，也可能是具有法定资格的非亲属。

二、药师与患者家属及监护人沟通原则

临床药师在日常工作中与患者家属及监护人沟通时，可遵循以下原则及注意事项。

（1）注意仪表礼仪，衣冠整洁、举止得体。

（2）首先进行自我介绍，开门见山交代来意，取得患者家属及监护人的信任。

（3）富有亲和力地询问与交谈，表情适当，运用友善的肢体语言。

（4）尊重患者，耐心聆听患者的叙述，不要轻易打断及难堪的停顿，适时地赞扬与鼓励患者。

（5）熟练掌握沟通技巧：把握沟通的进度，避免使用晦涩难懂的专业术语，语言通俗易懂。交谈时思路清晰、全面细致、重点突出，临床药师主动引导家属及监护人问答与药物相关的问题，关注患者用药问题并能及时调整用药方案，提出有助患者改善用药依从性的建议，避免重复提问，鼓励患者提问。

（6）沟通内容尽量全面：应涵盖患者一般情况、现病史、既往病史、个人史、家族史及用药史等。

三、患者家属及监护人沟通要点

1. 与患者共同生活的家属及监护人沟通

与患者共同生活的家属及其监护人，在临床陪护中比较常见。他们与患者

长期或定期共同居住生活,参与患者的日常生活起居,不仅了解患者的基本信息,而且了解患者疾病的发生及进展状况,特别是当患者本人表达受限时,他们可以比较准确地向医护人员提供关键的重要信息。经过与主管医生充分交换意见后,临床药师需要将最终的用药调整方案详细告知家属及监护人,并确保他们能及时帮助患者遵嘱执行,观察并记录相关用药监测指标,以备复诊及随访时提供给医务人员。

2. 与非共同生活的家属及监护人沟通

由于照护者与患者未一同生活(例如患者由养老机构照护),所以对患者日常作息及疾病用药情况掌握不全面或有偏差,这需要临床药师具有一定的洞察力及判断能力。除了语言沟通外,临床药师需要翻阅患者既往就诊资料,当遇到存疑信息时,条件允许情况下需要耐心向患者本人及主管医生反复确认,确保信息准确无误后做出正确的用药方案决策,并将重要信息及患者照护事项交代给患者本人。对生活不能自理的患者则需要告知家属、监护人或实际照护者协助完成,必要时可提供书面材料。

四、药师与重点人群的沟通

在日常沟通中,药师与患儿父母、老年人子女及其相关监护人。沟通相对于一般成年患者在更多的障碍,应该更加注重技巧。

(一)药师与重点人群沟通中常见问题及原因分析

1. 窗口药师高强度工作导致沟通不足

综合性医院特别是大型三甲医院的窗口药师每日需要接触大量门诊就诊患者,据不完全统计,每名药师单日平均调剂处方量达 300 张。繁忙的摆药、调剂、核对等工作使得药师在向患者做用药交代时不能面面俱到。特别是参加工作不久的年轻药师,由于其阅历及工作经验不足,高强度的工作节奏导致他们没有充足的时间和精力与患者进行深入交流,很有可能会出现对接偏差及错误。

2. 特殊人群需要更多沟通

成年患者知识阅历丰富,其相对容易理解、接受药师的建议;而儿童和老年患者,则存在一定的沟通理解障碍。婴幼儿患者因为年龄尚小无法表达或表达欠缺,描述病情不够准确,对药品处方的要求理解困难,加之患儿病情变化迅速,家长心情焦虑、情绪不稳定,更增加了沟通的难度;老年患者语言表达退化,同时伴有多种疾病,病情的发展难以预测,因此沟通效果不理想,将造成难以挽回的结果,患者及其家属均难以接受,从而产生不必要的医疗纠纷。故对以上特殊人群家属的沟通显得尤为重要。认真聆听,耐心讲解,反复交代是确保药师与特殊人群沟通充分的关键点。

3.患者家属及监护人受教育程度影响沟通

患者的受教育体系决定了其知识架构组成,受教育程度较高者,对医学常识有一定的认知;部分受教育程度较低的患者,其对医学上的一些问题,理解力存在一定的局限,不能有效地了解和消化医嘱信息,会发生沟通障碍。药师在与他们进行沟通时,应尽量避免使用晦涩难懂的医学术语,宜选用通俗易懂的语句,让患者家属容易理解并遵医嘱执行。

4.部分临床科室的医疗属性决定了其成为医患问题的高发区。

有调查发现,急诊科是医院中急重症患者最先进入的科室,其接纳的病种多,承担了医院大量的抢救任务,其遇到的情况也最复杂多变,因此成为医患问题的集中科室。与此同时,急诊药房的药师也面临着既紧迫又严峻的挑战。专业过硬、经验丰富、应变能力强成为急诊药房药师的基本素养。

(二)药师与婴幼儿家属及监护人沟通

1.与婴幼儿家属及监护人沟通的特点

(1)婴幼儿表达能力欠缺,病情变化快:婴幼儿各系统的功能发育尚不成熟,适应性差,抵抗能力弱,易患各种疾病,患病后症状、体征往往不典型,病情变化快,家长容易忽视。患儿不具备语言表达能力,不具备情绪控制能力,易出现哭闹、不安等,在就诊时和就诊后配合度极低。这就给药师与患儿家属沟通带来了极大的困难。

(2)沟通主体为患儿家长:婴幼儿不能向外界表述自身情况,家长是患儿的直接照护者,是其法定监护人,也是患儿病情的第一接触者,因此医患沟通的主体是患儿家长。20世纪受我国计划生育政策的影响,独生子女家庭居多,但随着二胎、三胎生育政策的开放,高龄产妇大量增加,早产儿也随之增多。诸多因素使得新生儿科、儿科群体被高度关注。患儿生病,家长容易出现焦虑、急躁及恐惧等心理问题。当患儿病情出现意外时,家长因不能接受现实将问题放大,甚至迁怒于医护人员的情况屡屡发生。另外,因某些患儿家长对医护人员信任度降低,配合意愿不高,不仅耽误了患儿的病情,让本就不乐观的医患关系更是雪上加霜。因此,要想提高工作效率,沟通尤为关键。

(3)婴幼儿陪护家长多,对医护工作要求更严格:婴幼儿生病到医院就诊时,往往家长都会非常关注,众亲属均陪同前往。医护人员的操作、言语受到多人监督,其沟通对象也由成人科室的 1~2 名增至 4~6 名。加之儿科特别是新生儿科的特殊探视管理方式使家长的强烈探视意愿得不到满足,家属更是容易出现对医护人员的不信任、不理解,由此引发的医护人员与家长之间的矛盾不在少数。

2. 与婴幼儿家属及监护人沟通的技巧

(1)培养细心耐心:婴幼儿患者是一类特殊群体,所以相关医疗工作对细心、耐心、责任心要求极高。有效的医患沟通,必须运用一定的沟通技巧。新生宝宝由于不适应宫外环境,加之生病导致母婴分离,常出现不安、啼哭等消极情绪,哺乳、拥抱、抚摸、听轻音乐等可使其情绪愉快。提高患儿就医时的愉悦程度,建立亲密信任的关系,尊重和同情患儿,用自己真诚的态度赢得患儿及其家属的信任,进而促进药学人员和患儿之间的配合,以此提高医疗效果。有研究报告,医院纠纷发生的原因居前三位的是医务人员的态度不佳、告知不充分、看病费用贵。药师应详细地将患儿特殊用药剂型进行交代,帮助家属进行简单的观察和评估药效反应,及时将患儿不适反馈给医师,倾听患儿家属对药物治疗的理解与看法。考虑到医学的专业性及家属不同的文化程度,在沟通时,要尽量使用通俗易懂的语言,避免使用太过于专业的词句,来帮助患儿家长正确理解药物治疗效果。对于患儿家属出现的焦虑不安情绪,要加以安慰,多使用肯定的语气,引导家属以积极乐观的态度配合医护工作,提高医疗效果。对于医护人员自身的情绪及工作压力,则应该尽量加以识别和控制,不能出于自身情绪或者一时口快而让患儿及其家属感觉到医护人员的不良情绪。让患儿及其家属有依靠感、归属感,对于提高医患沟通有着积极的作用。

(2)充分倾听,将沟通建立在尊重之上:倾听是沟通的良好开端。临床药师在首次与患儿及其家属见面的过程中如果可以做到充分的倾听和尊重,将对建立相互信任、相互依赖的医患关系起到极其重要的作用。有研究发现,医护人员因工作繁忙往往没有耐心倾听患者及家属的讲述。特别是在新生儿科中,患儿自身不具备语言表达能力,患儿家属专业知识有限,仅凭借日常经验来进行判断,因此往往会忽视患儿及其家属对于病症的描述和表达。新生患儿从入院接待到住院,家属由于焦虑、担心及其对疾病的认识不足,初次信息沟通时可能难以接受现实。家属难免会反复询问患儿的情况,此时,医护人员可能没完全倾听其家属的表达。许多医护人员由于每天接待大量的病患,工作也处于较大的压力之下,对于患儿及家属的倾诉往往采取忽视甚至不耐烦的态度。患者由此会对医护人员产生极其不信任的心理,加之沟通交流本身就不到位,进而导致医患沟通的障碍和医疗事故的发生。因此,临床药师在开展日常药学查房时,应主动与家属多沟通,倾听他们的疑问,告知其相关信息,为建立信任、和谐的医患关系打好基础。

(3)注重沟通方法与技巧。

换位思考:尊重患儿家属,创造安静的交谈环境,语气温和,语速适中,给患儿家属提供准确的、真实的、诚恳的、前后一致的信息,即便因病情变化药物治疗方案有所调整,药师也应及时向家属进行解释说明。

安抚性沟通为主:婴幼儿患病后,家属容易产生悲观和消极情绪,加之对疾病认识不到位会产生恐惧、急躁心理。要尽量安排经验丰富的药师与之交谈,对患儿及家属给予足够的重视,避免所沟通的信息有误,取得家属的信任,减少医疗纠纷的发生。药师应当对患儿家属目前的困难表示理解,鼓励家属克服困难,给予力所能及的帮助和精神支持。利用探视时间,将患儿细节方面的进步与家属沟通,减轻家属的焦虑、失落情绪,让家属对医护工作放心。

预防性沟通为辅:预防性地与家属沟通可能出现的风险,告知患儿家属可能出现的症状,则可以避免家属出现手足无措、惊慌等不良情绪。患儿一旦出现了任何情况,应第一时间让家属知晓。

统一协调后沟通:当遇到对婴幼儿诊断不明或者出现病情忽然恶化的情况,在与家属沟通之前应当进行统一协调。医生、护士及药师之间,都应当在尊重事实的基础之上充分讨论。在确定了病情之后,达成统一治疗方案,并分别由医师、药师、护理人员来对家属进行详细的沟通解释,消除家属的疑虑。任何人员切不可脱离治疗团队独自定论,造成治疗方案不统一或出现矛盾,造成家属的疑虑和不信任等沟通障碍。

药师与医护的密切配合和沟通:患儿是 24 小时照护制,护士要及时将工作中出现的问题和观察到的症状与医生及药师沟通,并共同寻找解决的方案。为保证医疗质量,提高医疗安全,在日常工作中要注重治疗措施的沟通。另外,药师应加强医患沟通的培训和本专业的知识学习,了解本学科的最新进展,才能更全面准确地解答患儿家属的疑问,获得家属的信任,保证沟通的顺利进行。

（三）药师与老年患者家属及监护人沟通

1. 与老年患者家属及监护人沟通特点

（1）老年患者合并疾病多,健康状况差:随着我国人口老龄化趋势日益加重,老年患者健康问题日益突出。老年患者到医院就诊主要分为两种情况:一是突发急症,例如急性心梗、脑梗,或意外受伤导致的严重创伤骨折等,这类患者发病急、病情进展迅速,需要得到及时有效的救治;二是患者同时患有多种疾病,多以慢性病为主,例如高血压、糖尿病、高脂血症等,导致患者出现多种并发症,累及心、脑、肾等重要器官,造成多器官功能不全甚至衰竭。

（2）沟通主体为老年人子女:老年患者的健康程度受年龄、文化程度、自我管理能力、心理因素及社会因素等的多重影响。受我国传统文化熏陶,礼仪孝道的传统美德始终根植于心,老年人的饮食起居及身体健康主要由子女负责照顾,就诊住院陪护也主要为子女。所以,对老年患者用药教育除了对老人进行反复叮嘱外,还要确保其子女也要十分明确,特别是对生活不能自理的老人,更需要事无巨细地进行交代。

（3）多子女老年患者:老年患者育有多名子女时,可能主要由一名指定子女照顾,或者由多名子女轮流照顾。药师需要初步鉴别主要照护子女,亦需要做好对多名子女的沟通解释工作,做到前后一致、及时有效。

2. 与老年患者家属及监护人沟通技巧

（1）耐心倾听、准确整理有效信息:病区临床药师在开展药学查房时,应做好全面详实的药学查房记录,筛选有效信息的同时发现用药问题。部分老人可能因常年独居,缺乏亲人关爱,在交流过程中容易带入许多无效信息,甚至为了引起药师关注而产生夸张表述。所以,耐心倾听是基本前提,引导患者家属将最准确的用药信息讲述出来,减少理解偏差,降低用药风险。

(2)认真细致、人文关怀:药师对患者提出的问题,要予以诚恳回答及细致解释,不可敷衍塞责。药学问诊时,要恭敬地倾听患者或家属的诉说,不要随意打断。如果家属讲述的内容离题太远,也要委婉引导,并要留心观察家属的情绪反应、对医生的信任度及其对交流的期望值等,还要有自控能力,留心自身情绪,及时调整心态,保持亲和稳重。对于住院患者和复诊患者,应熟悉对方的病情、治疗情况和检查结果,尽量使用家属听得懂的通俗语言,医学术语非用不可时,也要作出必要的解释,以患者能够理解为宜。不可强求患者立刻接受药师的意见,也没有必要立刻改变患者的观点,更不可使用刺激家属情绪的语言。另外,还要了解患者的家庭情况、经济来源、负担能力等,发现问题及时沟通。对于危重症患者,应先向家属客观沟通情况,避免造成无谓惊恐。

▶ 案例分析

案例背景　患者,女性,64岁,身高161cm,体重57kg。因"发现血糖高7年,心悸、多汗伴意识障碍4小时",于2020年11月27日入院。患者7年前查体时测空腹血糖7.8mmol/L,给予"消渴丸"15粒,每日2次,未规律用药,未监测血糖。1年前调整为"瑞格列奈片"1mg,三餐前口服降糖,监测空腹血糖为6mmol/L左右,餐后2h血糖为6~9mmol/L。入院当日晨起服药后因故未能及时进食,出现心悸、多汗,继而出现意识模糊,家属急送医院急诊,化验随机血糖2.6mmol/L,予以50%葡萄糖注射液60mL静推后意识清醒,现为进一步治疗,以"2型糖尿病、药物性低血糖"收住入院。既往病史无特殊;无烟酒嗜好。

沟通过程及结果　临床药师通过面对面询问患者家属,了解到患者与配偶共同生活,未与子女一同居住,丈夫对其病史及用药史较为熟悉,日常照顾妻子生活起居,但近一年患者频发低血糖使得患者本人及家属备感焦虑。临床药师除再次强调了低血糖的危害及应对措施,并将该患者低血糖频发的原因和解决方案做如下提醒,尽量消除患者及家属心中焦虑。

(1)患者是否按时进食,或进食过少:患者应定时定量进餐,如果进餐量减少则相应减少降糖药物剂量,有可能误餐时应提前做好准备。

(2)患者正在服用的瑞格列奈为非磺脲类短效胰岛素促泌剂,其直接刺激胰岛β细胞分泌胰岛素,可将糖化血红蛋白(HbA1c)降低0.5%～1.5%,其最大特点是改善早相分泌,起效快、作用时间短,以降低餐后血糖为主,误餐容易引起低血糖。

(3)严重低血糖或反复发生低血糖时,除了自我应急处理外,应尽快到医院就诊,必要时调整降糖治疗方案,并适当调整血糖控制目标。

(4)胰岛素、磺脲类和非磺脲类胰岛素促泌剂均可引起低血糖。其他种类的降糖药(如二甲双胍、α-葡萄糖苷酶抑制剂、噻唑烷二酮类)单独使用时一般不会导致低血糖。应用二肽基肽酶-4(DPP-4)抑制剂、胰高血糖素样肽-1(GLP-1)受体激动剂和钠-葡萄糖协同转运蛋白2(SGLT-2)抑制剂的低血糖风险较小。叮嘱家属严格遵守医嘱用药。

(5)糖尿病患者应常规随身携带碳水化合物类食品备用,一旦发生低血糖,立即食用。

患者及家属在临床药师进行耐心细致的讲解后,逐条对照自己的实际情况进行排查,最终确定了导致频发低血糖的原因是进餐不规律,不能做到定时定量原则。在后期的随访中,患者重视并调整了饮食起居习惯,频发低血糖现象得以明显减少,患者就医满意度提升。

◇ 要点小结

◆临床药师通过与患者家属及监护人的详细沟通,发现患者及家属存在的用药问题。

◆通过调阅病历、查阅文献、与主管医生沟通,调整用药方案后,以通俗易懂的语言告知患者家属,并确保其能遵嘱执行,解决用药问题。

◆与特殊人群患者家属及监护人沟通时应分别应用适宜的沟通方法与技巧。

◆药师与患者家属沟通时除了拥有过硬的专业知识外,更应熟练运用适宜的沟通技巧和人文关怀,取得患者家属的信任与配合,从而提供更优质的药学服务。

参考文献

[1]康震,金有豫,朱珠,等译. 药学监护实践方法[M]. 北京:化学工业出版社,2019.

[2]贺倩倩,栾桂珍,杨洪超,等. 医患沟通的问题分析与对策研究[J]. 中医药管理杂志,2021,29(23):353-354.

[3]高洋洋,郭毅,王世燕,等. 药师用药交代与指导服务能力提升的实践与探讨[J]. 华西药学杂志,2021,36(2):233-236.

[4]刘朦朦,孙小越,郝雨,等. 医患共同决策中的信任和沟通[J]. 临床决策与哲学思维,2021,42(14):26-29.

[5]刘洋. 新生儿科医患沟通的研究进展[J]. 当代护士,2021,28(20):10-11.

[6]朱春,洪琴,张敏,等. 儿科研究生医患沟通能力培养的探索[J]. 当代医学,2021,27(25):185-186.

[7]袁静,赵琼姝,刘锦钰,等. 儿科医患沟通及其影响因素探讨[J]. 中国医学伦理学,2021,34(2):162-167.

[8]王光耀,王兴华,马勇,等. 提升医学生人文关怀和医患沟通能力的技巧与方法[J].叙事医学,2021,4(3):175-181.

（杨　燕）

第 **13** 章

慢 病 管 理 沟 通

第 1 节　慢病管理概述

一、慢病管理的重要性

慢病是指病期较长、呈慢性进展的疾病。过去的观点认为慢病一般不存在传染性,所以慢病曾被称作慢性非传染性疾病,随着认识的深入,人们发现一些慢病也具有传染性,如由幽门螺旋杆菌引起的胃癌等。现在人们倾向于用"慢病"这个词概括这类患病时间长、反复发作、难以彻底治愈、危害较大的疾病。

慢病主要包括心脑血管疾病、癌症、慢性呼吸系统疾病、口腔疾病,以及内分泌、肾脏、骨骼、神经等疾病。随着我国工业化、城镇化、人口老龄化进程不断加快,居民生活方式、生态环境、食品安全状况等对健康的影响逐步显现,慢病发病、患病和死亡人数不断增多,已成为严重威胁我国居民健康的一类疾病,成为影响国家经济社会发展的重大公共卫生问题。近年来全球不同收入国家慢病的死因构成基本呈下降趋势,但中国却呈现上升趋势。我国人群慢病死亡占总死亡构成,从 1990 至 1992 年的 76.5%,2004 至 2005 年的 82.5%,到 2010 年的 85.3%。

随着慢病患者数量的增多,我国政府部门对慢病的防治逐步加强,从 20 世纪 90 年代开始,随着健康城市行动计划的实施、慢病综合防控示范区的建立、重大和基本公共卫生服务项目的实施、《全民健身条例》和《全民健身计划(2021—2025)》制定、开展全国性慢病死亡及危险因素监测等措施的逐步落实,预防为主的慢病防治观念深入人心,预防与临床的合作更为紧密。越来越多的医疗机构对慢病的治疗正在逐步实现从大处方到个体化、从关注疾病到关注健康、从单纯治疗到综合评估与控制风险因素、从单学科到多学科的转变。

但是,目前来看,我国慢病干预效果不明显,慢病管理中存在着防控多部门合作机制未建立、综合干预理念和模式尚未形成、经费匮乏特别是预防性投入不足等问题。我国目前有高血压患者约2.7亿,脑卒中患者约1300万,冠心病患者约1100万,糖尿病患者约1.25亿,慢性阻塞性肺疾病患者约1亿,且患病率持续上升。不断增多的慢病患者,对于医疗卫生服务需求也在不断增加,慢病防治迫切需要做到"重心下沉、关口前移"。而在整个疾病防治体系中,社区卫生服务扮演的角色极其重要。

社区卫生定向服务(community oriented primary care,COPC)是一种效果显著的慢病管理模式,在发达国家广为使用。我国部分地区的社区也开展了COPC慢病管理模式,取得了一定的成效;但是社区慢病管理效果不明显,力度不够大,究其原因很大程度上是由于慢病管理人员的业务综合素质不高、综合防治知识技能水平有待提高。参照国外做得较好的COPC模式,慢病管理(chronic disease management,CDM)应该是一个团队管理、团队服务的过程。慢病管理的团队包括慢病专业医生、护士、药师、康复科医师、精神科医师、营养师等,为慢病患者提供全面、连续、主动的管理,从而达到促进健康、延缓疾病进程和降低伤残率、降低医药费用的目的。

二、药师在慢病管理中的作用

慢病患者终身需要连续性的药疗服务,但很多患者无法达到持续规范化的药物治疗,究其原则主要存在以下问题。

(1)使用药物种类多,剂型、规格多:很多慢病需要联合用药,有些患者尤其是老年患者患有多种慢病,使用药物种类多。

(2)用药错误率高,药品不良事件发生率高。

(3)依从性差:慢病患者多数为中老年人,缺乏专业知识,缺乏对疾病和用药知识的掌握;病情缓慢发展,时间长,对正规治疗缺乏或失去信心,不能很好地配合治疗,甚至拒绝用药。患者用药随意性大,有的患者用药一段时间后觉得自己没有什么不适表现,又担心用药过程中发生不良反应对身体造成伤害,往往随意停药、减药,使治疗效果大打折扣。老年人记忆力减退,或有些慢性疾病造成患者记忆力减退,容易漏服药物。

(4)经济负担重:慢性疾病需要长期药物治疗,一部分患者担心长期的药物支出对家庭造成严重经济负担。

因此,对慢病患者进行用药管理显得尤为重要。在世界范围内,药师已经广泛参与到慢病管理的药学服务中。美国、澳大利亚等国家慢病管理的主要形式为药师与医生、护士等团队成员相互协作,制订慢病管理计划,帮助患者发挥自我管理的作用,提高慢病照护的水平。在英国等欧洲国家,通过基于药师的慢病管理服务,包括药物咨询、特殊药物的用药指导、介绍药物治疗目标及正确合理使用等,显著提高了患者及高危人员对疾病的认知和治疗依从性,药师参与慢病管理对于改善治疗指标和提高患者生活质量均有重要意义。

据统计,我国居民因慢病造成的花费年均增长速度远高于国内生产总值(GDP)增速,而造成这种增长的一个主要原因是不合理用药占比长期居高不下。为了更好地做好慢病管理工作,借鉴英格兰等发达地区的经验,大力发展社区药学服务,由社区药师(社会药店药师)提供基本、高级和增值等分层次的药学服务,同时做好社区药师和社区药师之间、社区药师和医院药师之间的紧密协作,充分整合医疗资源,使更多的慢病患者得到充分、有序、分类别的药学服务,对于逐步达到《中国防治慢性病中长期规划(2017—2025 年)》中的目标具有重要意义。

▶ 要点小结

◆慢病已成为严重威胁我国居民健康的一类疾病,已成为影响国家经济社会发展的重大公共卫生问题。

◆我国慢病患者不断增多,目前慢病干预效果不明显,慢病防治迫切需要做到"重心下沉、关口前移"。

◆药师参与慢病管理团队,可充分发挥药学专业优势,对提高慢病患者药物治疗水平具有重要指导作用。

参考文献

[1] 国务院办公厅. 中国防治慢病中长期规划(2017 – 2025 年). 2017[EB/OL].
(2017 – 01 – 22). https://www. gov. cn/zhengce/content/2017 – 02/14/content_
5167886. htm

[2] 秦江梅. 中国慢病及相关危险因素流行趋势、面临问题及对策[J]. 中国公共
卫生,2014, 30(1): 1 – 4.

[3] 孔灵芝. 关于当前我国慢病防治工作的思考[J]. 中国卫生政策研究,2012,
5(1): 2 – 5.

[4] 路敏,崔一民,白文佩. 慢病管理的药学服务模式探讨[J]. 中国新药杂志,
2014, 23(2): 244 – 246.

[5] LEAL S, SOTO M. Chronic kidney disease risk reduction in a Hispanic popula-
tion through pharmacist-based disease-state management[J]. Advances in Chron-
ic Kidney Disease, 2008, 15(2): 162 – 167.

[6] RETA A,DASHTAEI A,LIM S,et al. Opportunities to improve clinical outcomes
and challenges to implementing clinical pharmacists into health care teams[J].
Prim Care,2012,39(4):615 – 626.

[7] 陈伟伟,高润霖,刘力生,等.《中国心血管病报告2017》概要[J]. 中国循环
杂志,2018, 33(1): 1 – 8.

[8] 陈蓉,游一中,邵志高,等. 英格兰社区药师的药学服务及对国内药师参与慢
病管理的启示[J]. 中国医院药学杂志,2015, 35(17): 1612 – 1615.

（薛小荣）

第 2 节　慢病管理中的药患沟通

慢病患者用药持续时间长,与药师的接触机会多,药师在提供药学服务时,不仅要运用专业知识解答患者用药问题,还需要学会沟通和善于沟通。良好的药患沟通可以使药物治疗过程"事半功倍";反之,药患沟通不到位,可能会引发患者依从性不高、就诊体验差甚至药患纠纷等问题。

药师的沟通技巧有以下要点。

(1)语言:药师应进行语言组织能力和表达能力的训练。要注意使用通俗易懂的语言与患者对话,在交谈中,要多使用安慰性语言、鼓励性语言,避免伤害性语言、消极暗示性的语言。

(2)微笑服务:俗话说"伸手不打笑脸人",真诚的微笑可以为患者带来治愈疾病的信心,使其心理压力减少,不良情绪得到排解,这样可以提高患者沟通的热情,实现沟通质量的提升。

(3)学会化解患者的不良情绪。药师需要基于自身的判断对患者进行开解,诱导其发泄不良的情绪,患者的情绪得到调节后,其与药师的沟通质量会得到明显的提升。

(4)药师可根据自身工作场景,设计特定的沟通方式和流程,并加以训练、强化并运用。如刘秀兰等运用 CICARE 沟通模式,即通过接触(Connect)—介绍(Introduce)—沟通(Communication)—询问(Ask)—回答(Response)—离开(Exit)"六步骤,为咳喘药学服务门诊患者提供药学服务的同时,向患者传递被尊重、被接纳、被关爱的感受,在药患沟通中取得良好的成效。

一、慢病管理中药患沟通的主要环节

(一)用药监督

用药监督指药师对患者的用药情况进行跟踪、督促和管理,确认患者是否按医嘱、按时、按用法用量、按疗程用药,有无漏服药、自主停药、自主换药、超过或低于正常剂量用药等情况发生,达到提高患者用药依从性、有效防治疾病的目的。在发药时,药师应向患者详细交代服药方法及注意事项;患者住院期间,药师可以在患者服药时进行现场监督;药师还可以通过电话、互联网等形式对慢病患者进行提醒。另外,药师可以至患者家中进行现场用药监督,帮助患者制作口服药物记录卡,并写明每种药物的具体使用时间,提示患者将服药与生活中某些必做的事情(如吃饭)相联系,避免遗忘,建议患者采用服药卡片、时间表、定时器等方法进行服药提醒。患者每天服药后,在记录卡中进行标记。

新型通讯工具具有方便、高效、定时提醒等优点,但容易在沟通过程中出现误解或者分歧,出现这种情况时,药师应耐心向患者解释,注意用词恰当,必要时采取语言沟通或者当面沟通的形式。

(二)用药指导

用药指导是指药师综合运用医药学知识,用简洁明了、通俗易懂的语言向患者说明按时、足量、按疗程用药对治愈疾病的重要性,解释用药过程可能出现的不良反应以及应对措施,科学指导患者正确合理使用药品。用药指导在促进慢病患者正确使用药物,提高患者用药依从性,让患者正确对待用药后的药物不良反应,避免和减少不良反应的发生等方面均有重要作用。

发药时,可使用书面形式作为口头沟通的补充,如使用药品用法标签、药品贮藏标签、用药注意事项便条或用药指导单等。如很多哮喘、慢性阻塞性肺疾病患者不会使用吸入剂装置,药师除了言语讲解外,还可以拿着药品进行现场演示,直到患者学会使用。家庭输液时,药师可在药品配制、液体用量管理及输注速度等方面给予指导。慢病患者使用药物较多,药师应重点围绕药物相互作用进行用药指导。

（三）药物使用评估

药物使用评估（drug utilization evaluation，DUE）是有组织、计划地评定药物使用，修正与改进现存的问题，以获得最佳的药物治疗功效。对慢病患者的使用药物进行药物使用评估，可大幅度提升药物治疗品质，并且避免药品资源浪费。评估步骤包括：①收集患者用药资料：如患者用药史、过敏史等，确认用药问题。药师应注意倾听患者的讲述，注意叙事医学理论的应用，使用温和的沟通方式与语气，避免给患者带来审查感。可设计表格进行记录，避免遗漏重要信息。②调整药物治疗方案：在与患者沟通前，药师应与医师对患者药物治疗方案调整的必要性、调整原因及内容等问题达成一致。药师应向患者充分解释调整药物治疗的原因，取得患者的理解。然后，给患者讲解本次药物治疗方案调整的优势，获取患者的信任。③给患者交代调整药物的使用方法及注意事项。

（四）用药管理

患者的用药管理贯穿药品整个生命周期，是包括药品质量评估、控制、沟通和审核在内的一个系统过程。慢病患者用药管理直接影响到患者的治疗效果及身体的健康，科学化、规范化用药管理的基本要求是保证紧急治疗和维持治疗时，药品供应不间断，保障药品质量，避免用药差错。

1. 自备药品管理

医疗机构住院患者治疗需要的药品原则上由医院药学部门供应，但因特殊原因无法满足患者治疗用药需求时，在签署《知情同意书》后，患者可使用自备药品。

2. 药物重整

当慢病患者处于入院、转科、出院等治疗环节转换时，有可能会需要开具新的医嘱、停止原来的医嘱，应准确记录经过药物重整后的用药清单。

3. 药品贮藏管理

内服药和外用药分开存放；需要避光药品注意避光保存；冷藏药品则根据药品说明书的贮藏温度要求，调试好冰箱温度并定期查看温度是否在调试范围内，存放温度过高或过低都可能影响药品的质量。

4. 效期管理

有效期不同的同种药品分开保存,近效期先服。

5. 特殊药品管理

除了规定必须在医疗机构内使用的药品外,购买的特殊管理药品应由社区医生或者护士带到患者家中使用,并且按规定记录使用情况。

6. 高警示药品管理

高警示药品使用专用标识,禁止混放,避免用药错误,注意避免儿童误服。

7. 家庭药箱管理

合理配置家庭药箱,定期检查清理,及时更换急救药品。

（五）健康教育

公共健康教育是以社会公众为教育对象,以促进居民健康为目标,有组织、有计划的健康教育活动。其目的是发动和引导人民群众树立健康意识,关心自身、家庭、社区和社会的健康问题,积极参与健康教育与健康促进规划的制订和实施,养成良好的卫生行为和生活方式,以提高自我保健能力和群体健康水平。药师作为医务人员的组成之一,担负着公共健康教育的重要职责。

健康教育可采取以下方式。

（1）集中式宣讲:应根据不同的听众选择合适的用药主题,要充分了解患者的文化程度、理解能力和职业类型,尽量选择患者能够听懂的语言,在进行宣讲时使用合适的语气及合适的称呼。此外,还可以采用幻灯片演示的方法开展用药知识讲座。与群众沟通时态度要和蔼,要使用富有感染力的语言,以得到大家的信任和尊敬。在开展健康教育时,要注意语言的准确性、通俗易懂性,适当的时候还需要加上肢体语言,通过表情、动作以及眼神等肢体语言能够产生更好的教育效果。

（2）书面宣教:可与宣讲相结合,采取健康教育小册子、宣传彩页、宣传卡片等书面形式将用药信息传播给患者,比单纯的语言沟通更省时、有效。书面材料提供的相关用药信息应科学准确、重点突出、便于查阅。

（六）日常随访

随访是指药师以各种方式,定期了解患者用药情况,指导患者药物治疗,确保治疗安全有效。由于多数慢病都需要长期药物治疗,为了保证药物治疗的连续性,提高患者依从性,药师应为患者制订系统全面的随访计划,对患者进行随访。

随访方式包括以下几种。

(1)门诊随访:药师在门诊利用专业知识帮助患者"用对的药"(治疗用药与诊断的符合性)和"把药用对"(正确的用药剂量和方法)。

(2)通讯工具随访:药师通过电话、网络等方式了解患者的病情,指导患者正确使用药品和监控药品不良反应的发生。

(3)社区随访:是保证正确用药的一种有效途径,可使患者的遵医行为更佳。

注意事项:①相对来说,主动门诊随访患者重视身体康复,有积极参与治疗的热情,用药依从性高,可以遵照医嘱规律用药。但是,个别患者过度关注身体健康,可能导致焦虑情绪,如初治者急于达到"治愈""根治"的心理期待,长期治疗患者过度担心药物不良反应等。药师与这类患者沟通时,注意首先肯定患者积极进行治疗的做法,再给患者强调慢病的特点以及长期药物治疗的重要性,增强患者的治疗信心,让患者逐步树立正确的慢病治疗观。②药师对患者进行随访时,注意取得患者的配合,提高患者对随访的认知,防止患者产生懈怠情绪或抵触情绪,增加患者的接受程度。③对于记忆力下降的慢病患者尤其是服用多种药物的患者,药师应适当增加随访次数,与患者做面对面交流,实地随访时查看其药物服用执行情况。此外,还应该对这类患者的家属、护工等进行用药教育,强调规律服药的重要性,保证患者的服药效果。

二、慢病管理中药患沟通要点

(1)与患者建立治疗伙伴关系,共同决策,共担责任。

(2)建立长期药患关系,强调持续沟通和相互信任的重要性。

(3)沟通应以患者为中心。

(4)努力建立融洽的关系。

(5)注意对患者精神、心理的支持。

(6)强调医学专业间协作,如与医生、护士等之间的合作。

(7)沟通方式个体化:根据患者情况选择书面、口头、图片等形式,必要时反复沟通。

(8)避免只重视专业技术方面的沟通,忽视了患者的感受,善于倾听、引导患者讲述自己的故事。

▶ 案例分析

案例一　阿仑膦酸钠不当服药方式疑致消化道反应

　　案例背景　患者,女性,62 岁。自觉"烧心",门诊开具西咪替丁片治疗 2 周后未缓解,为求进一步诊治收住入院。患者既往有骨质疏松症,服用阿仑膦酸钠片。

　　药师:您好,我是负责这个病区的临床药师××,可以花费您几分钟的时间详细了解一下您入院前的用药情况吗?

　　患者:好的。

　　药师:您以前吃药有过敏现象吗?

　　患者:没有。

　　药师:好的。您这次住院前服用什么药物? 怎样服用的?

　　患者:我住院前服用 3 种药物,1 个多月前开始吃碳酸钙 D_3 片,每天 1 次,1 次 1 片,以及阿仑膦酸钠片,每周 1 次,1 次 1 片;2 周前觉得烧心,开始用西咪替丁片,每天 1 次,1 次 1 片。

　　药师:能详细说一下您的吃药时间吗?

　　患者:可以。这 3 种药我都是晚上睡前吃,听说补钙药晚上吃效果好,另外这些药我一起放在床头柜上,避免忘吃。

　　药师:这 3 种药中,碳酸钙 D_3 片是补钙药,晚上吃可以;西咪替丁片晚上睡前服效果好。但阿仑膦酸钠的服药时间建议您改变,应在清晨用一满杯白开水送服,至少间隔半小时才可进食、喝饮料或服用其他药物;并且在服药后至少 30 分钟之内和当天第一次进食前,避免躺卧。

　　患者:哦,原来这个药服用时间这么讲究,还有姿势要求。取药时药师说过一些什么注意事项,但我没听清,忽视了这个问题。我原来晚上吃药有什么问题吗?

药师:这个药会对食管产生刺激作用,有些人感觉明显。早上空腹满杯水服药及保持上身直立,可以减少和缓解这种刺激作用,您的烧心症状可能跟您晚上服用阿仑膦酸钠片有一定关系。

患者:这样啊。麻烦您跟医生也说一下。

药师:好的,我会和您的医生沟通的。您先休息,再见。

　　药师评析　阿仑膦酸钠片具有使用频次特殊、疗效与特定使用方式有关、易产生不良反应等特点。药师通过对患者的用药情况进行再挖掘和分析,发现该患者的服用方法不正确,由此导致的不良反应可能是引起患者本次住院的主要原因。药师将此信息反馈给医师,对于调整该患者的药物治疗方案起到关键性的指导作用。经验丰富且能提供有效用药建议的药师,是临床治疗团队中的重要一员。

案例二　华法林用药监测的重要性

　　案例背景　患者,男性,70 岁。5 年前行二尖瓣机械瓣置换术,应用华法林抗凝治疗。患者当日自觉胸口闷、不舒服,到达抗凝门诊,距离上一次随访约半年时间,当日国际标准化比值(international normalized ratio, INR)为 1.2。

药师:您好,请问您是按照预约时间来看门诊的吗?

患者:不是,我上次是半年前来的。记录本上写的让我上次看后 1 个月再来,但我觉得太麻烦,而且自我感觉没什么异常,所以就没来。

药师:您在机械瓣置换手术后需要终身服用华法林。华法林的效果受影响因素很多,可能存在很大的波动,所以医师与药师会根据患者自身情况制订随访方案,您应该按照随访预约的时间来诊。另外,华法林使用效果的评估不是仅仅依靠您的个人感觉,遵医嘱随诊、检查,有利于提前消除隐患。

患者:原来是这样啊,以后我可不能随着性子来,一定及时看门诊。那我这次不舒服,检查结果也不在正常范围内,可能也是由于"自作主张"造成的。

药师：您是按照记录本上的药品用法用量规律服药的吗？

患者：不是的。上次经医生检查一切正常后，我就开始有一顿没一顿地吃华法林。3个多月前有一次刷牙时牙龈出血，我又担心是服用华法林引起的，自己将用量减小了一半。

药师：自我感觉一切正常就不规律吃药，因为一次刷牙时牙龈出血就自行减量使用华法林，这种做法是不可取的。您不可随意减少华法林剂量，以免引起血栓形成。您可以到医院抽血检查 INR 值，让医师与药师评估是否为出血不良反应，然后决定是否需要调整药物剂量。这期间您有做过 INR 检查吗？

患者：没有。每次检查都需要抽血，我觉得麻烦。

药师：口服华法林需要根据检测凝血功能 INR 值来调整使用剂量，以达到合适的抗凝强度。由于个体差异，有些患者 INR 值波动较大；另外，疾病、饮食、合用其他药物、剧烈的体力活动等各种因素都可以影响 INR 值，所以凝血功能监测对于监测药物治疗效果、调整药物剂量十分重要。现在已经开发了指尖静脉血检测 INR 值的仪器，如果经济条件允许、不受医保限制，您可选择这种监测方式。

患者：我听明白了，华法林是一个"怪朋友"，如果你不了解他的脾气，他就会捉弄你，让你没好日子过，但是，如果你顺着他的性子，他会变成你的好朋友，让你终身受益。所以，我要让它变成我的"好朋友"。

　　药师评析　由于抗凝药物治疗窗窄，影响因素复杂，调整剂量繁琐，有出血并发症等原因，影响了很多患者长期使用抗凝药物治疗。药师应该详细询问患者的实际用药情况，了解可能影响患者用药的各种因素，有针对性地解决患者的用药困扰；增加与患者沟通的机会，给患者做相关用药知识的宣讲，引导患者成为规律用药的"主动"执行者。

案例三　家庭药品管理

　　案例背景　患者，男性，55岁，患2型糖尿病7年，按照医生建议进行胰岛素治疗，每天注射一次甘精胰岛素8单位，再辅之以口服降糖药，血糖控制良好。近半个月空腹血糖升高到8.5mmol/L以上、餐后两小时血糖最高时13.5mmol/L。

药师：您好。您最近血糖控制得好吗？

患者：不太理想，近半个月测血糖比较高。

药师：用药剂量有变化吗？

患者：我把胰岛素增加了，原来每天8单位，现在12单位，但血糖还是高。

药师：您用的是哪种装置的胰岛素？

患者：笔芯。

药师：您的胰岛素存放在哪里？

患者：在家庭药箱中。

药师：家庭药箱在哪儿放着？

患者：放在阳台玻璃柜子里。

（药师查看了家庭药箱的位置，并且检查了里面存放的药物。）

药师：笔芯式胰岛素在开封前应该放置在冰箱中冷藏，只有当其打开使用后，为了避免影响剂量的准确性，可以保存在阴凉干燥的地方，正在使用的胰岛素可在室温条件下，也就是说20 ℃左右但不能超过30 ℃的情况下保存30天。

患者：我懂了，现在正是盛夏季节，我的胰岛素保存温度不符合要求。

药师：是的。保管条件不符合药品贮藏要求，会造成胰岛素效价降低，这可能也是造成您血糖控制不佳的主要原因。

患者：那药箱里的其他药品保存条件可以吗？

药师：要按照说明书要求的储存条件保存药品。您的家庭药箱存放位置不当，一般应置于干燥、阴凉处，避免阳光照射，显然阳台不是合适的位置。

患者：原来药品的保存方法竟然这么重要，还可能直接影响我的治疗效果。我以后一定认真看说明书，按照要求放置药品。

药师评析 该患者胰岛素保存条件不当，可能造成患者降糖效果不好。药师通过详细的用药信息采集，发现患者家庭药品管理中存在的问题，对患者进行相应的用药管理指导，使患者明白规范家庭药品管理的重要性，药师后续将此问题反映给患者的医师，对患者的后续降糖治疗起到指导作用。药师这种关于用药管理的细致、专业服务，得到患者和医师的肯定。

▶ 要点小结

　　◆慢病患病率高,知晓率、治疗率、控制率低;并发症发病率高、致残率高、死亡率高;多数慢病是终生性疾病,需要长期管理。药师利用专业特长,参与慢病患者的用药管理,与患者建立长期、友好的服务关系,对于患者病情的改善和生活质量的提高具有重要作用。

　　◆慢病药学服务要点:用药监督要"严",用药指导要"精",药物使用评估要"慎",用药管理要"细",公共健康教育要"普",日常随访要"勤"。

　　◆药师与慢病患者沟通的基本要点:遵循药师职业道德,尊重患者、理解患者,以诚相待、耐心解释悉心教育、长期互动。

参考文献

[1]脱银娜. 试论药师在药学服务中的语言修养与沟通技巧[J]. 健康友,2021,7:90.

[2]刘秀兰,李娟. 基于CICARE沟通模式咳喘药学服务门诊药患沟通流程的建立[J]. 医药导报,2022,41(6):830-834.

[3]蔡宇,陈冰. 谈药物使用评估[J]. 现代医院,2006,6(6):4-5.

[4]丁全,陈世才. 药师开展社区合理用药健康教育的实践和体会[J]. 中国健康教育,2011,27(9):715-716.

[5]李兴德,施文勇,肖嵩,等. 咨询药师沟通策略探讨[J]. 中国卫生资源,2009,12(1):48-50.

[6]张抗怀,杨世民. 浅论医院药师与患者的沟通[J]. 中国药房,2003,14(4):208-210.

[7]方荣华. 糖尿病患者自我注射胰岛素的保存现状[J]. 中华现代护理杂志,2012,18(15):1804-1805.

（薛小荣）

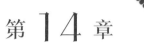

第 14 章

用 药 损 害
和 药 患 纠 纷 沟 通

第 1 节　药品不良反应沟通

一、药品不良反应概述

我国《药品不良反应报告和监测管理办法》中规定,药品不良反应(adverse drug reaction, ADR)是指合格药品在正常用法用量下出现的与用药目的无关的有害反应。属于药品的固有属性。欧盟于 2012 年发布的《药物警戒实践指南》,将药品不良反应定义为"药品产生的非预期且有害的反应"。在国家药品监督管理局颁布的《关于药品上市许可持有人直接报告不良反应事宜的公告》和实际工作中,强调的是"应当按照可疑即报原则,直接通过国家药品不良反应监测系统报告发现或获知的药品不良反应;报告范围包括患者使用药品出现的与用药目的无关且无法排除与药品存在相关性的所有有害反应。随着《药品管理法》2019年第二次修订,药品不良反应监测工作扩展到药物警戒范畴。

根据国家药品监督管理局《药品不良反应监测年度报告(2023 年)》,按照怀疑药品类别统计,化学药品不良反应发生率最高,其次是中药。化学药品不良反应比例由高到低前五类药依次为:抗感染药、肿瘤用药、心血管系统用药、镇痛药、电解质/酸碱平衡及营养药;中药不良反应主要涉及理血剂中活血化瘀药、清热剂中清热解毒药、祛湿剂中清热除湿药、祛湿剂中祛风胜湿药、补益剂中益气养阴药等中药。总体来说,药品的不良反应可能涉及人体的各个系统、器官、组织,其临床表现与常见病、多发病的表现很相似,如表现为消化系统损害(恶心、呕吐、肝功能异常等)、皮肤及皮肤组织损害(皮疹、瘙痒等)、泌尿系统损害(血尿、肾功能异常等)、全身损害(过敏性休克、发热等)。

（1）按反应类型，药品不良反应可分为副作用、毒性反应、继发反应、停药反应、变态反应、特异质反应和后遗效应。

（2）按与药理作用有无关联，WHO 将药品不良反应分为 A、B、C 三种类型。

A 类不良反应：可以预测，与常规的药理作用有关，反应的发生与剂量有关，发生率高，死亡率低。A 类不良反应包括副作用、毒性作用、后遗效应、继发反应、停药反应等。

B 类不良反应：难以预测，常规毒理学不能发现，与药品的正常药理作用完全无关的一种异常反应，发生率低，死亡率高。B 类不良反应包括变态反应和遗传药理学不良反应。

C 类不良反应：发生率高，非特异性，用药与反应发生没有明确的时间关系，潜伏期较长。难于简单地归于 A 类或 B 类的不良反应可划归为 C 类。

（3）按严重程度，药品不良反应可分为轻度、中度和重度。

（4）按发生率，药品不良反应可分为十分常见（≥10%）、常见（≥1% ~ 10%）、偶见（≥ 0.1% ~ 1%）、罕见（≥ 0.01% ~ <0.1%）和十分罕见（<0.01%）。

按说明书是否有记载，不良反应分为已有不良反应和新的不良反应。

二、药师和患者面对药品不良反应的认知

药品作为特殊使用的商品，是保障人类健康的重要物质，具有有效性和风险性的双重特性。药品不良反应（ADR）作为药品的固有属性之一，广泛存在于药品的使用过程中，有研究表明 86.70% 的患者曾经遇到过 ADR，其严重程度直接影响药品的治疗效果。公众对药品知识缺乏、用药安全意识不足、容易轻信网络和广告的误导，导致用药错误和 ADR 的发生。在药品治疗过程中，患者有时也会对服用药品的安全性产生顾虑，这种顾虑可能是因为曾经在服药过程中遭受了药品不良反应，由此希望药品是安全的。

目前，我国发布的药品风险信息受众多集中于医药领域专业人员，公众的兴趣度不高。根据《公众对药品使用风险的认知调查》统计，公众对药品不良反应的认知率较 2010 年虽有大幅提升，但仍欠缺。患者在医院外发生药品不良反应的概率更高，一旦发现，超过一半的患者选择求助医生，而求助药师的比例仅占

医生的五分之一。有研究发现,基层医疗机构如村卫生室、私人诊所、妇幼保健等机构人员对 ADR 的认知和报告普遍浅显、薄弱,据调查基层医疗机构人员89% 不知晓 ADR 发生原因,69% 不了解呈报要求,31% 不清楚呈报方式;仅 39%呈报过 ADR,23% 向药监部门或 ADR 监测中心报告过 ADR。不同专业的医务人员认知和实践存在差异,认知上药师明显高于其他专业医务人员。一项国外二三级公立医院对药师的调查显示,72.6% 的药师能正确定义 ADR,其 89.5% 的药师认为报告 ADR 是药师的责任,然而仅 26.8% 的药师报告过 ADR,主要障碍是医务人员与患者缺少沟通、缺少时间和良好的管理以及缺乏对 ADR 的认知。药师基于专业特点,在药品不良反应的早期识别、监测预警、收集上报方面更加专业,比医师占更大优势,所以患者出现可疑药品不良反应时可向药师反馈或求助。

公众对用药安全方面的信息仍旧缺乏,需要进一步加强对公众的科普宣传教育。同时,药师需要进一步强化药品安全使用的风险意识,提高自身专业能力,成为药品风险管理的主导者。

三、药品不良反应沟通与处置流程

患者使用药品即有发生药品不良反应的可能,药师应指导患者正确有效处置药品不良反应。具体流程如图 14 - 1。

首先,我们要了解药品不良反应的处置流程包括以下几个内容:①药品不良反应的预防或警示;②药品不良反应的发现或识别;③药品不良反应的治疗或应对;④药品不良反应的报告。

当患者服用某种药品前可先咨询药师药品常见/严重不良反应有哪些,药师在调剂药品时也应发挥药师专业作用提前告知或提醒患者注意相关不良反应的发生。

在药品不良反应的发现或识别环节,首先药师可以从不良反应与用药有无合理的时间关系初步判断是否为药品不良反应。不同类型药品不良反应出现时间不同,有用药后数秒钟至数小时发生的不良反应,例如荨麻疹、血管神经性水肿、恶心、呕吐、胃部不适等反应;有用药后 1~2 周发生的不良反应,例如剥脱性皮炎型药疹在 10 天后开始发病,继 1 周达到高峰,洋地黄不良反应、利尿剂致水

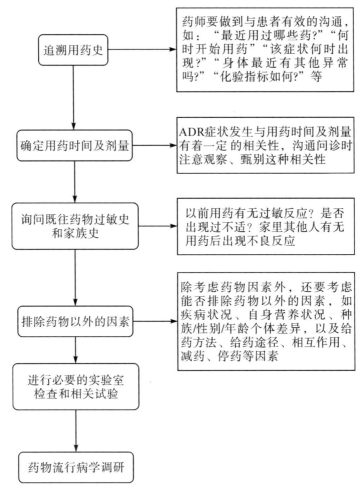

图 14 −1　药品不良反应沟通与甄别流程

肿等,也多在用药1~2周后出现;有停药后短时间发生的不良反应,如长期使用普萘洛尔、可乐定降血压,停药后可出现反跳性高血压;有停药后较长时间发生的不良反应,如保泰松、氯霉素所致再生障碍性贫血可能在停药后较长一段时间才发生。

　　其次,以患者症状判断,一般而言,药品不良反应的表现不同于原有疾病症状,如药物过敏性休克、药物性皮疹。但也有一些药品不良反应与原有疾病症状相同,可表现为原有疾病缓解后又出现反复,如普萘洛尔治疗高血压,在症状控制后停药而发生反跳性高血压。

　　再者,定期评估患者的化验检查结果可以协助判断是否存在药品不良反应,从而避免发生严重或永久性伤害。如使用他汀类降脂药的患者,应定期监测丙氨酸氨基转移酶(ALT)和天冬氨酸氨基转移酶(AST),以确定患者是否存在肝损伤以及损伤程度。

　　药师或患者明确判断出现药品不良反应后,可根据反应的严重程度和用药治疗的重要性,给予应对或治疗措施(见图14-2)。对于轻度反应,可继续用药观察,有的不良反应可减轻或消失;对于中重度不良反应,停用一切可疑药品,避免药品对机体的继续损害,有助于诊断并采取治疗措施,多数药品停药后无须特殊处理,症状可逐渐缓解;如果遇到严重的不良反应如过敏性休克及药物性肝、肾功能损伤等,应采取对症治疗措施,以减轻不良反应造成的损害。

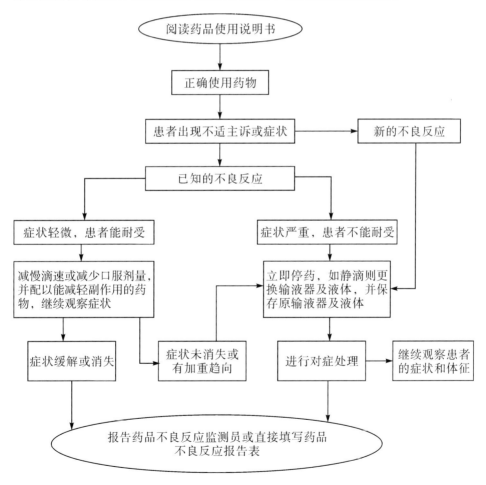

图14-2 药品不良反应处置流程

《中华人民共和国药品管理法》第八十一条强调,医疗机构发现疑似药品不良反应,应当及时报告。当药师或医护人员发现或得知患者出现药品不良反应后,应根据药品不良反应报告时限及时上报药品不良反应。

四、药品不良反应沟通要点

在实际工作中,药品不良反应往往是患者与药师沟通的主要内容,可以通过沟通技巧,通过双方之间的交流,达到预防、警示、识别、判断、应对、教育等作用,确保用药安全。

GLTC 模式包括四部分,其中每个字母代表一个阶段。

(1)示善(goodwill)——语言及肢体语言保持和善,与患者交流时先进行自我介绍,对患者及患者亲属应用尊称,保持基本礼貌,进行安慰。

(2)倾听(listening)——鼓励患者倾诉,耐心倾听患者对用药后疗效和症状等的不满或担忧,倾听过程中不要随意打断患者,同时结合人文言行及医学思维收集、记录利于 ADR 甄别的信息,倾听时保持对患者的尊重,避免患者对医护人员信任感丢失。

(3)谈话(talk)——通过拉家常的模式开始谈话,并逐渐引导至患者病情,通过专业性语言及医学、药学知识,使患者及家属了解疾病的治疗、药品不良反应的特性、服药期间常见问题及解决方法,在谈话过程中记录患者的关键信息,及时解决患者对药物治疗的疑问,同时结合适当的肢体抚触动作安抚患者,强化谈话效果,拉近药患关系。

(4)合作(cooperation)——在取得患者信任的基础上,通过用药教育提升患者的自我用药监测能力,指导患者正确认识药物不良反应的发生与如何避免,为患者制订服药计划,必要时发放纸质用药指导单,并嘱咐定期复诊。

（一）沟通方式

在药品不良反应处置流程的不同环节,使用的语言也不相同。下面这些对话在沟通交流中可能用到。

1. 预防

药师:您以前对哪些药品过敏吗?

药师:这个药常常引起头痛,您使用时要注意观察。

患者:我用这个药,需要注意什么?

2. 警示

药师:长期服用这种药,您需要定期检查肝功能。

3. 识别

药师:您服用该药后,发生过什么反应吗?

药师:您停止服用该药品时,(腹痛、头痛等)症状好转了吗?

药师:您同时还服用过其他药品吗?

药师:您每次服用多大剂量?

4. 应对

患者:我应该停止用药吗?

药师:建议您先暂停用药,症状可能就会缓解或消失。

5. 教育

患者:这个药有这么多副作用,我能用吗?

药师:不是所有的不良反应都会发生,大部分患者都能够耐受。

（二）不同不良反应的沟通要点

药师在掌握有关不良反应的信息之后,还应当掌握与患者在沟通过程中的技巧,这样才能将我们所掌握不良反应的相关信息准确、清楚地告知患者。结合不良反应发生率和严重程度,不良反应可分为高发低毒、高发高毒、低发高毒、低发低毒四种类型。

（1）高发低毒:如使用红霉素导致的胃部不适。沟通时应注意告知患者药品的作用及如何处理不良反应。

（2）高发高毒:如癌症化疗导致的心脏毒性。沟通应采用移情沟通作为首要技巧,注重患者的心理感受并给予患者信心。

（3）低发高毒:如口服避孕药引起的脑卒中。沟通时应注意评估患者对可能不良反应的感知程度,避免患者只注意"这不太可能发生"而忽略毒性特征。

（4）低发低毒:对这类药品,患者可能觉得药品对他不会发生不良反应,沟通中确认患者的看法很重要,帮患者决定利弊得失。

（三）药品不良反应投诉沟通

患者在使用药品过程中发生不良反应导致身体不适时,可能会对药品质量产生疑虑。这时,药师需要依靠专业知识及适当的沟通技巧,协助临床医师、护士处理药品不良反应投诉。这时要注意以下几方面。

（1）首先查看工作流程是否有缺陷:是否存在配伍禁忌,溶媒、药品浓度、滴注速度是否得当,是否存在使用该药的禁忌证,护士是否按医嘱执行,对特殊药品前后输液续接时是否更换输液管或进行冲管。

（2）在接到投诉时,药师应收集和整理患者相关病史信息,了解患者的疾病史、用药史、过敏史等。例如,有没有合并使用其他药品,是否有同类药品过敏史等。

（3）遇到情绪比较激动、不稳定的患者,首先安抚患者,告诉患者"您先暂停用药,仔细观察,一般症状或不适会逐渐缓解或消失,不必过分担心";其次,通过出示该药品相关的检验报告,以打消患者的顾虑;第三,从专业角度提供相关文献,告知患者该药品相关不良反应的风险和预后情况,获得患者对医护人员工作的信任;最后,提供药品不良反应的应对方案,让患者安心。

> 案例分析

案例一

案例背景　张××,78岁,多年糖尿病、支气管哮喘病史。平日饭前口服格列喹酮,进餐时嚼服阿卡波糖片控制血糖。今日感觉自己有点感冒,吃过午饭后自行服用了左氧氟沙星片,午睡后感觉自己头晕、全身无力,于是张大爷在家人的陪同下到医院就诊。

医师询问病情后考虑张大爷为左氧氟沙星与降糖药相互作用引起低血糖可能,于是联系了药剂科的李药师,李药师在了解张大爷的用药情况后,与张大爷及家属进行了沟通。

李药师:您好,张大爷,您以前口服左氧氟沙星有没有出现过以上症状?

张大爷:没有,以前没吃过这个药。

李药师：根据您的用药情况，我们考虑您出现了低血糖反应，因为左氧氟沙星与降糖药合用时会引起血糖降低，从而发生低血糖反应。

张大爷：啊？原来是这样啊，我平日里按时吃降糖药都好好的，怎么今天突然出现这种状况，看来吃药还是得注意，不能自己随意乱吃！

李药师：您是因为什么原因口服的左氧氟沙星片？

张大爷：我感觉自己有点感冒、咳嗽，上次我老伴儿感冒了医生开的左氧氟沙星片没吃完，我就吃了两片。

李药师：好的，我知道了，根据您这种情况，我建议您到呼吸科门诊看一下，明确感冒的原因是病毒性感染还是细菌性感染，然后我们再对症用药，左氧氟沙星片是针对某些细菌的抗菌药物，您就先不要吃了。

张大爷：好的，我这回记住了，以后不能自己乱吃药。

李药师：是的，因为您一直服用降糖药，所以如果临时要服用其他药品的时候要考虑药物相互作用。如果选药不当可能会影响到您的血糖控制。建议您按时监测血糖，平日里可随身携带一些糖果，当您感觉有无力、头晕等低血糖症状的时候可以吃一些缓解一下，如果症状不能缓解或有其他什么不舒服建议您来医院就诊或者咨询我们药师。为了保证您的安全合理用药，我们不建议您自行调整降糖药的剂量，也不建议您自行服用其他药品。

　　药师评析　药物相互作用引起药品不良反应发生比较常见，药师应积极了解患者情况，与患者互动，引导患者正确认识药品不良反应及药物相互作用，关注糖尿病、肝肾功能不全、肿瘤患者等特殊人群，掌握患者基础治疗用药特点及注意事项，当患者合并其他疾病用药时，准确分析药品相互作用可能性，及时宣教，避免药品不良反应的发生。

案例二

　　案例背景　李××，67 岁。平时喜欢锻炼，最近由于头晕、乏力在家休息，持续半个月后没有好转，于是前往医院就诊，李阿姨既往无特殊病史，无药品过敏史。入院时查体：体温 36.8 ℃，脉搏 80 次/分，呼吸频率 19 次/分，血压 85/60mmHg。神志清楚，查体合作，肺部听诊呼吸音清晰，未闻及啰音,心率 80 次/分,律齐,无杂音。查血常规、尿常规、心电图均正常。查血糖 5.9mmol/L,排除糖尿病的可能。门诊以"头晕待诊"收入留院观察,以进一步诊治。

针对李阿姨血压偏低的症状,医生给予参麦注射液 50mL(溶媒:5% 葡萄糖注射液 250mL)静脉滴注治疗,李阿姨输液约 5 分钟时,突然感觉呼吸困难、气喘、面色发紫、四肢发冷,巡回护士发现状况后立即停止静脉滴注药品,测血压 80/50mm Hg,心率 100 次/分,给予吸氧处理并通知医生。医生查看患者后考虑为参麦注射液引起的药品不良反应,给予苯海拉明注射液 20mg 肌内注射抗过敏处理后症状缓解。

事后药师到现场了解情况,并与李阿姨及其家属进行了沟通。

张药师:李阿姨,您好,我是张药师,您现在感觉怎么样?

李阿姨:我现在感觉好多了,我刚是输错药了吗?还是药品有质量问题?

张药师:李阿姨,我就是因为这个事情来的。是这样的,刚才我们已经核实过了,医生的用药是合理的,我们的药品质量也是合格的,护士在给您用药前也是经过了查对复核确保没有任何问题才给您用的。

李阿姨:那是什么原因导致的难受?我在输液之前好好的,以前也没有什么药物过敏,为什么这药一输上来就感觉不舒服了?

张药师:李阿姨,是这样的,经过我们分析,结合您刚出现的症状,我们考虑是您对参麦注射液发生了过敏反应。过敏反应是药品不良反应的一种类型,是药品的副作用,和药品质量没关系,只要应用就有可能发生,也不易预知。

李阿姨:那为什么隔壁病床的人早上也用了这个药却没有不舒服的症状,而我就反应这么明显?

张药师:李阿姨,这就是正要跟您解释的,药品不良反应的发生是有个体差异的,它与人的年龄、体质、性别、遗传及药品的药理活性、理化性质等都有关系,而且同厂家同批号的药品也会存在差异,以上种种因素也正是它不可预测的原因,所以我们的巡回护士会在各病房巡回,随时监护您的身体情况,发现情况就会立即处理。

李阿姨:原来是这样啊,那我以后就知道了,我对参麦注射液可能会过敏。

张药师：是的,李阿姨,您以后也要警惕药品不良反应的发生,在就医用药的时候及时告知医师您的过敏史,这样我们就可以尽量避免和减少药品不良反应的发生风险。同时在您住院期间,我们也会对您进行用药监护,您有哪些对于药品不了解的问题也可以随时咨询我们药师。

　　药师评析　通过以上案例可知,在患者出现不良反应,怀疑药品质量问题或用药错误时,药师在沟通解释中起到至关重要的作用。药师应运用适当的沟通技巧,将专业知识以通俗易懂的方式传达给患者,引导患者对药品的治疗作用、副作用及药品过敏反应有正确的认识,解除误会,有效地避免患者因用药过程中发生的不良反应而带来的医患纠纷。

案例三

　　案例背景　刘××,有癫痫史,医生开具丙戊酸钠片口服,刘××自己阅读药品说明书后觉得该药服用注意事项要求太复杂,而且说明书提示对肠胃、肝脏、记忆、听力都会造成影响,遂来咨询药师。

刘××:你好,我想问问我吃这个药是不是会有很多副作用啊?

药师:任何药品都有两面性,都有它的治疗作用和副作用。不是所有的不良反应都会发生,大部分患者都能够耐受。您服用的这个药是可能会引起胃肠道反应(如厌食、恶心、呕吐等)、一过性和/或剂量相关性脱发、头痛、头晕、听力下降等症状,也可能会引起肝功能异常。

刘××:那怎么办? 我的这个药还能不能吃?

药师:您以前吃过这种药吗?

刘××:没有,这是医生刚给我开的。

药师:您如果要长期服用这种药,为避免它的不良反应的发生,必须严格遵医嘱,我们一般在丙戊酸钠开始治疗或剂量调整时需要进行血药浓度监测,避免浓度过高出现中毒反应或浓度过低诱发癫痫发作。您一定要注意不得自行增减量或停药,也不能自行延长或缩短用药间隔或改变用法。服药期间要定期来医院监测肝肾功能、血常规。另外特别要提醒您的是,服药期间不得饮酒。如果您在服药期间出现其他不适的症状要及时就医,不建议擅自停药或服用其他药品。

刘 ××:好的,那如果我万一忘了吃药怎么办?

药师:建议您每日固定时间服药,漏服可能会影响药效,如果您忘记服用,已经临近下次服用时间,请勿补服,切记不能把两次用量一次服下。

刘 ××:好的,我了解了,谢谢你药师!

药师:不客气,如果您还有什么用药相关的问题可以随时与我们联系。

药师评析　对于治疗窗窄的药品,药师应提醒患者不能更改用药剂量或漏服后加倍服用,可建议患者加强血药浓度监测,进行个体化用药指导。随着基因检测技术的发展,基因检测指导下的精准用药也应该成为药师服务患者、指导患者精准用药的关注方向。

▷ 要点小结

◆药品不良反应是药品的固有属性,只要是药品,就有可能存在不良反应。药患沟通过程中,药师在药品不良反应的早期识别、监测预警、收集上报方面更具优势。

◆药品不良反应的处置流程包括药品不良反应的预防或警示;药品不良反应的发现或识别;药品不良反应的治疗或应对;药品不良反应报告。药师应加强与患者的沟通,指导患者正确应对药品不良反应。

◆药品不良反应往往是患者与药师沟通的主要内容,通过双方之间的交流,达到预防、警示、识别、判断、应对、教育等作用,消除患者疑虑,确保用药安全。

参考文献

[1]中华人民共和国卫生部. 药品不良反应报告和监测管理办法[EB/OL].
    (2011 - 05 - 04)[2022 - 04 - 29].

[2] European Medicines Agency. Good pharmacovigilance practices [EB/OL].
    (2012 - 06 - 25)[2022 - 04 - 29].

[3]董铎,刘巍,杨乐,等. 欧盟药品不良反应管理和上报指南简介[J]. 中国药物

警戒,2014, 11(10): 611 – 613, 617.

[4]国家药品监督管理局. 关于药品上市许可持有人直接报告不良反应事宜的公告[EB/OL]. (2018 – 09 – 30)[2022 – 04 – 29].

[5]SONG H, PEI X, LIU Z, et al. Pharmacovigilance in China: Evolution and future challenges[J]. Br J Clin Pharmacol,2022: 1 – 13.

[6]孙雪林,张亚同,胡欣. 公众对药品使用风险的认知调查[J]. 中国药物警戒, 2021, 18(9): 860 – 863.

[7]许晓东. 药师在药品不良反应投诉中的沟通技巧[J]. 药学与临床研究, 2012, 20(5): 465 – 466.

[8]张景东,童赣冬,梁浩,等. 我国药品安全风险交流现状研究[J]. 中国处方药,2022, 20(1): 77 – 80.

[9]李昂,张冰,张晓朦,等. 1109 所基层医疗机构的药品不良反应认知及呈报情况调研[J]. 中国药物警戒,2017, 14(5): 289 – 294.

[10]ALSALEH F M, ALZAID S W, ABAHUSSAIN E A, et al. Knowledge, attitude and practices of pharmacovigilance and adverse drug reaction reporting among pharmacists working in secondary and tertiary governmental hospitals in Kuwait [J]. Saudi Pharm J, 2017, 25(6): 830 – 837.

[11]孙国栋. 新编药品不良反应与预防[M].北京:中国科学技术出版社,2009.

[12]冯瑞浩. 药学服务沟通与实践[M].北京:人民军医出版社,2011.

[13]庞华,黄文深. 参麦注射液不良反应 1 例的处理与医患沟通[J]. 现代医药卫生,2016, 32(12): 1948 – 1949.

[14]闫素英. 药学服务与沟通技能[M].北京:人民卫生出版社,2015.

（宋军妹）

第2节　用药错误沟通

一、用药错误概述

质量与安全是医疗工作永恒的主题。用药安全是患者安全目标的重要组成部分,用药错误(medication error,ME)是引发用药安全事件的重要因素。用药错误是指合格药品在临床使用全过程中出现的,任何可以防范的用药不当。用药错误可发生于处方开具、处方传递、药品贴签、包装、调剂、发放、使用等多个环节,涉及医生、药师、护士、患者及其家属等人员。用药错误和药品不良反应的区别在于,后者是药品的自然属性,医务人员报告药品不良反应无须承担相关责任;而用药错误属于人为疏失,当事人常需承担一定的责任。

根据用药错误造成后果的严重程度,用药错误可分为9级。A级:客观环境或条件可能引发差错(差错隐患);B级:发生错误但未发给患者,或已发给患者但患者未使用;C级:患者已使用,但未造成伤害;D级:患者已使用,需要监测错误对患者造成的后果,并根据后果判断是否需要采取措施预防和减少伤害;E级:差错造成患者暂时性伤害,需要采取预防措施;F级:差错对患者的伤害可导致或延长患者住院;G级:差错导致患者永久性伤害;H级:差错导致患者生命垂危,需采取维持生命的措施(如心肺复苏、除颤、插管等);I级:差错导致患者死亡。

用药错误不仅造成患者的身体和/或心理伤害,还可能增加医疗保健支出。如果处置不当,甚至会导致医患纠纷,对患者和医务人员造成长期的心理影响。

有统计显示,因用药错误引发的医疗损害责任纠纷占总体医疗损害纠纷案例的 25.3%;损害结局以患者死亡比例最高(占 68.3%);主要鉴定方式为医疗过失司法鉴定(占 57.9%);例均赔偿金额为 20.30 万元;涉事医院以三级医院为主(占 48.8%)。在用药错误中,处方环节以书写错误最多,占 54.56%;调配环节以数量错误最多(占 35.19%),其次是药品错误和剂量错误;给药环节中前三位是药品错误、剂量错误和遗漏错误,分别占 27.54%、21.08% 和 20.13%;依从性错误是患者环节中最为常见的类型,占 28.75%。因此,良好的药患沟通对于改善药患关系、减少药患纠纷具有重要意义。

二、药师和患者面对用药错误的反应及认知

发生差错后,患者一般会出现悲伤、焦虑、抑郁、担心、愤怒等情绪反应,还会感到失望,尤其是当差错本可以避免以及差错是由于专业人员不关心所致时更是如此。患者认为专业人员应该诚实和富有同情心,熟悉报告错误的程序。错误的沟通方式会直接影响患者的情绪。如果专业人员采取诚实和富有同情心的方式沟通,患者的感受将会更好。

发生差错后,大多数患者希望在第一时间获知发生的任何错误以及后果,患者及其家人希望了解下列信息:究竟发生了什么;发生差错的原因;差错对他们健康、身体功能以及日常生活的影响;差错是否能被纠正;差错结果如何弥补;如何防止未来发生类似情况;专业人员从中得到哪些教训,如何在培训中传递给学生和其他医务人员,等等。作为道德补偿,他们也期待一个道歉。这些合理的期待均应得到满足。如果药学专业人员缺乏相关沟通技能的培训,应对过程缺乏程序和章法,非常容易引发纠纷和医患矛盾。专业人员在这方面大都经验不足,因此应当接受相关的培训,才能在发生差错后进行合理客观的处置。

发生差错后,药师在报告和处置差错时存在很多顾虑和障碍,积极性不高。主要包括以下几个方面。

(1)担心损害专业声誉或失去权威。发生差错之后,往往将差错归于客观原因,而非主观失误。

(2)担心引起法律纠纷。

（3）担心个人职业前途：差错对专业人员的自信心产生巨大影响，导致失败感和负罪感等情绪。

（4）职业道德素养：有些差错是显而易见的，而有些就不容易发现，只有专业人员主动披露方可获知。这种情况下更是对职业道德的一种考验。

三、用药错误沟通原则

1. 知情权（disclosure and right to knowledge）

知情权是指知悉、获取信息的自由与权利，包括从官方或非官方知悉、获取相关信息。对个人信息的知情权，是公民作为民事主体所必须享有的人格权的一部分。专业人员有责任告知患者医疗差错的发生。

2. 自主权（autonomy and right to self-determination）

尊重患者基于个人价值观和信念做决定的权利。患者得知差错后有做出相关决定的自由。

3. 不伤害（beneficence and nonmaleficence）

要求医务人员采取适当的措施以减轻或修复因差错导致的伤害。

4. 公正（justice）

药师应确保医疗行为不会引起不可预见的医疗差错；一旦发生差错，有责任从心理、生理以及道德等方面予以修复。因此，真诚交流和道歉非常重要。

5. 真实（veracity）

真实是指药师应提供完整、准确和客观的信息，确保患者能够理解。药师应如实告知患者发生了什么以及对患者造成的伤害。真实是建立药患之间信任的基础。一旦发生差错，药师应尽快与患者沟通交流。在沟通中，应保持专业透明度，避免隐瞒，承认差错，表达悔悟。团队成员如果发现隐瞒事实，应劝解同事及时沟通，如果不能劝解，应采取适当的方式亲自揭示，否则就偏离了道义上的责任。

四、用药错误沟通模式

国际上，关于医务人员向患者告知坏消息，有两种常用的模式，即 SPIKES 模式和 ABCDE 模式。两种模式描述了有效沟通的程序和步骤,并强调了沟通的关键点,包括对患者同情心的表达,认可患者的情感,了解患者对坏消息的理解及接受情况,为进一步的治疗提供信息等。也有学者总结了差错沟通的五个要素,包括解释说明关于用药错误的事实、诚实、移情、预防未来发生类似用药错误及一般的沟通技巧。

（一）SPIKES 模式

SPIKES 模式包括 6 个阶段,其中每个字母代表一个阶段。

（1）S（settings）:创造一个隐私的且使患者舒适的会面环境。

（2）P（patient's perceptions）:告知病情前,知悉患者对自己病情的了解程度和看法。

（3）I（invitation or information）:确定患者想知道多少信息和什么信息。

（4）K（knowledge）:告知患者病情和治疗的信息。

（5）E（emotion and empathy）:认同患者的情感和反应并给予恰当的回应。

（6）S（strategy and summary）:总结病情并提出治疗对策。

（二）ABCDE 模式

ABCDE 模式包含五个阶段,其中每个字母代表一个阶段。

（1）A（advance preparation）:预先准备。

（2）B（build a therapeutic environment/relationship）:建立一个良好的治疗环境/关系。

（3）C（communicate well）:做好交流。

（4）D（deal with patient and family reactions）:应对患者和家属的反应。

（5）E（encourage and validate patient's emotions）:鼓励患者释放自己的情感,认可患者的情感。

（三）差错沟通五要素

差错沟通五要素见表 14 - 1。

表 14 – 1 差错沟通的五大要素

沟通内容	理论依据
1. 解释说明关于用药错误的事实	
告诉患者治疗中发生了什么 向患者解释差错是怎样发生的 告诉患者差错对健康会产生怎样的影响 告诉患者如何应对差错可能带来的后果	生物伦理原则 以患者为中心的监护 患者对披露事实的偏向
2. 诚实	
对差错的发生负责 自由和直接地向患者解释差错,不要让患者一直地提问和探究,以获知差错的细节 不对患者隐瞒事实真相 不回避患者的提问	生物伦理原则 以患者为中心的监护
3. 移情	
表达对不起并诚挚地致歉 允许患者表达关于差错的情绪 对患者的情绪反应表示理解	公开坏消息 以患者为中心的监护 患者对披露事实的偏向
4. 预防未来发生类似用药错误	
告诉患者将努力防止未来发生类似差错 告诉患者将采取不同的行动 告诉患者预防未来差错的计划	患者对披露事实的偏向
5. 一般的沟通技巧	
沟通的连贯性 口头语言 肢体语言 回应患者的需求 确认患者理解所提供的信息	医患沟通 以患者为中心的监护

五、用药错误药患沟通要点及流程

用药错误药患沟通流程见图 14 – 3。

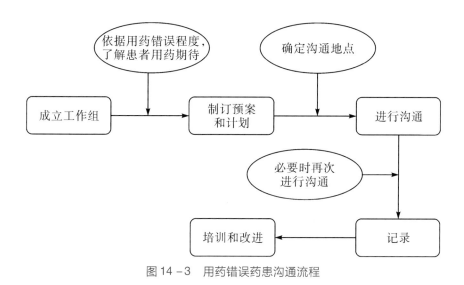

图 14 - 3　用药错误药患沟通流程

（1）了解患者的期待，理解患者的处境和心情。制订具体的沟通预案和计划，客观透明。

（2）成立相关工作组，包括调查组、沟通组等。人员包括管理层代表、联络人、相关专业人员。小组成员应该经过相关沟通培训，富有同情心，具有开放的心态。

（3）尽早进行首次沟通。应明确告诉患者将保持定期的联络，以建立持续和稳定的关系。确保每次沟通时间足够。

（4）参与沟通的人员包括患者本人或其近系亲属，有时还包括其他亲戚朋友。应当确保相关人员得到公平对待。必要时应有相关专业人员在场，以应对沟通过程中患者的情感反应，并提供咨询以及心理和精神支持。不建议当事的专业人员参加，以避免情绪影响和引起冲突。如果是团队与患者进行沟通，团队成员与患者之间沟通的内容应保持连续性和一致性。

（5）沟通内容：说明医疗过程，告知差错发生的原因、医疗行为的过错以及相应的责任，倾听和解答患者的疑问等。沟通时避免使用专业语言，防止猜测和误解。应清楚告知患者关于差错已知和未知的情况，哪些还在调查中，以及要采取的措施以防止未来发生类似事件。评估患者理解程度，鼓励患者表达情感，讨论治疗选择等。

(6)向患者及其家属表达诚挚的歉意,并考虑为患者提供适当的经济补偿。

(7)建立持续改进的工作系统:做好沟通记录,开展专题培训,成立培训工作坊,通过观察研究、标准患者、角色扮演、情景模拟、反馈讨论等方式,制订差错沟通模型和指导原则。

▶ 案例分析

案例背景　患者,女,61岁。诊断:原发性甲状腺功能亢进。医生开具"甲巯咪唑片,10mg,bid"进行治疗。患者到门诊药房取药时,药师未详细核对患者处方信息,误将同一企业生产的治疗甲状腺功能减退的药品"左甲状腺素钠片"发给患者。患者回家服药1月后于当地医院复查发现,甲状腺功能亢进症状并未改善且血清甲状腺素(T_4)结果还有所上升,随即发现药品调剂和服用错误,立即停用"左甲状腺素钠片",并来院复查,反映差错情况,要求药师解释说明。

沟通过程及结果　这是一起严重的用药错误事件,属于F级(差错对患者的伤害可导致或延长患者住院)。患者及家属担心病情恶化,到医院时情绪都比较激动。药学部初步了解真实情况和患者诉求后,尽快安排患者及其家人在科室会议室进行面对面沟通(当事药师没有参加)。科室负责人和药房负责人与患者讨论差错药品对原患疾病可能产生的影响及不良反应,并联系主治医生提出补救治疗方案,将差错所导致的不良后果降到最低,同时给予患者相应的医疗支持。医院患者服务部负责人参加了沟通会,根据有关规定,就差错导致患者额外的交通费、检查费等费用进行交流并达成共识,给予经济补偿5000元,同时药学部相关负责人向患者及家属表示真诚的歉意,最终获得患者及家属的谅解。

▶ 要点小结

◆用药错误不仅造成患者的身体心理伤害,还会增加其医疗保健支出。如果处置不当,甚至会导致医患纠纷,对患者和医务人员造成长期的心理影响。

◆错误发生后,患者希望了解的信息包括:究竟发生了什么;发生差错的原因;差错对他们健康、身体功能以及日常生活的影响;差错是否能被纠正;差错结果如何弥补;如何防止未来发生类似情况;专业人员从中得到哪些教训等。

◆专业人员正确面对差错的障碍包括:担心损害专业声誉或失去权威、担心引起法律纠纷、担心个人前途、职业道德素养等。

◆用药错误沟通原则包括知情权、自主权、不伤害、公正、真实。

◆用药错误沟通可借鉴 SPIKES 模式、ABCDE 模式、差错沟通五要素模式等。

参考文献

[1]合理用药国际网络中国中心组临床安全用药组. 中国用药错误管理专家共识[J]. 药物不良反应杂志,2016, 16(6):321 – 325.

[2]吴婧,许芳秀,王春燕. 预防院内用药错误:美国医院药师协会指南的解读[J]. 实用药物与临床,2021, 24(10):865 – 870.

[3]MARTIN F C, MORLANS M, TORRALBA F, et al. Medical errors communication. Ethical and medicolegal issues[J]. Med Clin (Barc), 2019, 152(5):195 – 199.

[4]KALDJIAN L C. Communication about medical errors[J]. Patient Educ Couns, 2021, 104(5):989 – 993.

[5]SATTAR R, JOHNSON J, LAWTON R. The views and experiences of patients and health-care professionals on the disclosure of adverse events: asystematic review and qualitative meta-ethnographic synthesis[J]. Health Expect, 2020, 23(3):571 – 583.

[6]PRENTICE J C, BELL S K, THOMAS E J, et al. Association of open communication and the emotional and behavioural impact of medical error on patients and families: state-wide cross-sectional survey[J]. BMJ Qual Saf, 2020, 29(11):883 – 894.

[7]CHAN D K, GALLAGHER T H, REZNICK R, et al. How surgeons disclose

medical errors to patients: a study using standardized patients[J]. Surgery, 2005, 138(5): 851 –858.

[8]LIANG B A. A system of medical error disclosure[J]. Qual Saf Health Care, 2002, 11(1): 64 –68.

[9]FALLOWFIELD L, JENKINS V. Communicating sad, bad, and difficult news in medicine[J]. Lancet, 2004, 363(9405): 312 –319.

[10]WELSH D, ZEPHYR D, PFEIFLE A L, et al. Development of the Barriers to Error Disclosure Assessment Tool[J]. J Patient Saf, 2021, 17(5): 363 –374.

[11]GU X, DENG M. Medical Error Disclosure: Developing Evidence-Based Guidelines for Chinese Hospitals[J]. J Patient Saf, 2021, 17(8): e738 –e744.

(张抗怀　胡　静)

第3节 药品质量沟通

一、药品质量概述

药品质量与患者健康息息相关,也是医疗机构药品使用过程中主要的风险来源之一。作为药品流通环节的终端,医疗机构和社会药店应在各个环节做好药品质量管理工作,将因药品质量问题引发的药患纠纷降至最低。

随着医药技术的不断发展,用于临床治疗的药物品种数不断增加,药品的复杂性也在增加(含装置的药品、特殊保存的药品等)。药品的物流过程中涉及多个环节和部门,导致一些药品质量有关的问题时有发生。常见的药品质量问题包括以下几方面。

（一）药品过期或近效期

过期药品是指超过有效期的药品。近效期药品是指接近药品有效期,患者在服药周期内药品可能失效。过期药品及近效期药品存在潜在的质量问题。药品效期管理明确规定,近效期药品要有警示标识,过期药品不得在药房出现。但在某些情况下,由于药房工作人员的失误,在药品调剂过程中有可能将过期药品发给患者。

（二）药品包装破损或污染

药品在运输、装卸、存储等过程中受到挤压和碰撞,都有可能导致药品包装破损,或者由于包装不严密、药品外漏导致包装污染。如果不慎将这些药品发给患者,可能会导致药师与患者之间发生纠纷。

（三）药品质量问题召回

药品在研发、生产过程中可能由于各种原因导致一定的安全隐患,对于已经上市销售的存在安全隐患的药品,药品上市许可持有人应该按照规定的程序进行召回。绝大多数的药品召回是由于生产原因导致该药品的某些批次出现了质量问题,如注射液的澄清度检查不合格、片剂的崩解时限不合格、药品的微生物限度检查不合格、中药饮片的性状、杂质检查不合格等。

医疗机构或零售药店在协助药品上市许可持有人进行药品召回时,由于患者已经发生或担心发生药品不良事件,药师需要就此与患者进行沟通。

（四）拆零药品相关质量问题

为满足临床诊疗需求,方便患者用药,减少药品浪费,药房在配发药品的过程中常会为患者提供药品拆零服务。药品拆零是指所售药品的最小包装单位不能明确说明药品的名称、规格、适应证、用法、用量、有效期等内容的药品。药品拆零分装在我国医疗机构中长期存在,但由于管理及操作过程中的失误,存在一定的质量隐患,主要包括以下几方面。

1. 药品包装破损

药品分装袋一般都为纸质或塑料袋,用于拆零药品的包装袋应平整无破损,封口紧密整齐。在药品拆零过程中使用了破损的包装袋或者在拆零药品贮存中导致药品包装破损,均可导致药品质量问题。

2. 药品变色、变质

药品包装是针对药品的性质选定的,包装是保证药品质量的重要因素。药品从原包装中被拆零、分装之后,由于与外界环境产生接触,同时由于分装袋的密封性、防潮性等贮存性能不如药品原包装,药品贮存环境中的温度、湿度、光线、卫生条件等均能影响药品的质量,导致药品片剂外观改变,出现霉斑、裂片、变色、潮解、碎片等现象。

3. 药品信息不完整

为保证患者用药的安全、有效,药品分包装应明确标示出药品名称、规格、原生产批号、有效期、分装日期、用法用量等相关信息。这些信息缺失或者标示不清楚均可影响患者用药甚至产生纠纷。

4. 拆零药品有效期

有效期是药品在一定的贮存条件下,能够保持质量的期限。药品有效期通常标注于说明书和外包装上。保证药品有效期有两个前提条件:药品未开启;药品在规定条件下贮存。由于药品在拆零、分装过程中直接暴露于空气中,无法达到《药品生产质量管理规范》所要求的分装环境,有效期应该重新界定。

参照 2017 年 8 月 FDA 修订的《单位剂量重新包装药品有效期:合规政策指南》,固体口服制剂重新包装为单位剂量的有效期原则上为:从重新包装之日起不超过 6 个月;(药品有效期 – 重新包装日期)×25%。两者中以期限较短者为准。拆零药品的有效期标注不合理会导致药品质量相关问题。

5. 输液相关问题

患者在进行输液治疗时,有时会发现正在输注的液体中有异物或者发生颜色变化,从而对药品质量产生怀疑。常见的有以下情况。

(1)配制时发生橡胶塞脱屑:注射液、粉针剂、大输液等注射用药品的内层密封盖多为胶塞,临床使用时需要用针头穿刺胶塞。由于胶塞材料、针头大小、穿刺角度、护理人员操作等因素的影响,穿刺过程中可能会引起胶塞脱屑。胶塞的材料一般是不溶性的,对液体成分不会产生影响,同时由于输液器中终端过滤器的存在,胶塞脱屑一般不会进入患者体内。

(2)输液颜色发生改变:临床输注液体时,药液颜色改变时有发生。大多数药液颜色发生变化与以下因素有关:溶媒使用不当、配伍禁忌、药物相互作用、输液放置时间过长、未按要求避光等。此外,生产过程中的操作不当、运输及贮存不当均可导致药品质量发生改变,进而导致药液变色。

(3)输液产生浑浊、沉淀:药品配制或输注过程中如果产生浑浊、沉淀,应当立即停止使用并查找原因,以免对患者造成伤害或产生纠纷。导致输液产生浑浊、沉淀的常见原因包括:药品本身属于难溶性药物,配制过程中溶解不充分;配伍的药物之间有相互作用或配伍禁忌;序贯滴注的药物之间有物理性或化学性相互作用;药品本身的质量问题。

6. 中药材质量问题

中药材的种类繁多,所含成分复杂,如果在运输、贮存的过程中未得到及时、科学的养护,常会产生药品质量问题。中药材常见的质量问题包括以下几种。

(1)虫蛀:指仓虫蛀蚀药材使其受损或变质的现象。中药饮片由于含有丰富的淀粉、糖、脂肪和蛋白质等营养成分,会为害虫的生长繁殖提供充足的营养。脂肪含量高的药材饮片易受到虫蛀。中药饮片被虫蛀后形成蛀洞或变成蛀粉,导致饮片失效。除了养护不当导致的虫蛀之外,药材在生长时被害虫侵害,加工成饮片后处理不到位,没有把害虫或虫卵完全消灭导致残留,也是导致中药材虫蛀的原因之一。

(2)吸潮:当空气中的湿度较大时,枸杞子、熟地黄、瓜蒌等容易吸湿受潮的中药饮片会出现发黏、结块等现象,给门诊调剂带来一定的困扰,甚至会影响中药饮片的质量。

(3)霉变:不适宜的温度、湿度和水分会滋生霉菌的生长,植物类中药饮片大多含有淀粉、多糖,且含水量高,不适宜的贮存容易导致霉变。动物类中药饮片中的脂肪、蛋白质等营养物质易吸收空气中的水分而潮解,也可导致药材霉变。霉变的中药饮片色泽、气味都会发生改变,导致严重的药品质量问题。

(4)泛油:中药饮片泛油又称走油,是指中药饮片内所含的油脂成分外溢,使其表面呈现浸油状态,产生酸败现象。受贮藏环境中温度、湿度、空气、光照等因素的影响,油脂类成分容易变质而使中药饮片发生泛油。桃仁、杏仁、柏子仁等含油脂较多的中药材养护不当容易出现泛油现象。

(5)变色:中药饮片的色泽是判断饮片质量优劣、性质是否发生改变的重要参考。贮存或养护不当时,中药饮片中的有效成分会发生氧化分解及聚合反应,从而导致中药饮片色泽发生改变,影响饮片质量。

7. 药品包装或标签信息相关问题

部分药品由于规格较多,生产厂家在装药品说明书时有可能将不同规格的说明书装错。虽然关于药品的使用说明内容基本一致,但说明书中"规格"的不相符也会引起患者对药品质量的质疑。

8. 药品装置相关问题

随着哮喘、糖尿病等疾病发病率的增长,用于治疗这些疾病的药物及其装置也不断更新。装置的异常会导致患者对药品质量的质疑。

二、药品质量问题处置流程

在使用药品的过程中发现或怀疑上述药品质量问题时,住院患者一般首先告知主管护士或医生,由相关医护人员与药学部门联系;门诊患者一般会与相应的药房工作人员联系,再上报科室。

药学部在接到药品质量问题的报告之后,首先指定相关药师了解药品质量事件的发生过程,分析事件的发生原因。如果属于药品配制或使用不当造成的质量问题,由相关医护人员与患者沟通解决。如果属于药师工作失误导致的药品质量问题,由药学部负责与患者沟通并调换质量合格的药品。

具体的处置流程如图14-4所示。

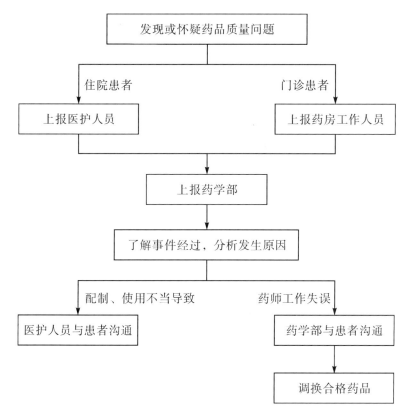

图14-4　药品质量问题处置流程

三、药品质量相关沟通的特点和要点

当发生药品质量问题时,药患沟通的关键在于患者是否接受药师发出的信息。药患质量问题沟通的目的是使"共同目标"或"协作意愿"得以实现。药师首先要了解发生药品质量问题的原因及事件的发生经过,掌握患者的心理阶段和沟通预期目标,在沟通过程中尽量缩短患者由于药品质量问题产生的情感振荡期的心理反应过程,使患者平稳地进入平静期。发生药品质量问题时,药患沟通应注意以下几点。

(1)耐心倾听患者关于药品质量问题的诉求,了解事件发生的经过:当发生药品质量问题时,药师首先要通过患者的诉说了解发生了什么事情,具体的药品质量问题是什么、患者是否已经使用相关的问题药品,如果患者已经使用,其使用后的临床表现、是否采用其他救治方法等均要了解清楚。

(2)了解患者的沟通预期:药师通过与患者的沟通,要了解患者对问题的沟通预期,即想要达到什么目的。

(3)向患者致歉,并从专业角度解释药品质量问题产生的后果:药师首先要向患者解释事件发生的原因,并就药师的失误向患者表达歉意。如果患者尚未用药,药师要及时为患者调换。如果患者已经用药但并未造成不良后果,药师要从药学专业角度向患者解释,以取得患者谅解。如果患者用药后有不适的表现,药师应积极上报科室并邀请临床相关科室会诊,提出相关解决方案。

◎ 案例分析

案例背景 患者,女,35 岁。诊断为月经不调。医生开具"加味八珍益母膏,10g,bid"进行治疗。患者到门诊药房取药后离院,回家服药时打开药瓶发现药品性状、口感与说明书描述不一致,质疑药品质量问题,再次来到医院门诊药房要求药师解释说明。

沟通过程及结果 这是一起明确的药品质量问题导致的沟通事件。接到患者反馈之后,药师检查了患者的药品,发现药品无色、透明,嗅之无药味,与说明书描述的"本品为棕褐色至棕黑色的稠膏,味苦、甜"不一致。药师再次检查药房同批次的药品,发现性状均为无色、透明。门诊药房将此事件上报至科室,科室立即启动应急预案,暂停该药品在院内的销售使用,并与药品配送公司联系,调查问题原因。经调查,该批次的药品存在质量问题,是由于药品生产厂家在生产线调试的过程中,将蒸馏水误装入药瓶所导致。患者担心已经少量服用的药物会对身体造成伤害,要求赔偿。科室负责人和药房负责人与患者讨论药品质量问题的原因,告诉患者药瓶内所装的液体是蒸馏水,不会对身体造成伤害。但患者坚持要求医院赔偿,并将此事件报告至药监部门,药监部门按"假药"对生产厂家予以相应处罚。

　　药师评析　在这起药品质量问题沟通中,药师态度诚恳、耐心,认真核实并认可了患者反映的药品质量问题,对安抚患者情绪有积极作用。药师将事件及时上报科室,避免了该药品质量问题的进一步蔓延。

> **要点小结**

　　◆药品质量问题是影响患者用药安全的主要因素之一,如沟通处置不当,会导致医疗纠纷及行政部门的处罚。

　　◆药品质量问题主要包括药品效期问题、包装破损或污染、拆零药品相关质量问题、输液过程中发生的胶塞脱屑、输液颜色改变、输液产生浑浊等,中药材质量问题还包括虫蛀、霉变、吸潮。

　　◆发生药品质量问题后,药师首先要确认问题的真实性及可能原因,必要时及时向科室汇报,以避免问题进一步蔓延。

　　◆当患者反映药品质量问题时,药师应耐心倾听患者的问题诉求,了解患者的沟通预期,注意沟通技巧,减少因药品质量问题导致的纠纷。

参考文献

[1]段京莉. 药剂师与患者沟通指南[M]. 北京:人民军医出版社,2012.

[2] GORAWARA-BHAT R, GALLAGHER T H, LEVINSON W. Patient-provider discussions about conflicts of interest in managed care: physicians' perceptions [J]. Am J Manag Care, 2003, 9(8): 564 –571.

[3] WORLEY M M, SCHOMMER J C, BROWN L M, et al. Pharmacists' and patients' roles in the pharmacist-patient relationship: are pharmacists and patients reading from the same relationship script? [J]. Res Social Adm Pharm, 2007, 3 (1): 47 –69.

[4]GARJANI A, RAHBAR M, GHAFOURIAN T, et al. Relationship of pharmacist interaction with patient knowledge of dispensed drugs and patient satisfaction [J]. East Mediterr Health J, 2009, 15(4): 934 –943.

[5]宋毅,陈津红. 药患沟通的技巧与实践[J]. 天津药学,2015, 27(2): 47 –49.

[6]王东泽,陈英耀,涂诗意. 国内医疗机构药品拆零分装现状的系统综述[J].
　　中国医院管理,2017, 37(10): 55 – 57.

[7]刘佩坚. 医院药品二次分装质量控制体系建立与实施[J]. 中国现代药物应
　　用,2008, 2(6): 104 – 106.

[8]李文萍,张民. 几种常见中药材虫蛀、霉变的识别及处理[J]. 甘肃中医,
　　2006, 19(2): 35.

[9]王丹丹,昝珂,魏锋,等. 动物类中药材使用情况及常见质量问题探讨[J]. 中
　　国药事,2020, 34(11): 1281 – 1298.

[10]樊国,李素,沈钦华. 临床输液中混浊沉淀和药液变色的现象分析[J]. 抗感
　　染药学,2013, 10(4): 289 – 293.

[11]李素珍,谈燕飞,梁月妹,等. 针尖斜面不同朝向穿刺影响胶塞碎屑形成的
　　实验观察[J]. 现代护理,2004, 10(10): 886 – 888.

（王　娜）

第4节 其他药患纠纷沟通

一、其他药患纠纷情况概述

药患纠纷,狭义是指药患双方对药学服务的结果及其原因的认定存在分歧从而引发争议的事件;广义是指患者认为在接受药学服务的过程中其自身权益受到侵害,要求医疗机构、卫生行政部门或司法机关追究责任或赔偿损失的事件。

患者在接受药学服务的过程中,除了由于药品不良反应、用药差错、药品质量问题导致的药患纠纷之外,还可能因为其他原因导致药患纠纷的发生,常见于以下几种情况。

1. 由于服务态度导致的药患纠纷

一般情况下,患者的就医流程主要包括预约、取号、就诊、缴费、检查检验、复诊、处方审核、取药、用药咨询等,药学服务往往是最后的一个环节。由于患者在前期就医时需要辗转于不同的科室,反复排队、等候,甚至有可能与相关医务人员发生纠纷,这些都会影响患者的情绪,容易与药师发生冲突,而药师的服务态度可能是激化这种矛盾的催化剂,也可能是缓和这种不良情绪的一剂良药。所以,药师在为患者提供药学服务的过程中,要特别注意患者的情绪状况,并注意交流的方式方法,避免药患纠纷的发生。据文献报道,在门诊药房窗口发生的药患纠纷事件中,由于服务态度导致的纠纷占20%左右。

2. 由于药品供应短缺导致的药患纠纷

药品供应短缺是指医疗机构或零售药店的药品供应不能及时满足患者需求

的状况。原料药短缺、更换厂商、企业停产或生产线改造、运输故障、采购计划不周等原因都可能导致药品临时或长期短缺。尽管国家在不断完善短缺药品供应保障体系,但仍有部分药品临床供应紧张甚至出现短缺,影响患者用药、危及群众健康。目前,我国短缺药品主要集中在心血管系统用药、抗肿瘤用药和神经系统用药。当药品因某种原因短缺时,患者可能会产生不满情绪,如果药师与患者沟通不到位,就有可能导致药患纠纷的发生。

3. 由于等候时间过长导致的药患纠纷

在某些门诊量较大的医疗机构、就诊的高峰期或者药师数量不足时,患者在取药、用药咨询时通常需要排队等候一定时间,患者等候的时间可能会比较长,从而产生不满情绪,这种情况也是导致药患纠纷的常见原因之一。由于排队时间较长导致的纠纷占3.5%左右。

4. 由于对服务流程不熟悉导致的纠纷

自动化、信息化技术手段在医疗中的应用,大大提升了工作效率,但对部分患者尤其是年龄较大的患者来说,这些新技术反而会成为一种障碍,可能会由于操作不顺利发生药患纠纷。

二、发生药患纠纷时的沟通要点

当前医疗环境下,药患间的信任问题越来越突出,当患者对药学服务的结果不满意时,常常会质疑药师的药学服务。同时,由于药学教育缺乏适当的沟通技巧教育,药患双方在沟通时不免会产生纠纷。药师在向患者提供药学服务时,掌握与纠纷患者的沟通技巧,对于减少药患纠纷事件的发生具有重要意义。药师与纠纷患者沟通时,需要注意以下几点。

1. 管理好自己的情绪

患者在就医过程中,药学服务是其最后接受的医疗服务过程。当患者或家属抱着强烈的负面情绪与药师交谈时,药师要学会控制好自己的情绪。只有与对方心平气和地交流才能避免患者情绪进一步波动,共同寻找解决问题的办法,减少纠纷的发生。

2. 做好解释工作,尽快使对方平静

为了能够进行有效的药患沟通,在管理好自己情绪的前提下,药师还应该尽可能地做好解释工作,使患者认可沟通结果,尤其是关于药品供应短缺的问题。当发生药品短缺时,药师首先应该安抚患者,然后尽快联系药品采购员了解短缺的原因,是暂时还是较长时间都不会供应。如果是短时间内短缺,对于慢性病患者,药师要及时了解患者现有的药物还可以服用多长时间,然后向患者说明药品正常供应的大概时间点,留下咨询电话,交代患者等正常供应之后来取药。如果患者目前急需使用,或者较长时间内都不能正常供应,药师也应该向患者解释清楚原因,说明药品的短缺并不是医院的原因,可能与原料药短缺、生产线改造等有关,得到患者的理解和认可,建议患者咨询专科医生,换用其他同类药品进行治疗。

在沟通过程中,药师可以在对方的观点中找出一些有道理或真实的部分表示理解与认可,比如:“您说的没错,在这方面我们有做的不足之处,后面我们将改进工作流程。”“我们理解您的心情,但是原料药短缺也是医院不能控制的,为了您的疾病治疗及时,还是请您咨询一下专科医生,尽量换用别的药物治疗。”这样一些策略性的沟通可能会避免一些潜在的药患纠纷。

3. 适当表达理解与关怀

药师在与纠纷患者沟通时,应该学会换位思考,站在对方的角度考虑问题,理解患者的想法,这样会使得沟通更顺利。同时,药师也可以鼓励患者将自己内心的感受和想法都说出来,认真倾听患者的诉说,并适时给予理解性的反馈信号。当患者感受到药师的理解与尊重之后,可能也会改变自己的态度,愿意进行进一步的交流,共同寻找解决问题的方法。

4. 注意沟通技巧,避免责怪对方

人们面对责怪最常见的反应就是情绪性防御,即反击。药师在与纠纷患者交流时,要注意沟通的技巧,避免直接责怪对方,可以使用反问的形式达到沟通的目的,比如:“这种方法绝对解决不了问题!”这句话可以这样来说:“您觉得需要哪些条件才能解决问题呢?”这种交流方式可以减少语言的破坏性,把对方的谈话带回到建设性的沟通轨道上,朝着有利于达到沟通目的的方向前进。

5. 从药学专业角度科学引导患者

由于患者对药学专业知识的缺乏,很容易放大一些本应该容易解决的纠纷,比如患者可能认为不能随意换用其他生产厂家的药品。这时,药师要从专业的角度耐心向患者解释,让患者了解必要的药学知识,有利于纠纷的顺利解决。

▶ 案例分析

案例背景 患儿,女,4岁。诊断:反复呼吸道感染。医生开具"注射用胸腺肽,5mg,皮下注射,qod"进行治疗。由于注射用胸腺肽在使用前需进行皮内敏感试验,该患儿家属在隔天再次到医院取药时,发现药房没有了同批次的药品,需要重新做皮试。家属认为药师在首次发药时未尽到审核及交代的义务,要求药师解释说明并予以解决。

沟通过程及结果 这是一起由于药品供应问题导致的药患沟通。患儿家属认为由于药师未关注到同批次药品的数量,导致患儿需要再做一次皮试,故情绪较为激动。药师在了解到患者家属的诉求之后,尽快对全院所有药房库存的注射用胸腺肽批号进行核实,发现其他药房还有相同批号的药品,数量可供该患儿使用3次,通过药房内部调拨将这3次药品一次性发给患者。注射用胸腺肽用于儿童反复呼吸道感染的疗程一般为3个月,药师建议患儿家属在下次皮试之后一次将所需药品全部开具,并于凉暗处(避光并且不超过20℃)保存,同时药师就此次事件给患儿及家属造成的困扰表达了诚挚的歉意,最终获得了患儿家属的理解。

▶ 要点小结

随着患者对药学服务要求的不断提高,门诊药房窗口因各种因素导致的药患纠纷发生率也越来越高。

药师的服务态度、药品供应短缺、患者等候时间过长、患者对服务流程不熟悉等均可能引发纠纷事件,其中因服务态度导致的纠纷占比最高。

药师在提供药学服务时应管理好自己的情绪,做好患者解释和安抚工作,适当表达理解与关怀,注意沟通技巧,避免纠纷发生。

参考文献

［1］HONAVAR S G. Patient-physician relationship-communication is the key ［J］. Indian J Ophthalmol, 2018, 66(11): 1527 − 1528.

［2］HADDAD A M. Reflections on the Pharmacist-Patient Covenant ［J］. Am J Pharm Educ, 2018, 82(7): 6806.

［3］梁耀文,林小华,梁文生. 门诊药房窗口药患纠纷原因分析及预防处理研究［J］. 中国处方药,2019, 17(4): 41 − 42.

［4］金利思,翁金月,王景晨. 中药房药患纠纷原因分析与管理对策［J］. 中医药管理杂志,2020, 28(1): 101 − 103.

［5］朱雅萌,傅鸿鹏. 我国短缺药品现状分析与思考［J］. 卫生经济研究,2021, 38(6): 59 − 62.

［6］王雪艳,公立医院短缺药品因素分析以及应对策略［J］. 中国合理用药探索,2021, 18(9): 11 − 14.

［7］段京莉. 药剂师与患者沟通指南［M］. 北京:人民军医出版社,2012.

［8］ADUBATO S. Improving the complex doctor-patient relationship ［J］. MD Advis, 2008, 1(4): 44 − 46.

（王　娜）

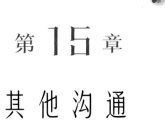

第15章

其他沟通

第 1 节　药师与内部人员的沟通

一、药师与内部人员沟通的现状

内部沟通是指在特定的组织架构下,信息、思想、情感等要素按照一定的规则和方向交流的过程。内部沟通反映信息在内部流动和共享的情况。有效的内部沟通决定了组织管理的效率。

药师不仅需要与患者沟通,同时也要与医院内部人员,如医生、护士、医技、行政、后勤及其他药师等沟通。现代医院的医疗服务是以医院内部各个科室的紧密协作而实现的,这种紧密协作来源于有效的管理,而这种有效管理的核心便是沟通。医院内部的沟通是影响医院整体实力的关键因素,药师与内部人员及时有效的沟通可形成良好的协作关系,提升各专业人员在一起融洽工作的能力,及时解决患者在药物治疗中的各种问题。内部有效沟通可以改善患者的治疗效果及自身医疗体验,直接影响患者对医院服务质量的评价。由于受药师的个人知识水平和职业特征、工作性质、沟通交流技巧的影响,药师和内部人员交流沟通中还面临着一些困难,例如缺乏信任、沟通信息与沟通环境受限等。

二、药师与内部人员沟通的要点

沟通是一门学问,也是一门艺术。实现药师与内部人员的有效沟通,是需要不断学习并在实践中不断探索的过程。

（一）加强沟通交流

不同级别和岗位的医务人员在和药师沟通过程中,各有不同的问题、关注点和优先处理的事情,这些可以通过将焦点集中在患者身上来解决。患者是所有医务人员共同关注的目标,药师提出任何建议时,应当将怎样更有利于患者治疗作为表达的基本出发点,减少对某个医务人员个人行为过多的注意,减少可能的对抗和争论,从而推动更好的药学服务。药师可以通过组织有关药物信息、药学服务项目、共同感兴趣主题的研讨会来强化沟通交流;也可以通过书信、微信、微博、电话咨询等形式开展沟通。在准备书面沟通的时候,应该谨慎用词,以确保信息不被误解。药师可以通过以下实践增加与医疗专业人员达到有效的沟通效果。

(1)使用医疗专业用语(而不是患者的语言)。

(2)引导围绕患者治疗的内容讨论。

(3)做好充足的准备工作,保证能够及时准确地解答各种问题。

(4)多花些时间向医务人员解释问题所在,并引用数据和参考资料来支持,而不只是告知他人合理用药的所在。

(5)给出医务人员多种可供选择的方法与考虑依据,而不是只提供一种建议。提供医务人员在知情后做出决定的自主性,而不能让他们感到自己被强行要求。

(6)提供适当的信息服务,例如目前药物相关的问题、潜在的药物滥用和误用的警告、药物相互作用等信息,新药的相关知识等,并能够共享患者资料以及患者治疗方案。

(7)监测患者治疗,为相关的其他医务人员提供关于患者治疗进展的反馈。

(8)提供恰当的文件,记录药师在患者药物治疗中给予的相关建议。

(9)积极地谋求与医务人员的会面,主动介绍自己及可提供的服务。

(10)与医务人员逐步形成定期交流,收集药学服务的反馈信息,并探讨关于沟通与合作的问题。

(二)处理矛盾

加强沟通交流可以降低矛盾的发生频率,但是在药师与其他医务人员合作过程中,矛盾总是不可避免地时有发生。药师需要使用协商的技巧来解决产生的矛盾。矛盾经常在药师提供建议或提供其他医务人员预期之外的建议时产生。在提出建议时以下方法可避免产生矛盾。

（1）用清晰、简洁的语气来传递真实信息。

（2）清楚地解释该建议降低风险或改进患者治疗的方式。

（3）表达通融，承认自己的理解不足。

（4）尽可能避免批评性语言。

（5）提倡并鼓励反馈，以确定他人是否理解，并积极回应提问和评价。

此外，通过创造定期会面的机会、保持沟通，可以降低矛盾发生的概率。尽管电话和书面交流可以在避免矛盾的时候使用，但当面沟通是能更好地解决问题的方式。

（三）与医务人员的移情换位作用

和对待患者一样，药师也可以通过移情作用增进与同事之间的关系。通过让对方知道药师已经理解了他的观点，可以减少紧张关系，从而以一个更加平等的合作关系来更好地解决问题。例如，一名护士打电话给药师核对一次漏发的药物，护士的首要目标是让患者及时得到药物，她可能非常焦急、非常关心患者，并担心要为这次漏发药物所引发的问题承担责任。如果在回答她的询问时，自卫性地责问她为什么没有将医嘱传下来，或是向她抱怨自己是如何繁忙，那么沟通中就一定会发生冲突。药师可以从护士的角度出发，让她知道她的需求可以得到尽快处理，然后再和护士交流沟通询问一些可能有助于解决问题的情况，并提出可能的解决方案。

（四）在医务人员面前保持自信

自信来源于自己扎实的专业知识，药师的自信态度有助于与医务人员发展更好的合作关系。如果药师在沟通中表现出自信的态度，并给予对方足够的尊重，自己的观点得到认可，同时也让其他医务人员知道他们的意见也得到了同样的关注。沟通一定要将焦点集中在患者的问题上，讨论焦点也应该围绕着患者，而不应是任何一位同事。

❯ 案例分析

案例一

    案例背景 某肾脏内科医生经常开具如下不合理医嘱:注射用亚胺培南西司他丁钠1g,用5%葡萄糖注射液100mL稀释、静脉滴注。而说明书提示该药每0.5g用100mL溶解,配制成5mg/mL的成品输液,缓慢滴入。

    沟通过程及结果 药师积极与科室医生、护士沟通,说明该条医嘱的浓度为10mg/mL,超过了说明书要求的配制浓度要求;但因肾脏内科患者有入液量限制,无法满足该药配制浓度要求。是多次沟通仍无效果,导致审方后的医嘱干预成功率长时间徘徊在低线。审方负责人建议该科室领导将该药使用情况上报相关管理部门,同时药学部领导安排负责质量控制的临床药师进行溶解度试验,将注射用亚胺培南西司他丁钠1g用0.9%氯化钠注射液、5%葡萄糖注射液稀释成不同浓度进行观察,结果表明浓度过高时,5%葡萄糖注射液配制成品放置后易析出难溶性微粒,易于发生混浊,而0.9%氯化钠注射液配制的成品无浑浊。此后,经药政监管部门协调各方专家召开专项会议讨论,达成一致意见:1g该药在肾脏内科住院患者使用以0.9%氯化钠注射100mL稀释液溶解,采取恒速泵入方式控制给药速度时,药师可将其认定为合理医嘱。

    药师评析 这一案例存在的问题属于超说明书用药,最终的协调解决有效规避了用药风险,维护了良好的医、药、护关系,体现了审方药师的职业价值。此问题存在时间长,涉及规章制度的执行及人员面广,最终是由上级相关部门协调,采取了有效的解决办法,借助各部门的配合得以协同解决。

案例二

患者,女性,67 岁。以"尿频尿急尿痛 4d,发热 2h"主诉入院。患者 4 天前无明显诱因出现尿频尿急、尿痛,伴全程肉眼血尿,尿常规检查:红细胞 25125/μL,白细胞 1810/μL,诊断为急性膀胱炎,医生开具处方"左氧氟沙星片,0.2g,bid,po,3 天"的治疗方案。患者血尿消失,2 小时前出现发热,体温最高 38.5 ℃,伴下腹部不适,以"急性膀胱炎"收入院,入院后给予"头孢哌酮舒巴坦 2g,q12h,ivgtt"治疗。临床药师查房时分析建议:该患者为老年女性,系初次发病,急性膀胱炎常见病原体为大肠埃希菌,首选呋喃妥因口服治疗,也可选择喹诺酮类和复方磺胺甲噁唑片(CoSMZ)治疗,但国内大肠埃希菌对喹诺酮类和 CoSMZ 耐药率高,应尽量根据药敏选药,医生愉快地接受建议。

药师评析　药师通过参与业务查房,使临床医生了解更多的药学知识,纠正了医生在用药中的一些误区,改变了医生一些不合理的用药习惯,提高了合理用药水平,同时体现了药师的职业价值所在。想要成为一名合格的临床药师必须具备扎实的药学专业知识、相关医学基础知识、一定的临床实践经验以及良好的沟通技巧。随着临床合理用药水平的提高,临床药师就必须不断学习新知识,全面提高自己的业务水平,才能更好地满足临床需求,提供高水准的药学服务。

▶ 要点小结

◆药师与内部人员的沟通对医院的整体医疗服务有重要影响,但目前仍面临着一些实际存在的问题,例如缺乏信任,沟通信息、沟通环境受限等。

◆内部有效沟通可以改善患者的治疗效果及自身医疗体验,直接影响患者对医院服务质量的评价。

◆药师可通过加强沟通交流、及时处理矛盾、与其他医务人员的移情换位及保持自信等方式,实现与内部人员之间的有效沟通。

参考文献

[1]闫素英. 药学服务与沟通技能[M]. 北京:人民卫生出版社,2015.

[2]刘慧娟. 药学服务中的人际沟通与形体礼仪[M]. 西安:第四军医大学出版社, 2015.

[3]冯瑞浩. 药学服务沟通与实践[M]. 北京:人民军医出版社, 2011.

[4]王玉差,杨瞬娟,李玉堂. 病区护士与住院药房药师工作纠纷的原因分析与对策[J]. 中国误诊学杂志,2012, 12(1):201.

[5]杨安辉,王争平,林集. 住院药房开展审方工作模式的探讨[J]. 中国药业,2009, 18(22):61 – 62.

[6]谢玲,黄丽萍. 遇问题处方时药师与医师沟通的必要性和技巧[J]. 海峡药学,2009, 23(11):1402 – 1403.

（封卫毅　李　蓉）

第 2 节 药师与外部人员的沟通

一、外部沟通现状

外部沟通即药师与患者、医院人员沟通之外的沟通。

药师除日常工作及与医院各部门的沟通外,同时也涉及与外部沟通,如与相关行政管理部门(卫健委,药监局,医保局等)人员、药企人员(配送企业代表,生产企业代表等)、各界媒体及其他社会团体等人员的沟通。相对于内部沟通,外部沟通的接触面更广,沟通敏感度更高,沟通难度更大。在患者、医生和其他医疗保健专业人员中,社交媒体和互联网在健康信息共享方面的应用正在扩大。随着近年来媒体对各种医患纠纷的不利舆论导向,部分人对药师职业认识不足,对药学工作流程不了解,使得药师工作常常被误解。因此,通过加强药师与外部人员的有效沟通,可加强各方之间的了解,促进药师与社会各界的和谐,有利于药师职业形象的提升,为药师赢得更多的信任与尊重。

二、外部沟通主要环节及要点

(一)与行政管理人员沟通

沟通目的包括调研、座谈、检查、督导等。人际间相互吸引力的程度是人际关系心理的主要特征。不同类型及层次的人际关系产生的心理距离反映了人与人之间吸引的程度。心理距离越近,人际吸引程度越高,越容易建立人际关系。了解人际吸引规律等相关的心理学知识,对满足个体的人际需求,建立良好的人际关系具有重要的指导作用。沟通重点围绕本环节的特点和要点展开,包括对方职务的高低(表示尊重)、介绍的顺序和礼仪、座位的排列(桌牌的摆放)、药师着装要求(一般应着正装)、汇报的方式(口头、书面、PPT),现场展示和介绍,相关问题反馈的时机和形式(正式还是非正式,口头还是书面)等。

人与人相识第一印象往往是从待人接物的基本礼仪开始,得体的礼仪可以体现出对监督、管理、检查等相关人员的尊重。接待行政管理人员监督、管理、检查过程中,对于出现的问题:应实事求是,针对客观存在的问题给予对方有价值和实际意义的回答;开诚布公,带着沟通问题和解决问题的诚意予以反馈,反馈的最佳方式是做好问题的记录然后逐一检查落实结果。如果有工作汇报,在汇报前,汇报的内容要准备充分、内容客观公正、有备而来,汇报时谦虚谨慎、内容简洁、语言规范。

(二)与媒体沟通

与媒体沟通的目的包括正面报道、专业科普、负面影响的应对、消除误会、解释或公关。沟通目的不同,沟通的重点和要点也有所区别。如对于负面消息的沟通,应注意措辞和内部的一致性等。

媒体是对外宣传交流、让社会了解药师的重要渠道。新媒体时代下,医院药师如何充分运用全新的传播渠道和传播模式,提升药学能力素质,为大众提供更优质的药学服务,已成为药学人员新的机遇与挑战。为了与外部有效沟通,让药师的形象渗透到大众的生活中,药师应做到主动提供信息,提高自身素养。比如:药师接受媒体采访,指导大众合理用药;参与新媒体的建设,建立微信公众号宣传合理用药知识;与媒体建立信任,通过相互了解、增加交流,互相熟悉对方的表达方式及思维方式,以达到相互理解;坚持原则,树立正确对待媒体的态度,与媒体合作不卑不亢,平等交往,相互理解,相互支持,从而更有效地发挥媒体舆论引导和舆论监督作用。

(三)与药企人员的沟通

在与药品生产企业代表沟通时,药师必须以医疗卫生行风建设“九不准”为准绳,做到诚实守信,达成共识。在与药品配送企业代表沟通时,药师必须以礼相待,互相尊重,平等对待,一视同仁,不断沟通,最终实现可持续发展模式。沟通须选择公共场所,保持距离,语言要求灵活应用礼貌用语,叙事内容真实,表达内容简明扼要。用最短的时间,达到最有效的结果。

与药企人员沟通属于同专业人员沟通,沟通时可以使用专业用语。

（四）与其他社会团体的沟通

随着药房信息化的建设,自动化药房已成为各类参观团体的关注点,在接待各类参访团体时应注意举止、言谈礼仪。对于参访者提出的问题与疑惑应热情大方地回应与解答,必要时做以示范。在参观时保持工作的正常有序进行。接待不同的参访团体,方式、思维可有差异,如:接待同行,可针对管理理念进行交流;接待学术团队、院校观摩学习,可针对不同领域进行重点介绍,开展包括学术活动和学术会议进行沟通等;接待上级领导视察、慰问等工作,应保持礼貌热情,清晰汇报工作成果与挑战,积极倾听指导意见,以促进有效沟通。

药师面对外部沟通时应保持人际交往的"三 A"原则。美国当代著名人际关系专家莱斯·布吉林经过多年研究提出的受人欢迎的人际交往"三 A"原则。"三 A"的第一个"A"是 Acceptance,即接受、认可,要有一颗包容的心。"己所不欲,勿施于人",切不可把自己对他人的接受当作砝码与他人讨价还价,不在有条件的前提下接受他人,接受一旦变成了交易,就失去了对他人的尊重。第二个"A"是 Approval,即赞美他人。赞美具有极大的魔力。要善于挖掘他人的优点,而且越具体越好,时常表露出欣赏对方的神情,使其更具有自信心。第三个"A"是 Appreciation,即要学会感激、重视他人。人们都希望他人能够重视自己的价值,因此无论事情大小,只要对方尽力了就应表达谢意。"三 A"原则建立在"满足他人需求"的宗旨之上。

⊙ 案例分析

案例一

案例背景　2017 年某月某日下午,卫健委一行几人由院办主任陪同来某三甲医院药学部门诊药房进行参观。

（药学部主任和药房组长提前在门口迎接,主动上前握手、问候,引领人员进入药房。药房组长介绍门诊药房工作流程、人员配备、药房自动发药设备等。)

参观人员：(提问)作为三甲医院的门诊药房，每个窗口每日接待上千患者，你们如何保证窗口的服务质量？

药房组长：您好，老师！为确保药师的高效率服务质量，我们的窗口工作主要分为三步骤：首先，取药模式为"预调配"模式，这样可以缩短取药时间，还可以减少差错；其次，发药时，电脑显示调配处方药品图片，以利于核对，并具有不合理医嘱拦截功能；最后，药师会做简要的用药交代并把用药指导单交予患者。

(参观人员点头，表示了解和认可。)

(结束时，药学部主任告别，对各位老师的莅临参观表示荣幸，并希望各位老师对药房工作提出意见及建议)

药师评析　作为三甲医院药学人员接待参观人员(进一步可以解释为主客关系)，药学人员在礼貌用语、行为举止、语言表达方面均适宜，充分展现了作为医院药学人员礼仪先行、业务水平专业化、服务水平优质化。

案例二

案例背景　2016年，一种心脏手术必需的药品鱼精蛋白注射液供应紧张，北京紧缺、上海紧缺、广州紧缺……几乎引起了全国医疗机构的注意，因为这种药品严重缺乏，已经有很多医院被迫停止了心脏手术。一些三甲医院已经没有储备药品，医院的药学部四处"借药"，而相对有所准备的医院储备也不足一个月。一旦厂家后续供应不上，很多医院将面临手术停摆的风险。这样一种不可替代的"救命药"一旦真"断档"，后果不堪设想。药学部负责采购的药师连夜"借药"，紧急联系临近医院、联系供应商、联系生产厂家，以确保突发性紧急事件救治药品的供应，保障药品质量，及时抢救患者生命，协助医疗救护工作的顺利完成。医院药学部采购人员与医药配送企业全力保障药品质量和供应，在彼此相互尊重、严肃认真、诚实守信的沟通原则下达成共识，紧急解决了药品供应问题。

药师评析　药品是特殊商品，一旦紧缺会直接影响患者的生命健康。医疗互动的性质可以通过信息共享对患者结果产生重大影响，以及能够增强患者积极参与医疗和护理的疾病特异性教育。未来的研究可以集中在设计和实施包含沟通技能和患者教育培训的干预措施。为了保证患者用药,只有药学部采购药师与药企人员等外部人员良好有效的沟通,才能保障药品供应质量,保障患者生命健康。沟通原则为诚实守信、互相尊重、达成共识,最终实现可持续性发展模式。

▶ 要点小结

◆药师除日常工作及与医院各部门的沟通外,也涉及与外部的沟通,如与相关行政管理部门(卫健委、药监局、医保局等)人员、药企(配送企业代表,生产企业代表等)人员、各界媒体及其他社会团体等人员的沟通。

◆药师与外部建立有效沟通,可加强各方之间的了解,促进药师与社会各界的和谐,有利于药师职业形象塑造的提升,为药师赢得更多的信任与尊重。

◆药师与外部沟通时第一印象包括待人接物、文明用语等基本礼仪,得体的礼仪可以体现出对监督、管理、检查等相关人员的尊重。

◆在与外部人员多角色多元化的沟通情况下,如何做到和谐共处十分重要。与新媒体合作时,应做到以下几点:①以诚相待,开诚布公;②一视同仁,和谐共处;③谨小慎微,防被曲解;④关注热点,与时俱进;⑤把握重点,反复强调。

参考文献

[1]王海芳. 新形势下医院对外如何与媒体有效沟通[J]. 现代医院,2016, 29(4): 709-711.

[2]王义平. 职场礼仪[M]. 上海:同济大学出版社,2009.

[3]辛莉,邱凯锋. 新媒体时代下医院药师药学科普传播能力提升[J]. 今日药学,2020, 30(9): 641.

[4]樊伟. 浅析企业与新闻媒体的沟通技巧[J]. 商,2015, 31:233.

[5]YIMER Y S, MOHAMMED S A, HAILU A D. Patient-pharmacist interaction in

ethiopia：systematic review of barriers to communication［J］. Patient Prefer Adherence,2020, 14：1295 – 1305.

［6］NATALIA S, MARV S. Community pharmacists, Internet and social media：an empirical investigation［J］. Res Social Adm Pharm,2014, 10(6)：e75 – e85.

［7］李旭. 现代护士实用礼仪与护患沟通技巧［M］. 北京：中国和平出版社,2007.

（杨　璐　刘婷婷）